ANATOMIA OPERATIVA GINECOLOGICA

Dello stesso Editore:

VAGLIO - Ginecologia clinica
ONNIS/GRELLA - I farmaci in gravidanza (2ª ed.)
KURYAK - Gli ultrasuoni in ostetricia e ginecologia
VECCHIETTI/DI RENZO - Il liquido amniotico in gravidanza
GAGLIARDI - Manuale di cardiotocografia
DE ALOYSIO/CODISPOTI - Gravidanza e sessualità
CITTADINI/ROSSI - Celioscopia e tecniche ausiliarie
FRASSINETI - L'addome acuto ginecologico
GREENHILL - Chirurgia ginecologica ed ostetricia
BOTELLA/LLUSIÀ - Patologia ostetricia
BOTELLA/LLUSIÀ - Fisiologia femminile
SALVADORI - Difetti di crescita del feto
ORLANDI/BOVICELLI - Il controllo della malattia ginecologica
WINDLE - Fisiologia del feto
MOSCONI - L'ipnosi per partorire
SOUTHWICK/SLAUGHTER/HUMPHREY - Chirurgia della mammella
KISTNER - Ginecologia: i principi e la pratica
OLIVA - Trattato di senologia
DANFORTH - Ostetricia e ginecologia
BLOOM/VAN DONGEN - Ginecologia clinica
PISCICELLI - Psicosomatica ginecologica
PISCICELLI - Training autogeno respiratorio e profilassi ostetrica
CERUTTI - Ginecologia psicosomatica e psicoprofilassi ostetrica: evoluzione e prospettive
PASINI - Sessualità e ginecologia psicosomatica
GIROTTI - Contraccezione steroidea e funzione riproduttiva
BABSON/BENSON - Assistenza della gravidanza ad alto rischio e cura intensiva del neonato
BENSON - Manuale di ostetricia e ginecologia
BENSON - Diagnostica e terapia ostetrica e ginecologica attuale
BRIGATO/PISANO - Dizionario eponimico ostetrico-ginecologico
CANDIANI - Medicina perinatale
BERG - Perinatologia
CARRERA - Testo-atlante di colposcopia
CENTARO - La diagnosi in oncologia ginecologica
CITTADINI - La sterilità umana
CITTADINI/SCHOYSMAN - The surgical management of sterility
DUPRÈ/FROMENT - Citologia ginecologica
GREENHILL/FRIEDMAN - I principi biologici e la moderna pratica ostetrica
HELLMAN - Trattato di ostetricia di Williams
KISTNER - Ginecologia: i principi e la pratica
KOLSTAD - Atlante di colposcopia
MARCHESI/CITTADINI - Fertilità e sterilità
MONTANARI - L'organizzazione del parto in Italia
MONTANARI - La prolattina in gravidanza
MESTWERDT - Atlante di colposcopia
OXORN/FOOTE - Il parto
PESCETTO/DE CECCO - Fertility control
PSCHYREMBEL - Pratica ginecologica
SALVADORI - Trattato di semeiotica fetale
SCHNELL - Citologia e microbiologia della vagina

* * *

LA CLINICA OSTETRICA E GINECOLOGICA

EDUARD GITSCH
Direttore della I Clinica Ginecologica dell'Università di Vienna

A. HANS PALMRICH
Aiuto della I Clinica Ginecologica dell'Università di Vienna

ANATOMIA OPERATIVA GINECOLOGICA

Traduzione italiana a cura di
FRANCESCO CAPPELLO
Primario Ostetrico dell'Ospedale Civile di Schio (VI)

Revisione italiana a cura di
GIUSEPPE GHIRARDINI
Divisione di Ostetricia e Ginecologia
Ospedale Franchini
Montecchio Emilia (RE)

Presentazione del
Prof. A. ONNIS
Direttore della Clinica Ostetrica e Ginecologica dell'Università di Padova

PICCIN

Titolo originale dell'opera:
GYNÄKOLOGISCH-OPERATIVE ANATOMIE
Einfache und erweiterte Hysterektomie. Ein atlas

ISBN 88-299-0067-2

Stampato in Italia

Presentazione dell'edizione italiana

Il libro: "Anatomia operativa ginecologica" dei Prof.ri E. GITSCH e A. HANS PALMRICH, nella traduzione italiana curata dai Prof.ri F. Cappello e G. Ghirardini, è un'opera di largo respiro, che si impone per la ricca e chiara iconografia, per la semplicità della descrizione che la rende di facile approccio e consultazione, non solo per i cultori della chirurgia ginecologica, ma anche per quanti vogliono iniziarsi a questa impegnativa attività specialistica.

Il libro ha il grande pregio di non essere un libro nozionistico e semplicemente schematico, ma di essere espressione della vasta esperienza di vita chirurgica, vissuta da un grande chirurgo ginecologico, quale il Prof. Gitsch, in una grande scuola di ginecologia chirurgica, quale quella di Vienna, di grande tradizione di chirurgia ginecologica.

È un libro quindi che si impone per la competenza degli Autori e per l'accuratezza e sistematicità della trattazione, dal quale ritengo che la trattatistica italiana avrà un grande vantaggio perché ne colma una lacuna, offrendo agli studiosi, con la facilità di approccio e di lettura offerta da una accurata traduzione, il contributo, l'esperienza ed il pensiero di una grande scuola e di un valente operatore.

Tutti i capitoli sono svolti in modo completo ed esauriente: tutta l'iconografia, chiarissima e di facile interpretazione, rende perfettamente intelleggibili i vari tempi dei singoli interventi.

Meritevole di rilievo, in modo particolare, è il contributo che gli Autori portano agli interventi radicali per carcinomi genitali, e in particolar modo del collo dell'utero, sia per via vaginale che per via addominale.

Nel complesso quindi è un'opera di estremo valore e di grande utilità pratica, che potrà permettere anche ai più esperti chirurghi ginecologici di arricchire le loro tecniche e le loro cognizioni, anche nel confronto di diversi indirizzi, di diverse metodiche e di diverse esperienze.

È pertanto con vivo piacere, che presento ai ginecologi italiani l'opera così completa ed intelligente del collega ed amico Prof. Gitsch, certo che essa troverà larghi consensi in tutti i cultori della disciplina.

PROF. A. ONNIS

Prefazione alla prima edizione italiana

Lo scopo principale di questo manuale di anatomia chirurgica dell'isterectomia semplice e radicale era di illustrare la localizzazione dell'utero e degli annessi e le rispettive dislocazioni topografiche dovute alle varie tecniche operatorie.

Era nostra intenzione illustrare soprattutto al neochirurgo le modificate relazioni anatomiche, in quanto l'anatomia normale degli organi genitali femminili cambia notevolmente durante le varie fasi chirurgiche a causa degli spostamenti anatomici che derivano dalle necessarie trazioni nelle diverse direzioni.

Secondo il nostro parere la conoscenza di tali mutamenti anatomici è indispensabile al principiante per evitare errori che potrebbero sorgere, qualora tali modifiche non fossero tenute nel debito conto. In particolar modo gli organi vicini (l'apparato urogenitale e intestinale) possono essere compromessi dal neochirurgo inesperto benché a perfetta conoscenza dell'anatomia normale.

Nostro desiderio era di colmare la lacuna esistente tra i testi di anatomia topografica e quelli di anatomia chirurgica.

Rispetto alla prima edizione inglese, apparsa nel 1977, è stato interamente rielaborato il capitolo finale dell'intervento radicale con radioisotopi.

Vorremmo a questo punto ringraziare per la loro preziosa collaborazione il Prof. Dott. Francesco Cappello e la Dott. Edith Pichler per la traduzione dall'edizione originale, e il Dott. Giuseppe Ghirardini per la revisione del testo.

Un vivo ringraziamento è diretto al Prof. Dott. Antonio Onnis, Direttore della Clinica Ostetrica e Ginecologica dell'Università di Padova, che ha seguito con particolare interesse questa edizione italiana di « Gynäkologisch-operative Anatomie, einfache und erweiterte Hysterektomie ».

E. Gitsch
A.H. Palmrich

Prefazione alla prima edizione tedesca

L'anatomia chirurgica colma una lacuna tra l'anatomia topografica e l'insegnamento chirurgico. In ginecologia esistono soltanto pochi testi di questo genere: l'Atlante di Tandler-Halban « Die Topographie des Ureters (Mit besonderer Berücksichtigung der pathologischen Zustände und der gynäkologischen Operationen) », « Der gynäkologische Operationskursus » di W. Liepmann e la « Gynäkologische Operationslehre » di Peham-Amreich, un'edizione già esaurita, che — come dice il titolo — è un manuale di chirurgia, ma che contiene molta anatomia chirurgica. Inoltre citiamo il libro uscito in numerose edizioni « Die gynäkologischen Operationen und ihre topographischen Grundlagen » di H. Martius. L'ultima edizione è stata rielaborata da H. Husslein.

Abbiamo preso in considerazione manuali chirurgici, atlanti e relative pubblicazioni e testi di anatomia topografica, che ci hanno dato numerosi spunti. Essi sono elencati nella bibliografia. Abbiamo invece rinunciato a una bibliografia completa.

Il nostro scopo è di continuare l'opera di Amreich e di descrivere le modificazioni topografiche dell'utero stirato verso l'alto o il basso nei singoli tempi chirurgici con le rispettive modificazioni anatomiche, tenendo conto anche delle tecniche chirurgiche moderne. La descrizione e illustrazione dell'anatomia topografica modificata dagli atti chirurgici dovrebbe rendere più comprensibili i singoli tempi tecnici che vengono descritti nei manuali chirurgici. L'Atlante dovrebbe infine essere un aiuto per l'allievo chirurgo e quindi una base per i corsi di chirurgia.

Un particolare ringraziamento lo rivolgiamo al Dr. Hans Lang, anatomico e allievo di Weibel. I suoi eccellenti disegni, la sua capacità di immedesimazione e creatività sono state le premesse per la riuscita dell'opera.

Inoltre dobbiamo ringraziare soprattutto i nostri Maestri. Elencando i loro nomi, accenniamo anche brevemente allo sviluppo storico sul quale è basato il nostro lavoro.

Menzioniamo per primo I. Amreich con il quale abbiamo lavorato alla I e II Clinica Ginecologica dell'Università di Vienna. Egli ha strutturato più dettagliatamente dal punto di vista anatomico l'intervento vaginale rendendo così possibile una maggiore radicalità — come ha fatto Latzko nell'intervento radicale addominale. Gli siamo soprattutto grati personalmente avendo egli incoraggiato con critiche e consigli il miglioramento e completamento del nostro lavoro.

T. Antoine ha continuato la tradizione della Scuola di Wertheim dopo Weibel e Werner e ha reso possibile la modificazione dell'intervento di Wertheim con il metodo della preparazione del mesouretere. G. Halter, L. Kraul, S. Tapfer ed E. Navratil continuarono l'eredità della tecnica di Schauta e di Schauta-Amreich. I direttori della II Clinica Ginecologica dell'Università H. Zacherl e H. Husslein favorirono la reintroduzione dell'intervento radicale allargato secondo Latzko e le sue modificazioni. Abbiamo conosciuto personalmente i metodi di Meigs e della sua scuola e di Okabayashi con le sue varianti.

Ringraziamo i sigg. H. Janisch e R. Ulm per l'aiuto nei lavori tecnici, istologici e fotografici.

Ringraziamo calorosamente il Sign. A. Gisel, docente dell'Istituto di Anatomia dell'Università di Vienna, nostro consulente in tutte le questioni di anatomia.

La Signora E. v. Zallinger ha corretto accuratamente il testo e particolarmente la bibliografia.

La casa Editrice Walter de Gruyter & Co. ha appoggiato il nostro lavoro con viva partecipazione e con grande cortesia. Per questo e per la buona rifinitura dell'Atlante vorremmo a questo punto esprimere i nostri più sentiti ringraziamenti.

E. Gitsch
A.H. Palmrich

Indice generale

INTRODUZIONE . . . . Pag. 1

ISTERECTOMIA VAGINALE . . . . » 6

Incisione circolare e scollamento della vescica . . . . » 9
Errori e pericoli . . . . » 13
Apertura del Douglas e distacco dei parametri . . . . » 15
Errori e pericoli . . . . » 18
Apertura della plica vescicouterina e asportazione dell'utero . . . . » 21
Errori e pericoli . . . . » 25
Chiusura della cavità peritoneale . . . . » 25
Errori e pericoli . . . . » 25
Sutura dei bordi della ferita vaginale . . . . » 28
Errori e pericoli . . . . » 28
Isterectomia con annessiectomia . . . . » 29
Errori e pericoli . . . . » 29

LE VARIAZIONI DELL'ISTERECTOMIA VAGINALE DI ROUTINE CON ANNESSIECTOMIA IN CASO DI ALTERAZIONI ANATOMOPATOLOGICHE . . . . » 30

L'isterectomia vaginale in caso di utero miomatoso . . . . » 30
L'isterectomia vaginale in caso di mioma cervicale . . . . » 32
L'isterectomia vaginale in caso di mioma intralegamentario . . . . » 37
L'isterectomia vaginale nel prolasso . . . . » 39
L'isterectomia vaginale nel carcinoma del corpo . . . . » 46
L'isterectomia vaginale nella patologia dei parametri . . . . » 46
L'isterectomia vaginale nella patologia degli annessi e del peritoneo . . . . » 46
L'isterectomia vaginale dopo pregressi interventi . . . . » 47
L'isterectomia vaginale dopo intervento di interposizione . . . . » 48

ISTERECTOMIA ADDOMINALE . . . . » 51

Sezione dei legamenti e scollamento della vescica nell'isterectomia addominale con annessiectomia . . . . » 51
Errori e pericoli . . . . » 52
Distacco dell'utero dai parametri e dalla vagina . . . . » 64
Errori e pericoli . . . . » 64
Peritoneizzazione . . . . » 72
Errori e pericoli . . . . » 72
Isterectomia con conservazione degli annessi . . . . » 72
Errori e pericoli . . . . » 72
Isterectomia addominale in caso di gravi alterazioni patologiche dell'utero » 74
Preparazione dell'uretere . . . . » 74

OPERAZIONE RADICALE PER VIA VAGINALE NEL CARCINOMA DEL COLLO . . . . » 80

L'incisione di Schuchardt . . . . » 86

Errori e pericoli . . . . » 86
Formazione del manicotto vaginale . . . . » 87
Errori e pericoli . . . . » 88
Scollamento della vescica e preparazione dell'uretere. Resezione dei paracolpi e dei pilastri caudali del retto . . . . » 92
Errori e pericoli . . . . » 94
Apertura del Douglas ed esposizione dei tratti craniali dei pilastri rettali » 103
Errori e pericoli . . . . » 103
Apertura della plica . . . . » 103
Errori e pericoli . . . . » 103
Asportazione del pezzo . . . . » 103
Errori e pericoli . . . . » 104
Chiusura del peritoneo e sutura del moncone vaginale . . . . » 108
Sutura dell'incisione di Schuchardt . . . . » 108
Linfadenectomia extraperitoneale complementare . . . . » 108

ISTERECTOMIA RADICALE ADDOMINALE . . . . » 113

Introduzione e generalità . . . . » 113
Il metodo originale secondo Wertheim e differenze rispetto ai metodi più radicali . . . . » 118
Vantaggi della linfadenectomia primaria . . . . » 119
Modificazione anatomica del metodo originale di Wertheim per evitare lesioni urologiche . . . . » 119
Errori e pericoli . . . . » 119
Preparazione dell'uretere . . . . » 119
Errori e pericoli . . . . » 120
Apertura del Douglas e preparazione del retto . . . . » 127
Errori e pericoli . . . . » 127
Ulteriore scollamento della vescica e degli ureteri . . . . » 127
Errori e pericoli . . . . » 127
Linfadenectomia . . . . » 131
L'esatta anatomia topografica . . . . » 133
L'operazione radicale addominale allargata secondo Latzko e le sue varianti » 136
Metodo originale secondo Latzko . . . . » 136
Modificazione in atto presso le Cliniche Ginecologiche dell'Università di Vienna . . . . » 138
Linfadenectomia, isolamento del legamento di Mackenrodt e dell'uretere pelvico . . . . » 138
Errori e pericoli . . . . » 138
Dissezione del parametrio e paracolpo, scollamento del retto dalla vagina » 139
Errori e pericoli . . . . » 144
Scollamento della vescica, esposizione dell'uretere nel suo tratto prevescicale e resezione del legamento vescicouterino . . . . » 144
Peritoneizzazione . . . . » 148
Resezione radicale della vagina . . . . » 148

L'OPERAZIONE RADICALE CON RADIOISOTOPI NEL CARCINOMA DEL COLLO (Appendice) . . . . » 149

BIBLIOGRAFIA . . . . » 163

INDICE ANALITICO . . . . » 169

Introduzione

L'anatomia chirurgica dell'isterectomia vaginale e addominale semplice e radicale differisce molto dall'anatomia topografica normale. Stirando l'utero verso l'alto o il basso o lateralmente il rapporto topografico tra gli organi pelvici viene notevolmente modificato. Una modificazione dello stato normale (fig. 1) si ha sia nella tecnica operatoria vaginale (fig. 2) che in quella addominale, però in direzione opposta (fig. 3). In caso di laparotomia risalta maggiormente la differenza tra la trazione verso l'alto (fig. 3) e quella verso il basso (fig. 2).

Lo scopo di questo capitolo è di documentare lo studio della topografia dell'apparato genitale interno e del suo sistema legamentario di sostegno e di sospensione, alterato dalle due tecniche chirurgiche, e di rendere più comprensibile l'intervento. Le alterazioni della posizione dell'utero durante l'intervento sono state studiate, fotografate e disegnate sia in vivo che su cadavere. Sono state fissate pelvi di cadaveri freschi in diverse fasi dell'intervento con diversi gradi di trazione dei genitali verso l'alto e verso il basso e in seguito sezionate in direzione trasversale e sagittale. I disegni si basano sui pezzi operatori o sulle loro fotografie, oppure sull'utero in situ durante l'intervento. Introducendo un catetere nell'uretere del cadavere è possibile mostrare la sua dislocazione alternando le trazioni dell'utero in basso o in alto (figg. 4 e 5). La stessa modificazione della topografia ureterale può essere osservata nei pielogrammi di un prolasso riposto (figg. 6, 7).

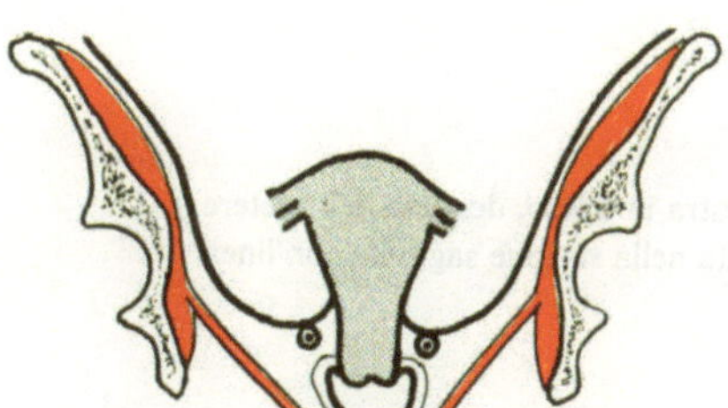

Fig. 1
Utero in situ

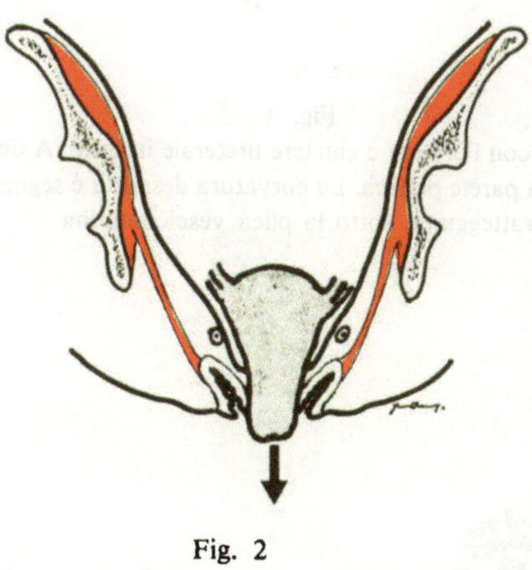

Fig. 2
Stiramento della portio (nell'intervento vaginale)

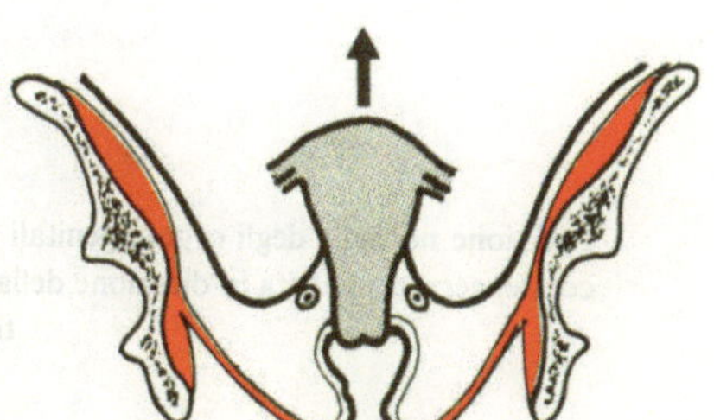

Fig. 3
Stiramento del corpo dell'utero (nell'intervento addominale)

Dal punto di vista dell'anatomia topografica abbiamo tenuto conto dei tempi più importanti nei diversi metodi operatori noti (p. es. Freund, Clark, Wertheim, Schuchardt, Schauta, Latzko e Schiffmann, Amreich, Okabayashi, Stoeckel, Heaney, Meigs e altri). Per rendere più conciso il testo ci limiteremo alla descrizione dei tempi di tecnica chirurgica nei quali sono più evidenti le alterazioni anatomiche.

Le basi dell'anatomia chirurgica vaginale le dobbiamo soprattutto ad Amreich, direttore emerito delle due Cliniche Ginecologiche Universitarie di Vienna. Inoltre abbiamo tenuto conto di opere e lavori di altri autori (vedi bibliografia).

La materia è suddivisa in quattro parti principali: l'isterectomia vaginale e addominale semplice, l'isterectomia vaginale e addominale allargata (intervento radicale del carcinoma del collo). Pericoli ed errori sono inclusi nel

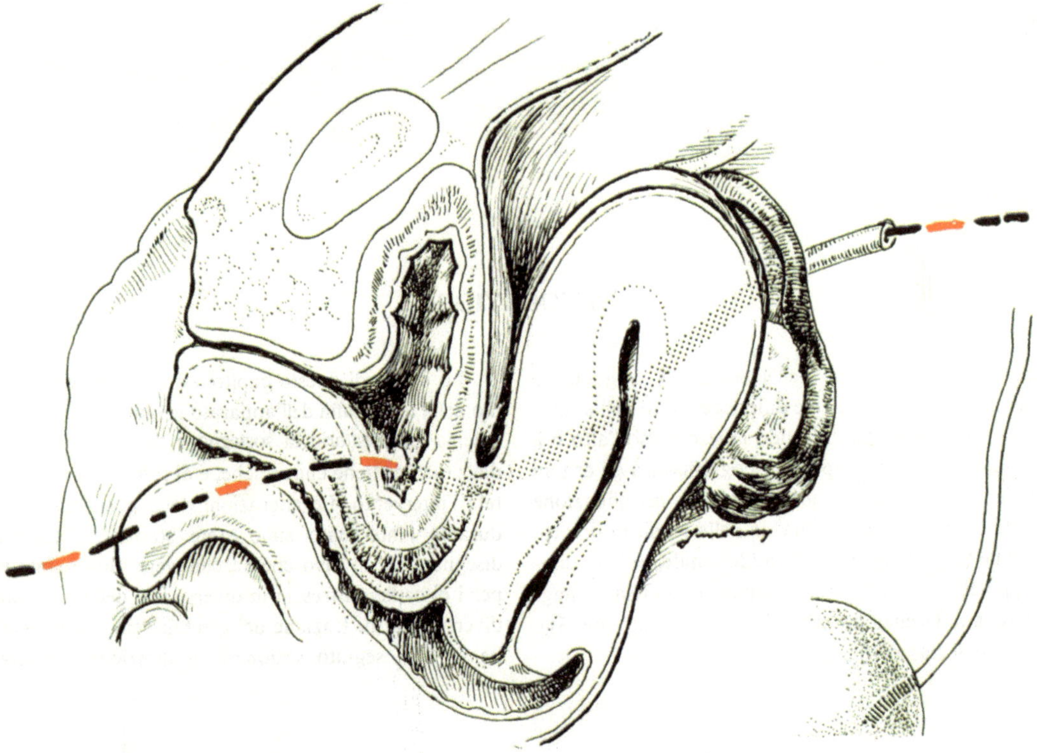

Fig. 4
Posizione normale degli organi genitali con l'uretere e catetere ureterale inserito. A destra in basso, decorso dell'uretere con leggera convessità in direzione della parete pelvica. La curvatura descritta è segnata nella sezione sagittale con linea tratteggiata, sotto la plica vescicouterina

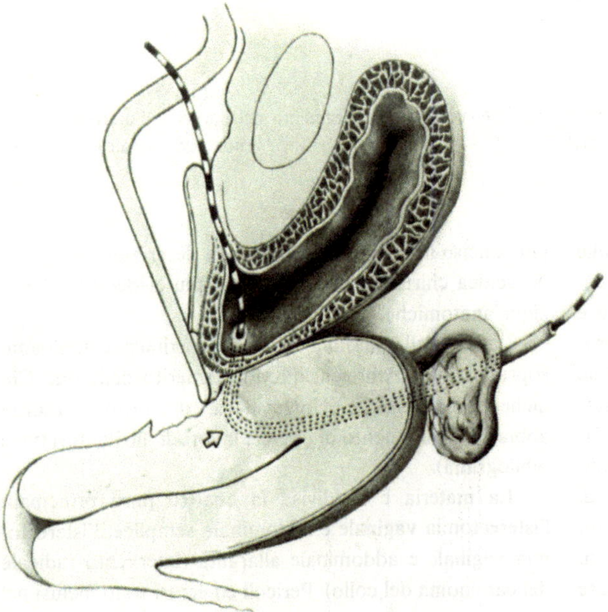

Fig. 5
Dopo distacco e spostamento verso l'alto della vescica con una valva, si tira in basso la portio formando il cosiddetto ginocchio dell'uretere (freccia)

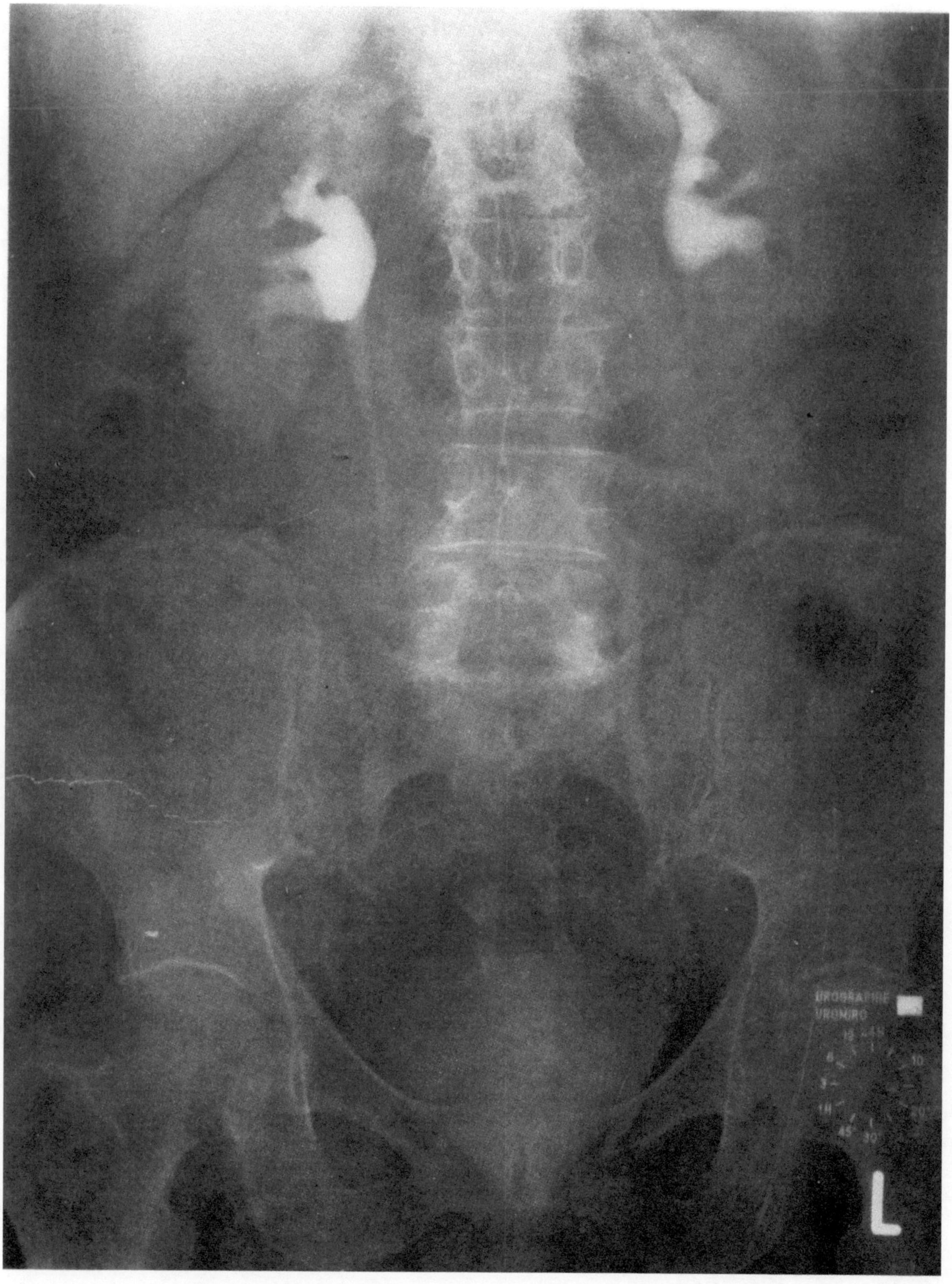

Fig. 6, 7
Ginocchio ureterale evidenziato in pielogrammi in caso di utero prolassato e riposto in asse (da un lavoro di S. Wolf, Janisch H., - « Der Radiologe: Veränderungen am Urogenital-System beim Genitalprolaps »)

Fig. 6
Pielografia in un caso di prolasso

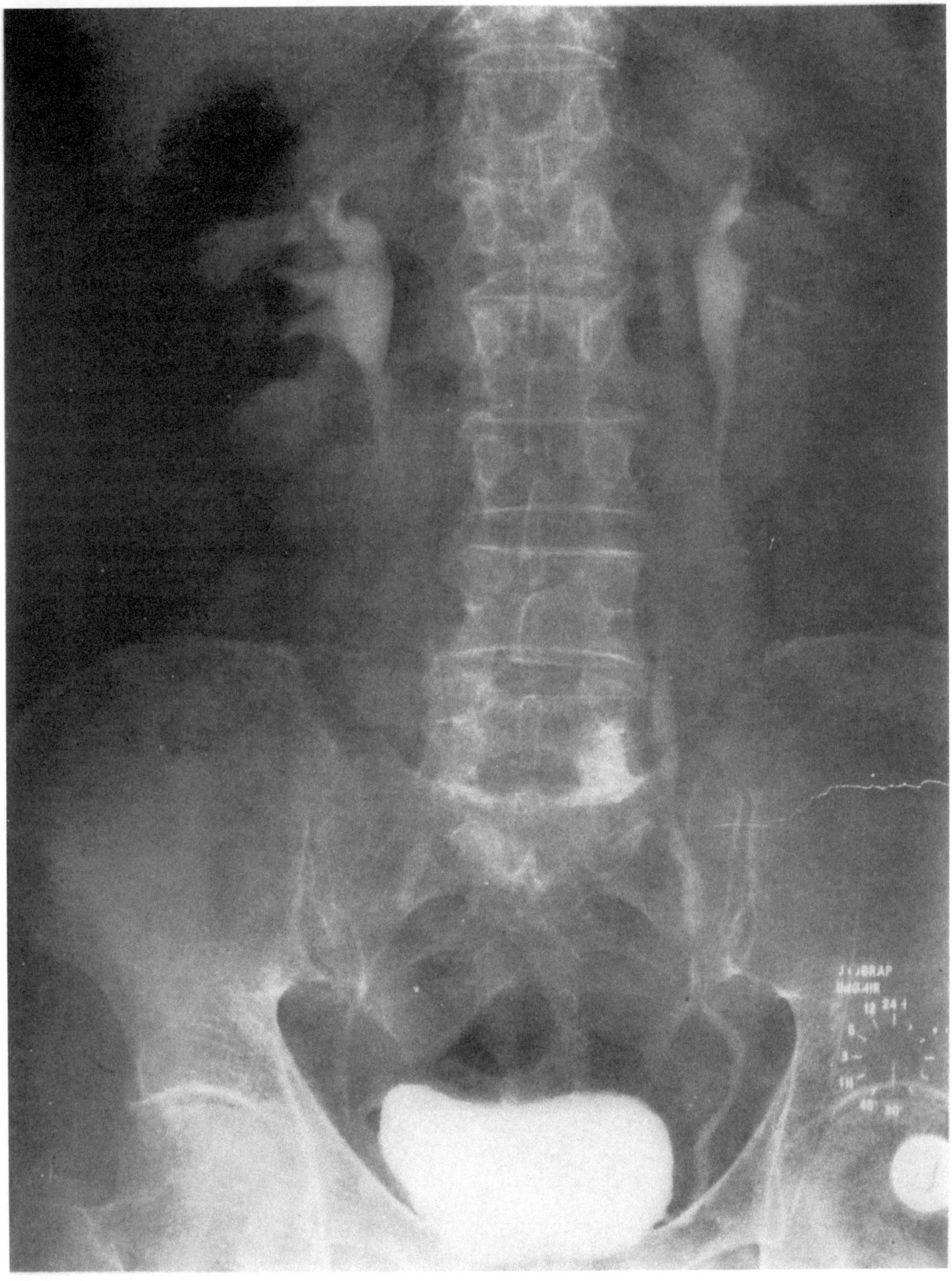

Fig. 7
Dopo riposizione del prolasso l'uretere forma un'ansa

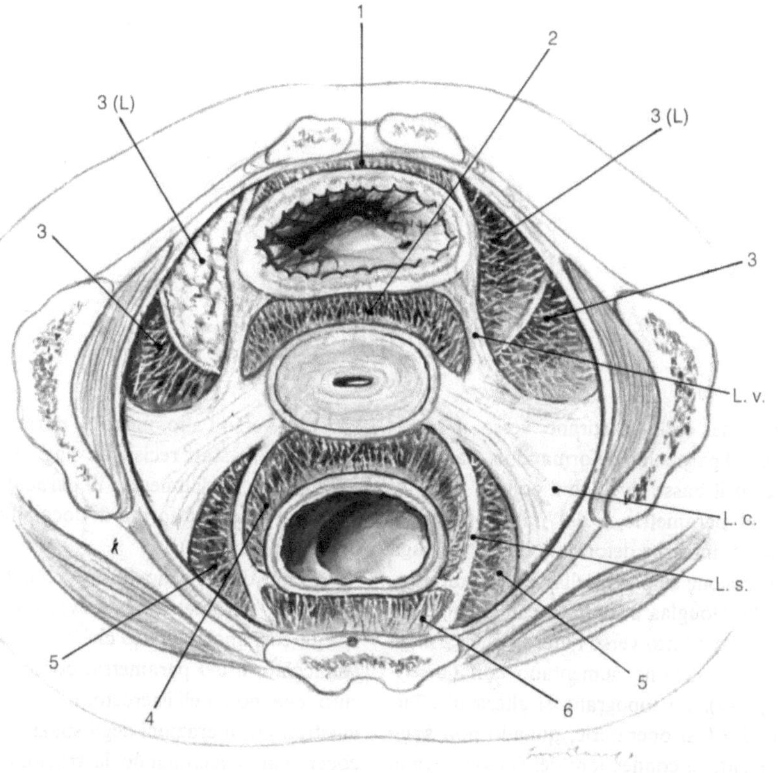

Fig. 8
Gli spazi connettivali interlegamentari sono ingranditi per scopi didattici

1. Spazio prevescicale
2. Spazio vescicocervicale
3. Spazio paravescicale: si divide in due parti, separate per lo più da una sottile membrana che raggiunge il legamento rotondo (ligamentum teres uteri). La parte frontale contiene tessuto adiposo a lobuli relativamente grandi. È detta fossa di Latzko
4. Spazio rettocervicale
5. Spazio pararettale
6. Spazio retrorettale

L.v. = legamento vescicouterino
L.c. = legamento cardinale
L.s. = legamento uterosacrale

testo dei singoli capitoli e in particolare sono descritti poi alla fine di ogni tempo operatorio in capitoli a parte. Le varianti dell'intervento dovute a condizioni patologiche sono descritte in sottocapitoli. Particolari riferimenti vengono fatti alla più fine anatomia, illustrata per mezzo di sezioni microscopiche e leggermente ingrandite.

Prima di iniziare i singoli capitoli vorremmo dire alcune parole sulla dissezione esangue dei vari strati dei tessuti. Tra le avventizie di tutti gli organi mobili del piccolo bacino si trova del connettivo areolare lasso quasi sempre avascolare, che permette i movimenti e i diversi gradi di riempimento ed estensione della vescica, dell'intestino, della vagina e degli ureteri. Una dissezione esatta ed esangue dei vari strati di questo delicato connettivo si attua tendendo le fibre con pinze o valve per alcuni millimetri e recidendole nel mezzo.

Per quanto riguarda la nomenclatura vorrei dire che in genere abbiamo usato la terminologia clinica comune, quella anatomica l'abbiamo citata tra parentesi.

Isterectomia vaginale

Con la trazione del collo si stirano verso il basso anche il parametrio e il paracolpo deformandoli. La parete vaginale stirata verso il basso avvolge il collo a guisa di cono, affiancata dal parametrio e dal paracolpo (figg. 9-11), che vengono compressi e deformati. La parete vaginale esercita una pressione su parte della vescica anteriormente e sul cavo del Douglas posteriormente, spingendo occasionalmente parti del retto verso l'utero. Questa pressione, trazione e deformazione aumentano con l'inserimento di valve (fig. 14). La topografia si altera ulteriormente nelle successive fasi operatorie, quando non sono ancora state recise tutte le connessioni dei singoli organi; per es. quando la vescica è già stata scollata e quindi spostata verso l'alto, mentre i paracolpi e i pàrametri non sono ancora stati recisi. Le figg. 9-11 illustrano come il parametrio medialmente, il paracolpo lateralmente, circondano il collo a forma di doccia (aumentando gradualmente la trazione).

Come dimostrano le figure, il tessuto compreso nei lacci del parametrio è prevalentemente paracolpo. Si spiega così anche il fatto che nell'isterectomia addominale l'allacciatura del parametrio comprende molto meno tessuto che non nell'isterectomia vaginale. Le figg. 12-14 illustrano le alterazioni degli spazi vescicovaginale e vescicocervicale accentuando la trazione sulla portio.

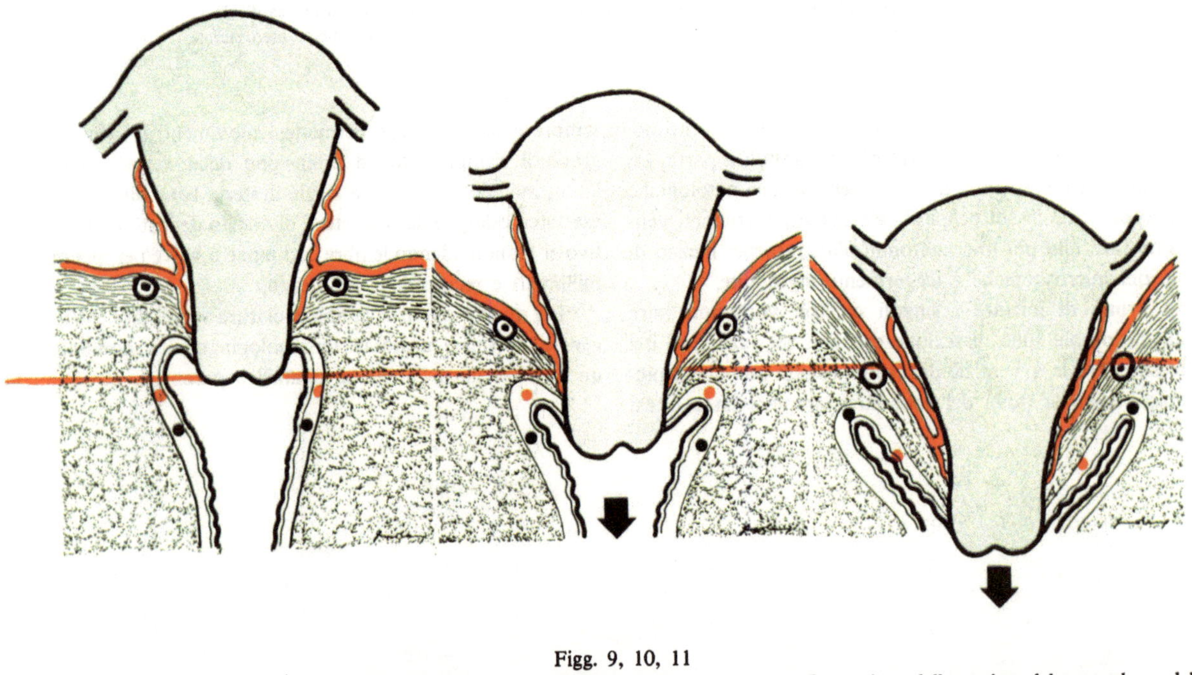

Figg. 9, 10, 11
I punti rossi e neri a ciascun lato della vagina, sotto la portio (fig. 9), illustrano la trasformazione della vagina, del paracolpo e del parametrio in una specie di cono in caso di trazione modesta (fig. 10) e accentuata (fig. 11) sulla portio. Le figure evidenziano pure la formazione di un'ansa dell'arteria uterina medialmente all'uretere

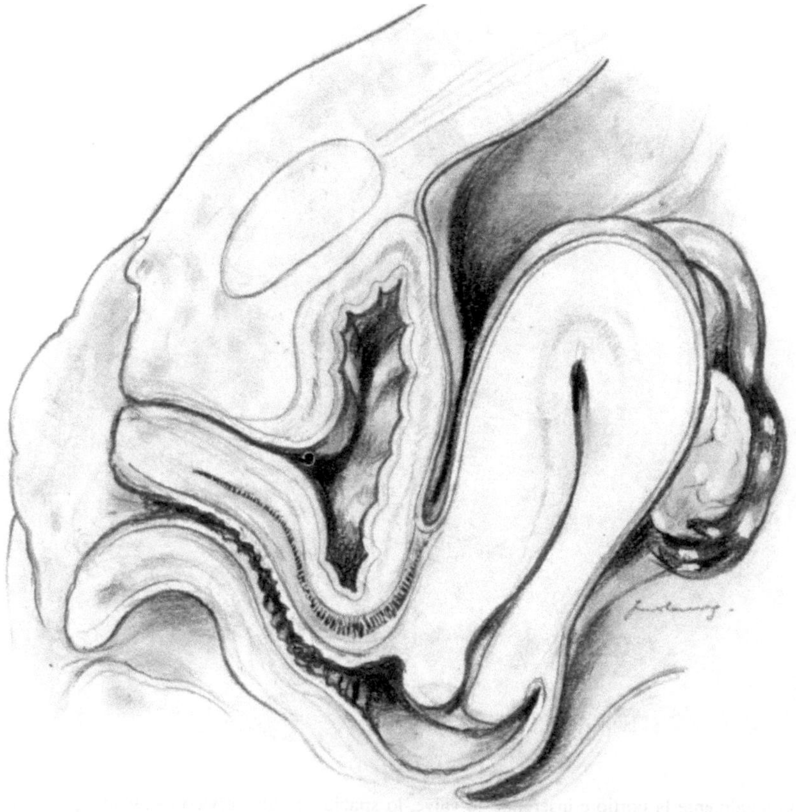

Fig. 12

Figg. 12-14
Aumentando la trazione sulla portio si alterano gli spazi vescicovaginali e vescicocervicali ricolmi di connettivo lasso

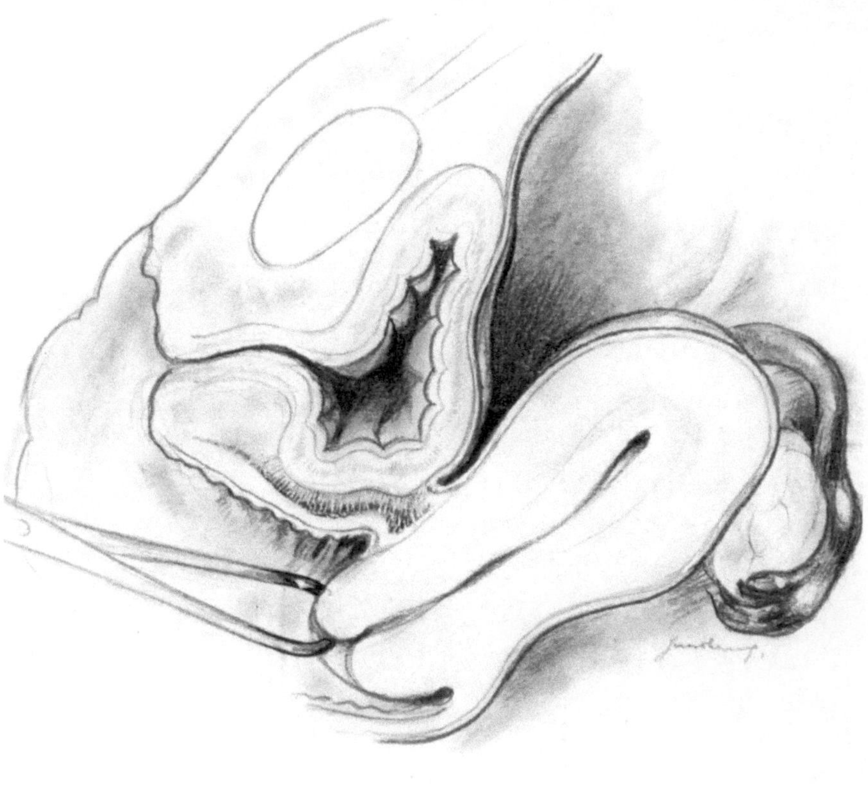

Fig. 13

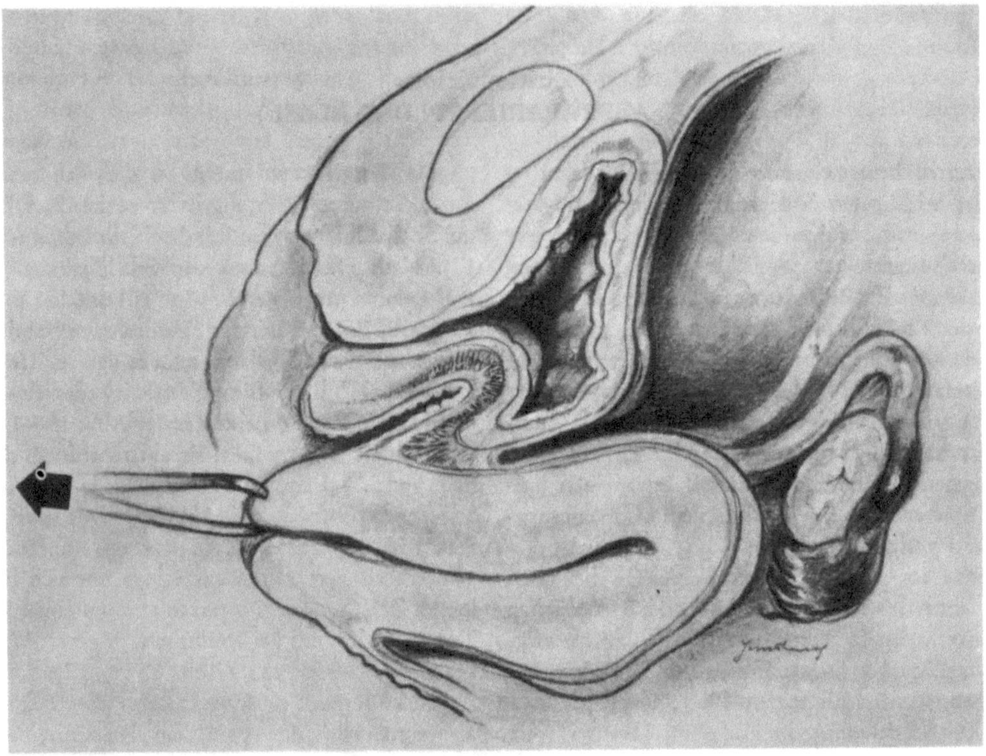

Fig. 14
Stirando gradualmente la portio e inserendo le valve, lo spazio vescico-cervico-vaginale, appare di forma triangolare

Incisione circolare e scollamento della vescica

Per eseguire un'esatta incisione circolare – uno dei tempi più importanti dell'isterectomia vaginale – sono necessari i seguenti accorgimenti e la conoscenza di alcuni dettagli anatomici (figg. 15-21): prima di tutto è importante un agganciamento e una trazione sufficiente della portio (fig. 15). In questo modo il collo può essere tirato in basso uniformemente e può essere inciso in maniera esatta. L'altezza dell'incisione dipende dal livello della vescica, tirata in basso insieme al collo, e dovrebbe essere effettuata circa mezzo centimetro sotto il bordo vescicale inferiore. L'evidenziazione di questo livello è noto dai trattati chirurgici: spingendo in alto e in basso più volte la portio si riesce, quasi sempre senza difficoltà, a evidenziare la linea di demarcazione tra portio e vescica, che si può riconoscere alla palpazione come un solco poco profondo. A questo livello la mucosa vaginale è liscia, mentre quella vescicale è grinzosa. Il taglio si inizia quasi sempre sul lato anteriore della portio, in direzione trasversale, tenendo la lama del bisturi perpendicolarmente a essa. Dopo aver reciso la mucosa vaginale (epitelio e lamina propria, fig. 16) e la sottostante fascia vaginale (tunica muscolare e avventizia, figg. 15 e 16) si arriva nello spazio a forma triangolare tra la fascia cervicale e vaginale, che nella sezione sagittale appare a forma di V (figg. 14, 18, 20). Questo spazio è pieno di connettivo areolare lasso e talvolta di tessuto adiposo, che può ispessirsi formando una membrana in caso di trazione accentuata (specialmente se è di tipo fibroso) e in caso di prolasso (figg. 66 e 69). Questa membrana è stata denominata da Amreich « setto sopravaginale » e corrisponde dunque a una formazione di anatomia chirurgica causata dalla trazione, che non si riscontra evidentemente nello stato normale. Questa membrana non è quindi riscontrabile nell'isterectomia addominale. Se si incide invece più vicino all'orifizio esterno della

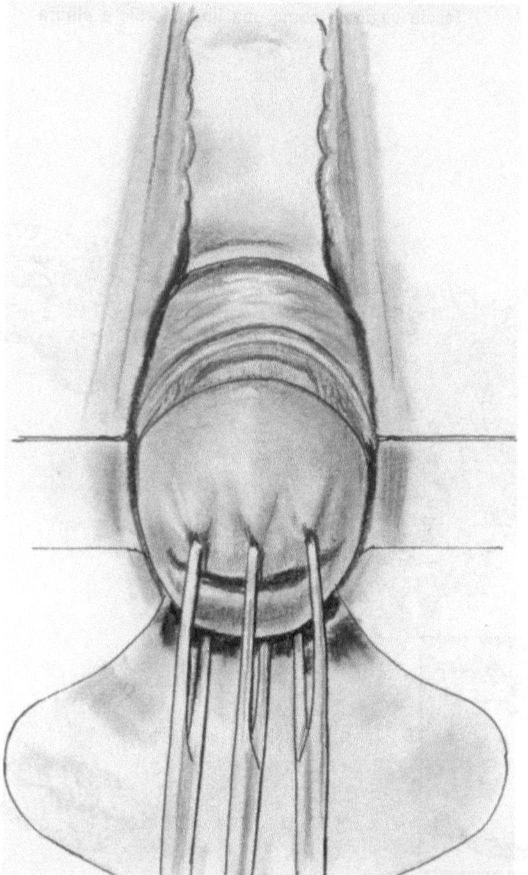

Fig. 15
Incisione dell'intera parete vaginale (mucosa e fascia vaginale)

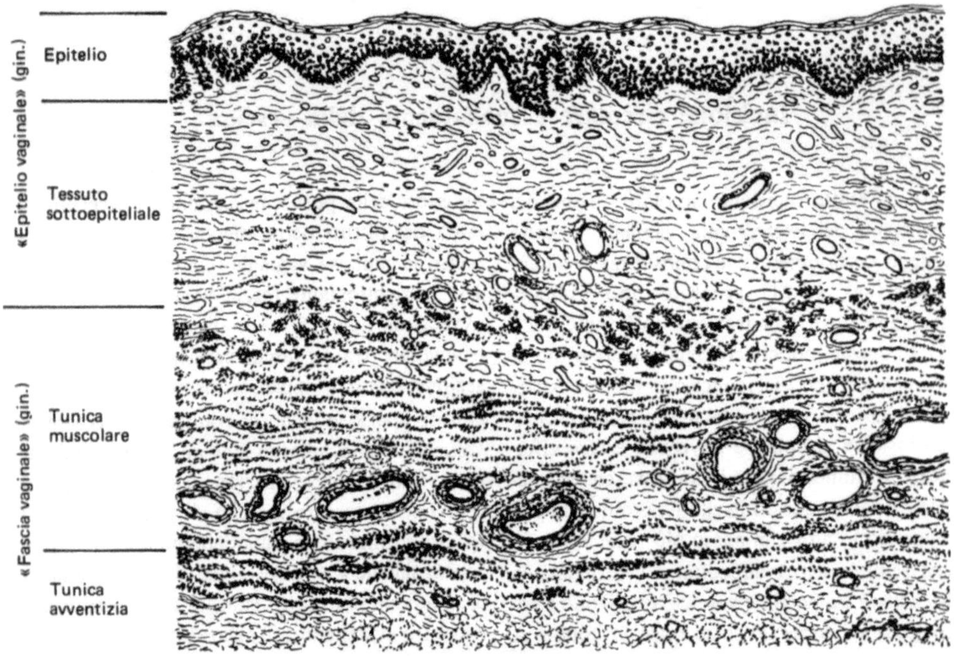

Fig. 16
Sezione istologica della parete vaginale. La base della mucosa si delimita in vivo, il più delle volte, dalla fascia vaginale come una linea sottile e chiara

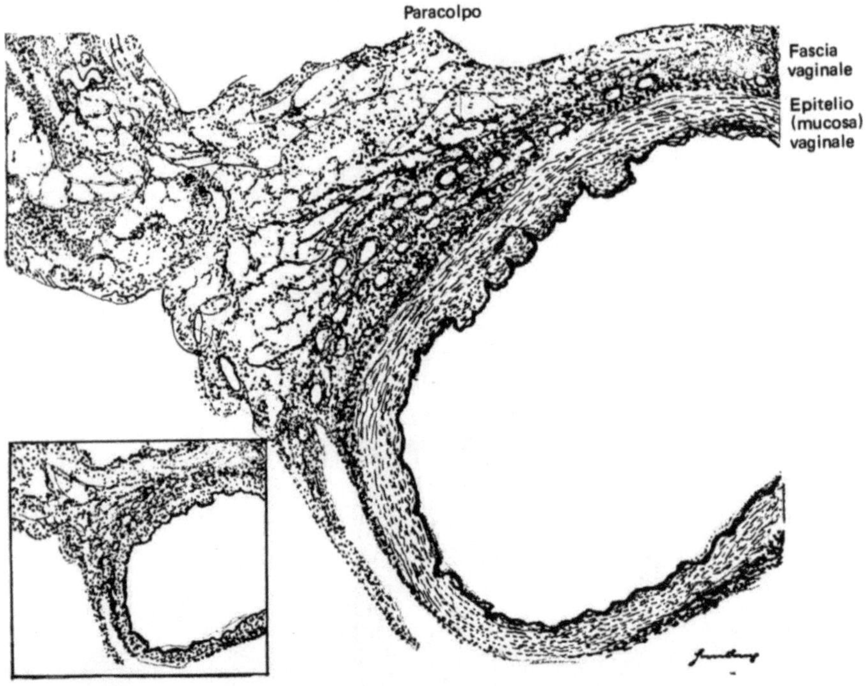

Fig. 17
La figura mostra le sezioni di destra della vagina e del paracolpo. È chiaramente visibile l'irradiarsi della fascia vaginale nel paracolpo

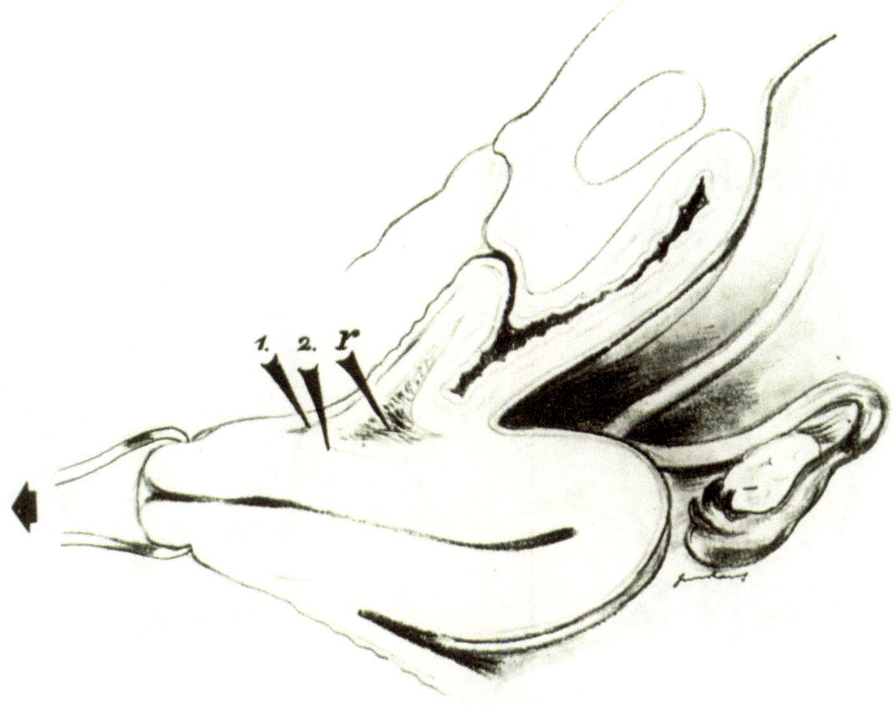

Fig. 18
r: Punto esatto per iniziare l'incisione circolare; 1 e 2: errato

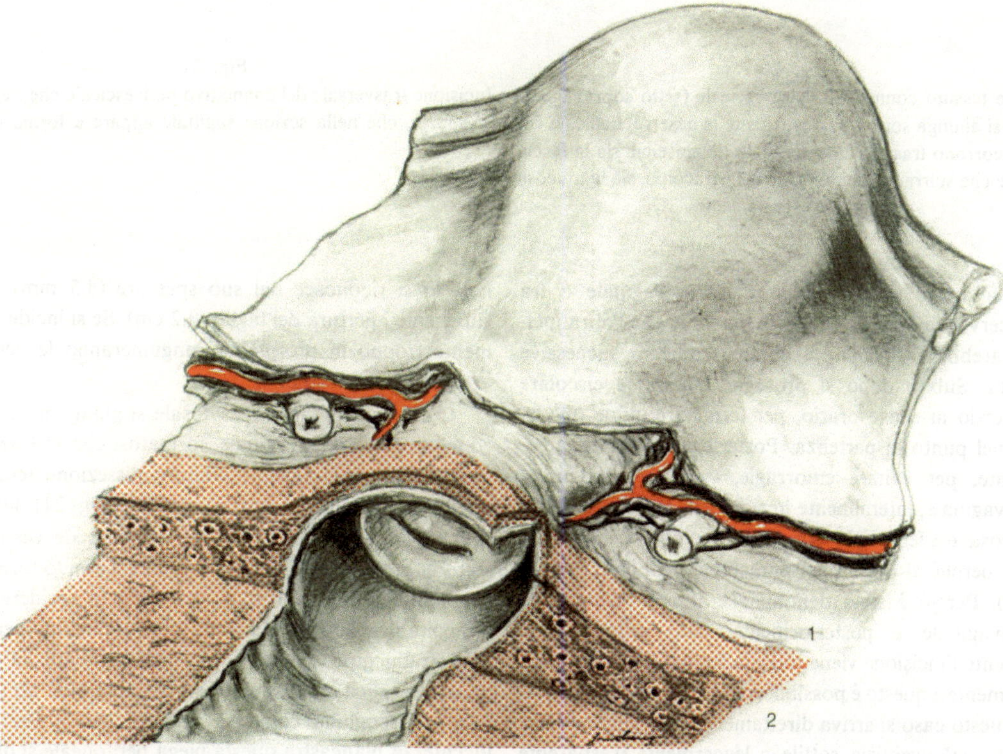

Fig. 19
L'utero disteso con parametrio e paracolpo mostra l'irradiarsi della fascia vaginale nel paracolpo. Soltanto la mucosa vaginale circonda la vagina in toto. 1 = parametrio; 2 = paracolpo

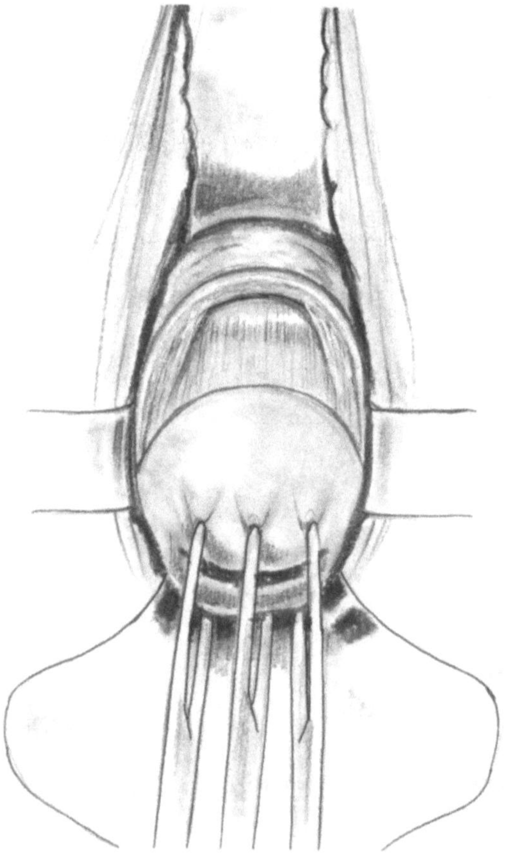

Fig. 20
Il sottile tessuto connettivale perivescicale (setto sopravaginale), che si allunga sotto trazione, riveste la base vescicale, le cui fibre decorrono trasversalmente. Sono riconoscibili sia la fascia vaginale che si irradia lateralmente nel paracolpo, sia la mucosa vaginale esternamente

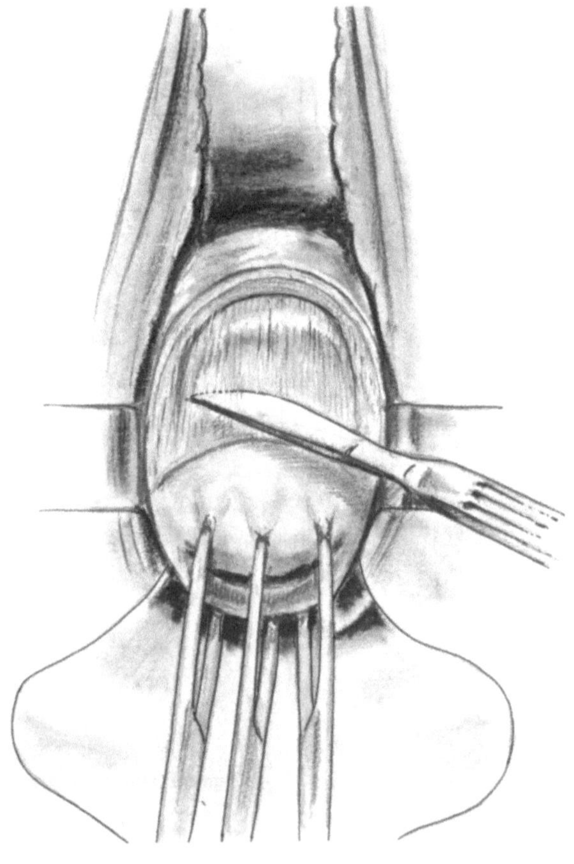

Fig. 21
Incisione trasversale del connettivo perivescicale che riempie lo spazio, che nella sezione sagittale appare a forma di V

portio si arriva o tra epitelio e fascia vaginale o tra fascia cervicale e portio (fig. 18). Sia l'una che l'altra incisione sarebbero sbagliate e comporterebbero successive difficoltà. Subito dopo si prosegue l'incisione circolare della portio in senso orario, per terminare infine nuovamente nel punto di partenza. Posteriormente come anteriormente, per evitare emorragie, viene recisa l'intera parete vaginale; lateralmente invece viene tagliata soltanto la mucosa evidenziando così il paracolpo (la fascia qui manca, perché si irradia nel paracolpo, vedi figg. 15, 17, 19, 31). Perciò è stata denominata anteriormente setto vescicovaginale e posteriormente setto rettovaginale. Raramente l'incisione viene iniziata troppo in alto (troppo cranialmente); questo è possibile, per es. in caso di cistocele. In questo caso si arriva direttamente sulla vescica ricoperta da un'avventizia sottile e leggermente trasparente (figg. 20-24, 70), riconoscibile per il suo aspetto giallo-rossastro, ed è la stessa situazione che si ha nell'intervento secondo Schauta. Che è stata recisa l'intera parete vaginale lo si riconosce dal suo spessore (±5 mm) e dalla sufficiente apertura del taglio (±2 cm). Se si incide lateralmente troppo in profondità sanguineranno le vene e le arterie del paracolpo.

Con il primo taglio trasversale si giunge nello spazio connettivale cervicovaginale, formatosi con la trazione, e riesce quindi più facile l'ulteriore dissezione tenendo il bisturi in posizione obliqua verso l'alto (fig. 21). Dopo un solo taglio il più delle volte la vescica cede verso l'alto sotto la pressione della valva (fig. 22). Tirando fortemente verso il basso la portio si riesce ora a recidere senza difficoltà il setto sopravaginale (cioè connettivo perivescicale stratificato, vedi sopra), in modo che appaia chiaramente la plica vescicouterina, riconoscibile per la sua forma a semiluna convessa verso il basso. Per la sua lucentezza biancastra questa piega peritoneale si differenzia chiaramente dalla zona circostante più rossastra. Se si preferiscono invece le forbici, per isolare la vescica dall'utero, si consiglia il seguente procedimento: sollevando

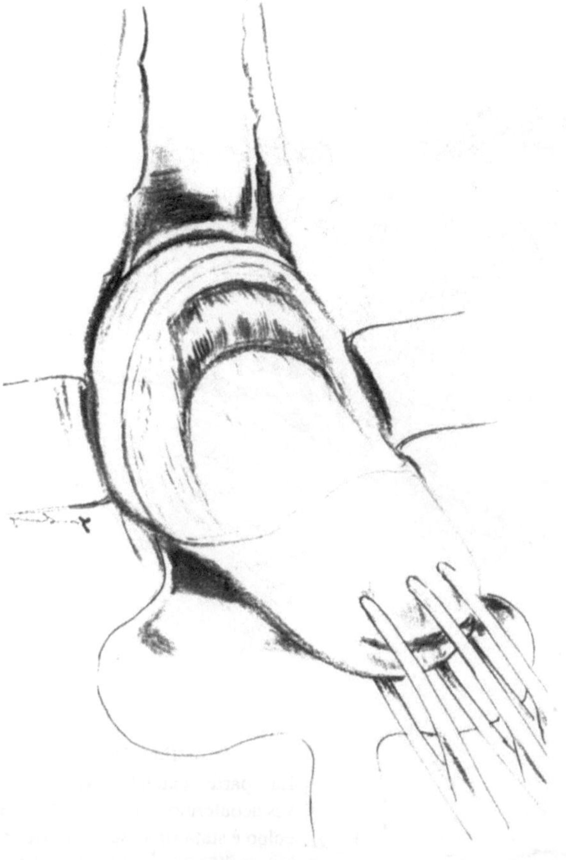

Fig. 22
La parete vaginale e una parte del connettivo perivescicale sono recisi in modo da far scivolare in alto la vescica sotto la pressione della valva

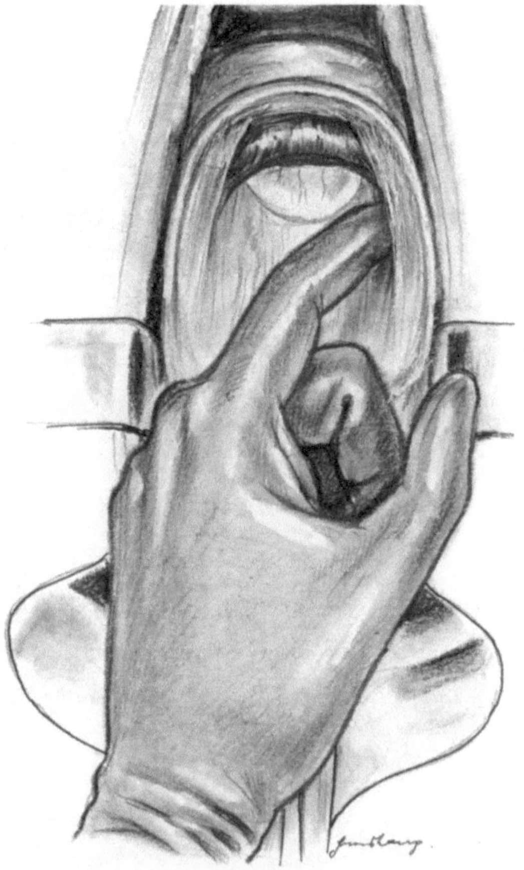

Fig. 23
Il legamento vescicouterino ricoperto dal paracolpo si può spingere lateralmente fino al suo punto d'unione col parametrio (vedi pure figg. 8 e 24)

anteriormente il bordo superiore del taglio vaginale o pinzando il connettivo lasso, cioè il setto sopravaginale, lo si può recidere con le forbici leggermente aperte tra vescica e collo. In seguito si spostano lateralmente con il dito indice curvo i tratti distali dei due pilastri vescicali (fig. 23). In caso di movimenti bruschi è possibile la lesione di un ramo dell'arteria vescicale. Così facendo l'uretere viene contemporaneamente spostato lateralmente; questo è importante per poter legare successivamente il paracolpo e il parametrio senza pericolo. A questo punto è visibile il legamento vescicouterino circondato dal paracolpo, là dove si irradia nel parametrio (fig. 8). Questo legamento non unisce la vescica all'utero, come dice erroneamente il suo nome, bensì si irradia a circa 1-1,5 cm dalla cervice nel parametrio (vedi figg. 8 e 24). Nei tempi descritti la topografia viene modificata come segue: con la vescica anche i pilastri vescicali sono stati stirati e tesi verso l'alto, con essi sono stirate cranialmente anche le porzioni prevescicali dell'uretere, mentre per l'adesione dei tratti sovrastanti al parametrio si forma il noto ginocchio dell'uretere con la convessità rivolta in basso (fig. 24). Il rapporto tra arteria uterina e uretere (figg. 11, 24, 35) è pure modificato. L'ansa dell'arteria uterina è ora stirata medialmente e posteriormente al ginocchio dell'uretere (fig. 24). Questo avviene perché il suo tratto ascendente resta aderente all'utero e viene così stirato in basso solo il suo tratto discendente mobile (fig. 24).

Dal punto di vista anatomico l'isolamento completo della vescica prima della legatura del paracolpo e del parametrio è preferibile a un suo distacco parziale.

Errori e pericoli

Se il connettivo perivescicale lasso non è stato reciso sufficientemente in alto e se la vescica viene spinta troppo presto verso l'alto è possibile un'apertura della vescica, specialmente se già durante la dissezione è stata provocata una lesione della sua muscolatura. Questa è la causa più frequente di lesioni vescicali (fig. 26). Piuttosto frequentemente vengono incisi e spinti verso l'alto i pilastri vescicali, presupponendo erroneamente che così venga spostato cranialmente anche l'uretere (fig. 27). Essendo questo fissato al parametrio e all'arteria uterina è invece abbastanza facile una sua lesione o legatura.

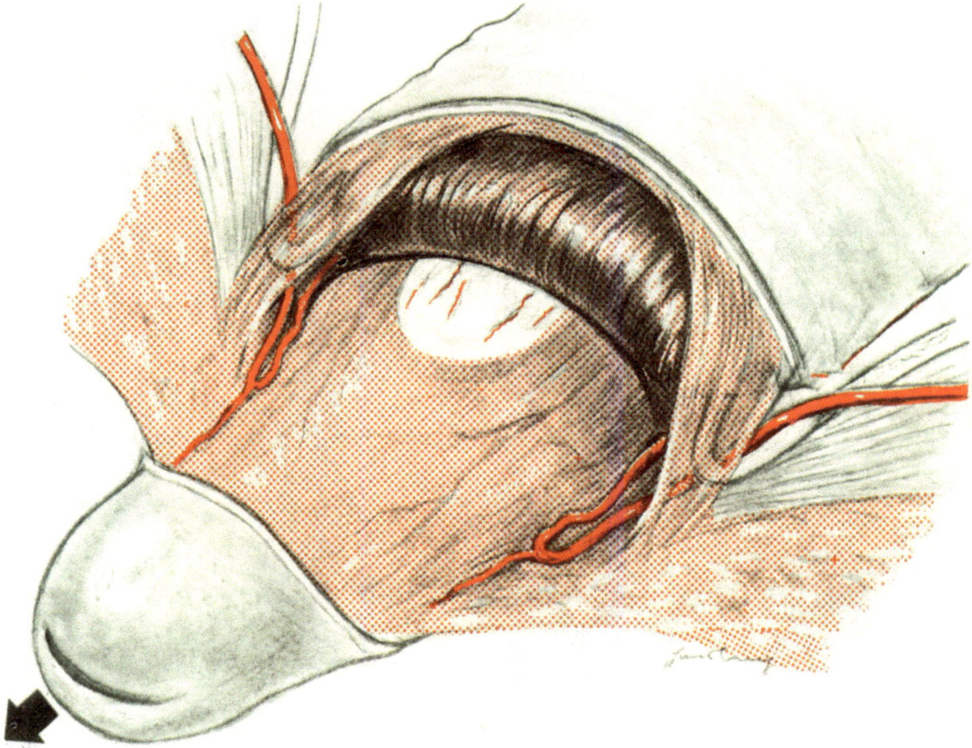

Fig. 24
La parte caudale del pilastro vescicouterino formato dal paracolpo è stata rimossa per mostrare le modificazioni topografiche e anatomiche causate dalla trazione e dissezione della vescica. Il legamento vescicouterino si congiunge col parametrio 10-15 mm lateralmente al collo. Si è formato il ginocchio dell'uretere e l'arteria uterina è spinta in basso a forma di ansa (vedi fig. 25)

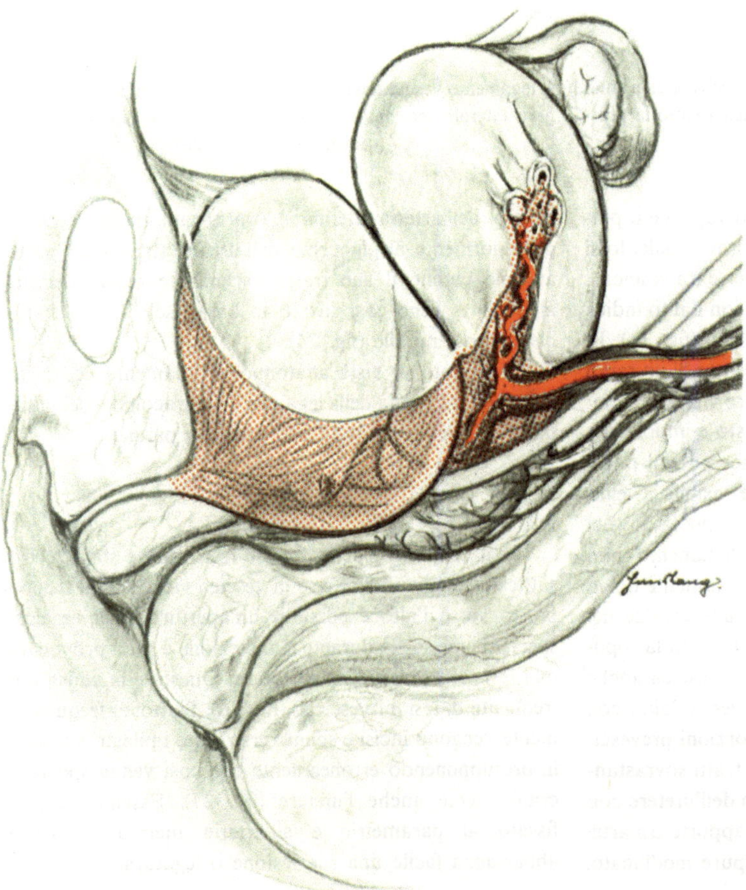

Fig. 25
Topografia normale dell'utero e della vescica con il decorso dell'uretere e dell'arteria uterina

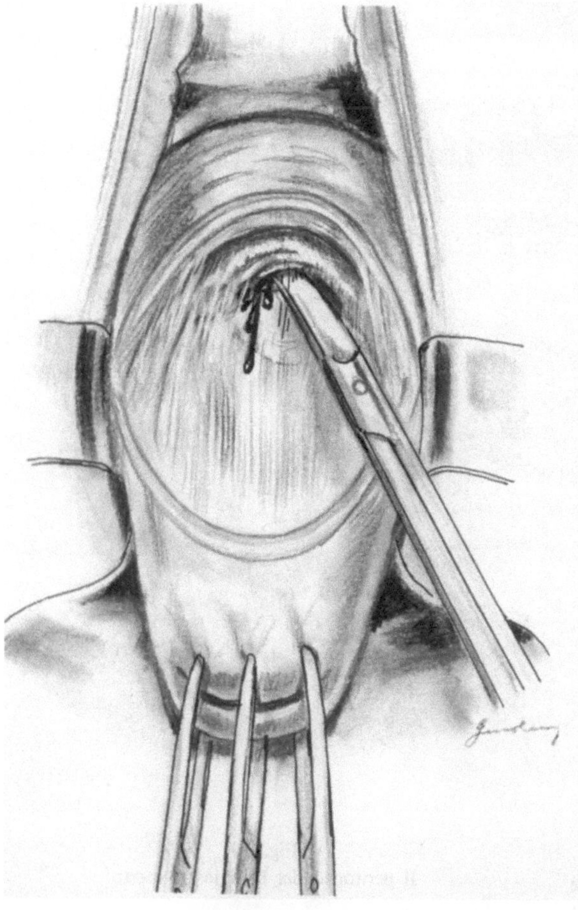

Fig. 26
Apertura della vescica dovuta alla preparazione errata degli strati

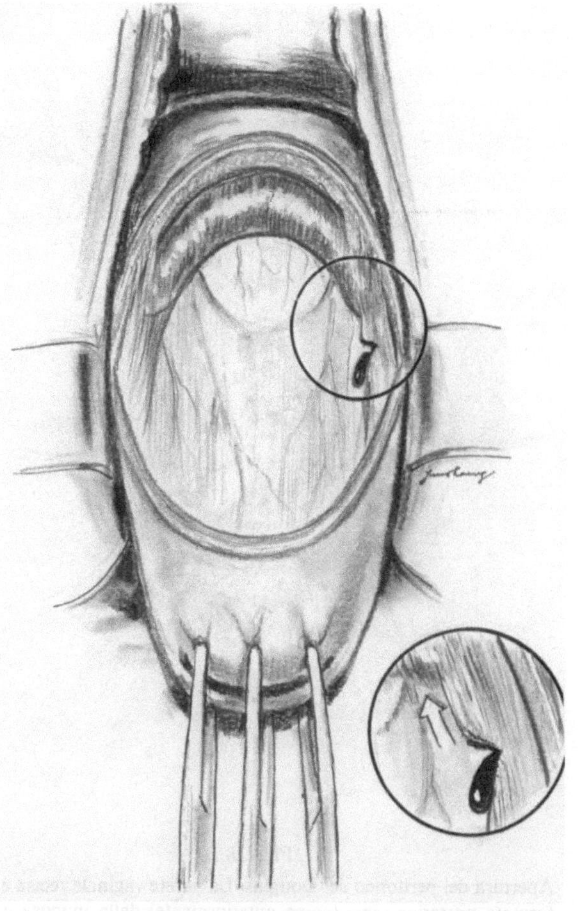

Fig. 27
Incisione errata del pilastro vescicale

Apertura del Douglas e distacco dei parametri

Stirando la portio verso la sinfisi e approfondendo il taglio, recidendo così la fascia vaginale che qui è più sottile, diventa accessibile lo spazio connettivale rettovaginale. Il tessuto areolare contenente talvolta tessuto adiposo viene spinto cranialmente con movimenti di taglio e spinta del bisturi o delle forbici leggermente aperte, rendendo così visibile il risvolto peritoneale del Douglas, che viene subito aperto (figg. 28, 29).

Questo tempo normalmente non è sempre necessario, però in caso di alterazioni patologiche precedentemente non individuate previene una lesione del retto. È vantaggioso staccare verso l'alto e bilateralmente la mucosa vaginale dal paracolpo tanto da creare uno spazio sufficiente per un moncone abbastanza lungo del paracolpo e parametrio.

Questo tempo si esegue normalmente introducendo l'indice sinistro nello spazio del Douglas e caricando su di esso il tessuto paracolpale e parametriale sinistro, il tutto reso più facile dalla forte trazione della portio verso destra e caudalmente. Successivamente con l'indice destro curvo si spinge l'uretere sinistro, situato in profondità, laterocranialmente, mentre tirando caudalmente il collo il paracolpo e il parametrio si aprono a guisa di un ventaglio, il cui manico si trova vicino alla portio (fig. 31). Soltanto ora si procede alla forcipressura o legatura e recisione del paracolpo e parametrio caricato, il più delle volte in due o tre tempi, a seconda del suo spessore. Quando il paracolpo e il parametrio sono spessi è strettamente indicata la legatura in tempi successivi, che altrimenti non è sempre necessaria.

Per motivi anatomici si consiglia di recidere l'apparato legamentario come segue: prima deve essere legato (o pinzato) e reciso il legamento uterosacrale a uno o due centimetri dal collo. L'utero diventa molto più mobile. Con la

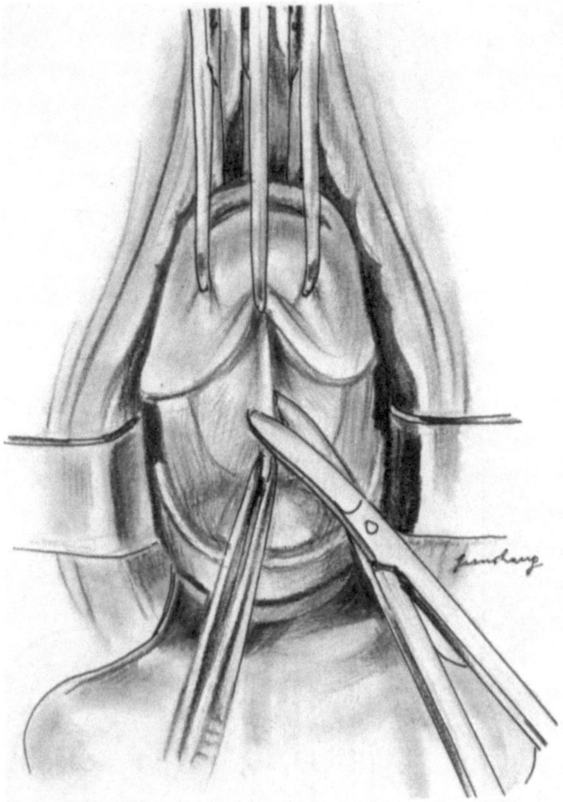

Fig. 28
Apertura del peritoneo del Douglas. La parete vaginale recisa è formata posteriormente (come anteriormente) dalla mucosa e dalla fascia vaginale, lateralmente solo dalla mucosa, perché qui la fascia vaginale si irradia nel paracolpo

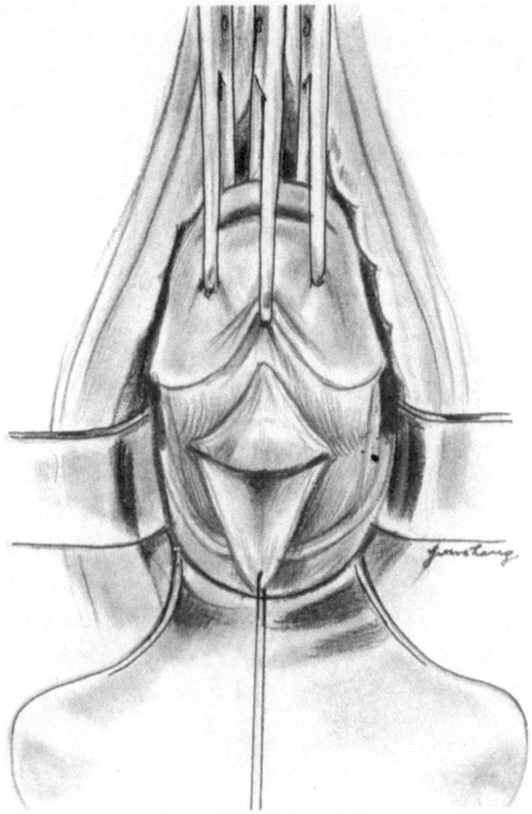

Fig. 29
Il peritoneo del Douglas è aperto

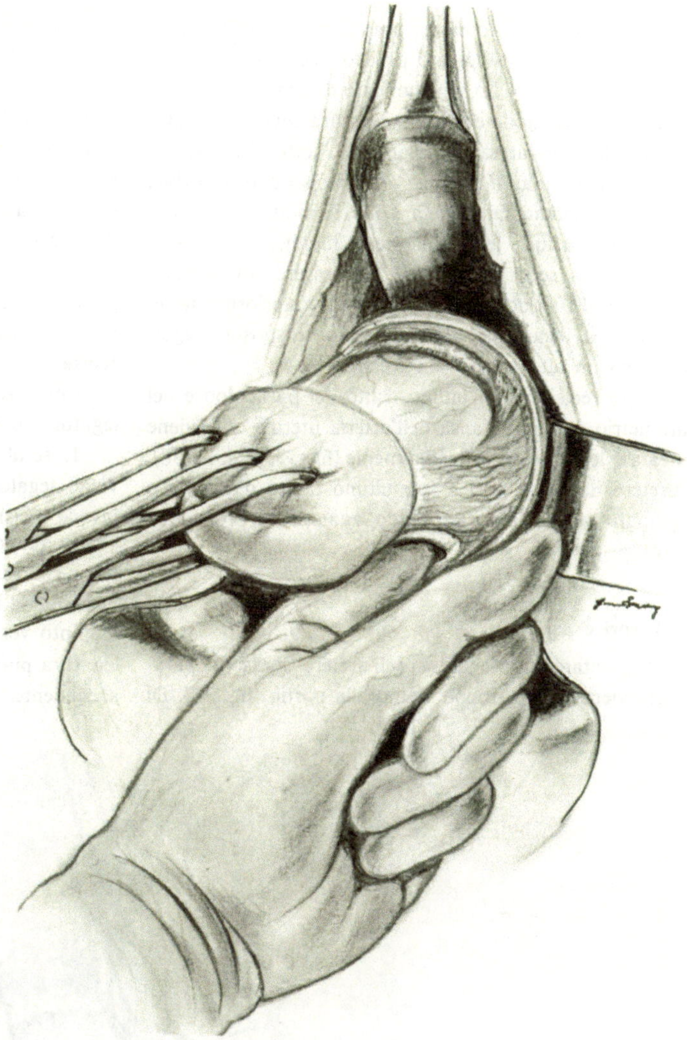

Fig. 30
L'epitelio vaginale (erroneamente chiamato mucosa vaginale) è stato separato lateralmente dal paracolpo. Da notare come la fascia vaginale è unita al paracolpo. Il dito è inserito nel Douglas per proteggere l'intestino.

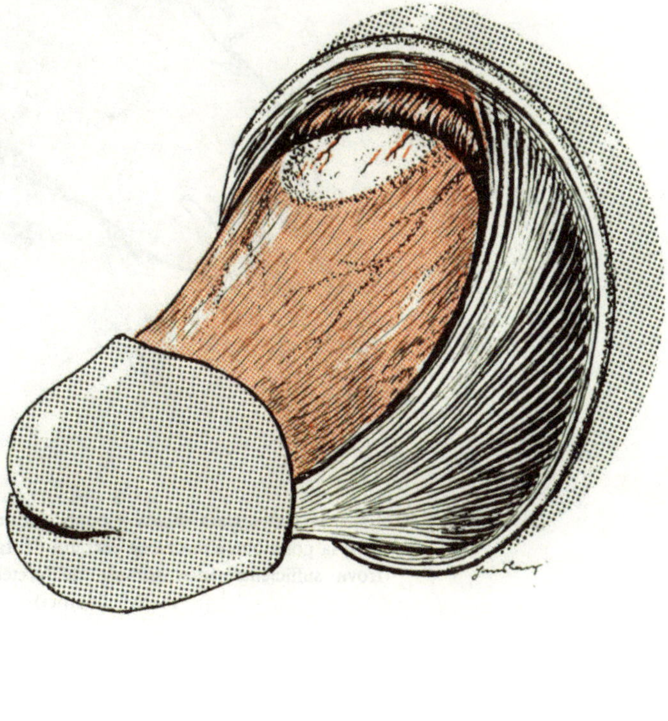

Fig. 31
Parametrio e paracolpo trasformati a ventaglio

seconda legatura (o forcipressura) si riesce facilmente a includere il rimanente tessuto paracolpale e la parte caudale del parametrio. Lo scivolamento di una legatura può essere in questo modo evitato: la legatura deve essere fatta alcuni millimetri lateralmente al collo, sotto al ginocchio dell'arteria uterina. Il tessuto viene reciso con le forbici disposte perpendicolarmente al collo, in modo che il moncone abbia da tutte le parti la stessa lunghezza. Secondo Amreich una seconda legatura può essere sovrapposta alla prima. In modo analogo si procede anteriormente; in tal modo il legamento vescicouterino si sposta leggermente più in alto insieme all'uretere.

Dopo recisione dell'ultimo tratto del paracolpo e del parametrio compare l'ansa dell'arteria uterina, che viene pinzata o legata e recisa medialmente (figg. 33, 34, 36-38). L'uretere ha perso così il suo ultimo punto d'attacco e scompare verso l'alto. In modo analogo si procede a destra.

Errori e pericoli

Per evitare una legatura dell'uretere spesso il parametrio viene legato troppo vicino alla portio (fig. 32). Di conseguenza il moncone in questa zona diventa troppo corto e la legatura prima o poi può allentarsi, senza però che esso scivoli in alto. Questo pericolo è minore col metodo della forcipressura. In questo modo il ginocchio dell'arteria uterina situato più in alto non viene evidenziato e sono quindi necessari ulteriori forcipressure o legature del paracolpo e parametrio per arrivare infine all'ansa dell'uterina. Il procedimento esatto è riprodotto nelle figg. 32, 35-38. In queste si vede pure quanto è distante il ginocchio dell'uretere quando la legatura è effettuata molto in alto e come sfugge cranialmente l'arteria uterina recisa.

Emorragie dell'arteria uterina sono causate da una sua legatura (o forcipressura) errata:

1. se al posto del ramo principale dell'arteria uterina viene legato il ramo cervicale e l'arteria uterina viene invece recisa,

2. quando sia il tratto ascendente che discendente sono vicinissimi a causa della trazione e vengono legati insieme. Se il moncone non viene tagliato completamente e spinto verso l'alto, capovolgendo il corpo dell'utero, la legatura può scivolare a causa dello stiramento del ramo ascendente.

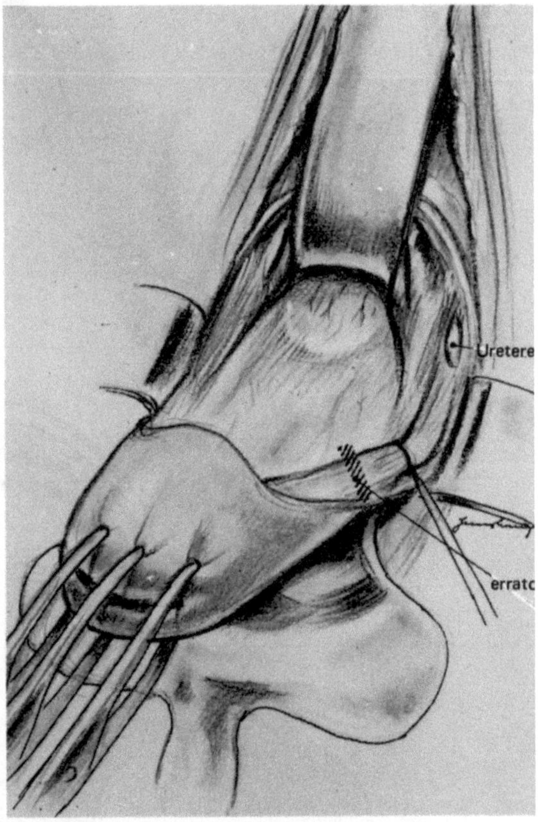

Fig. 32
La linea tratteggiata indica il punto errato per una legatura, però la posizione e direzione corretta del taglio. La legatura si trova sufficientemente distante dell'uretere (raffigurato per motivi didattici)

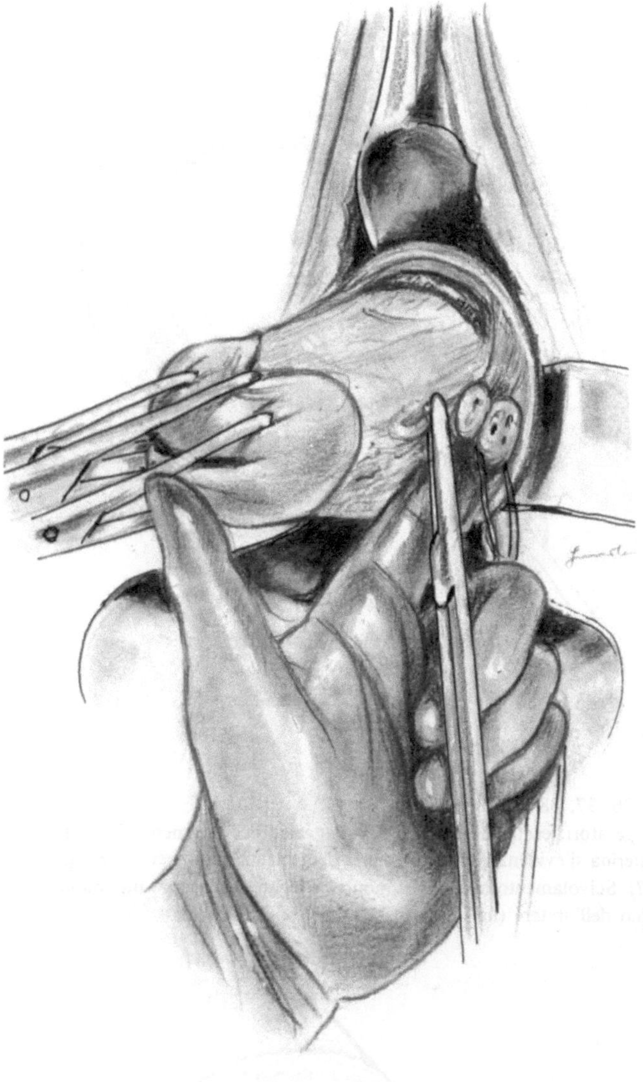

Fig. 33
Il tratto discendente dell'arteria uterina viene pinzato quasi perpendicolarmente all'asse longitudinale della cervice

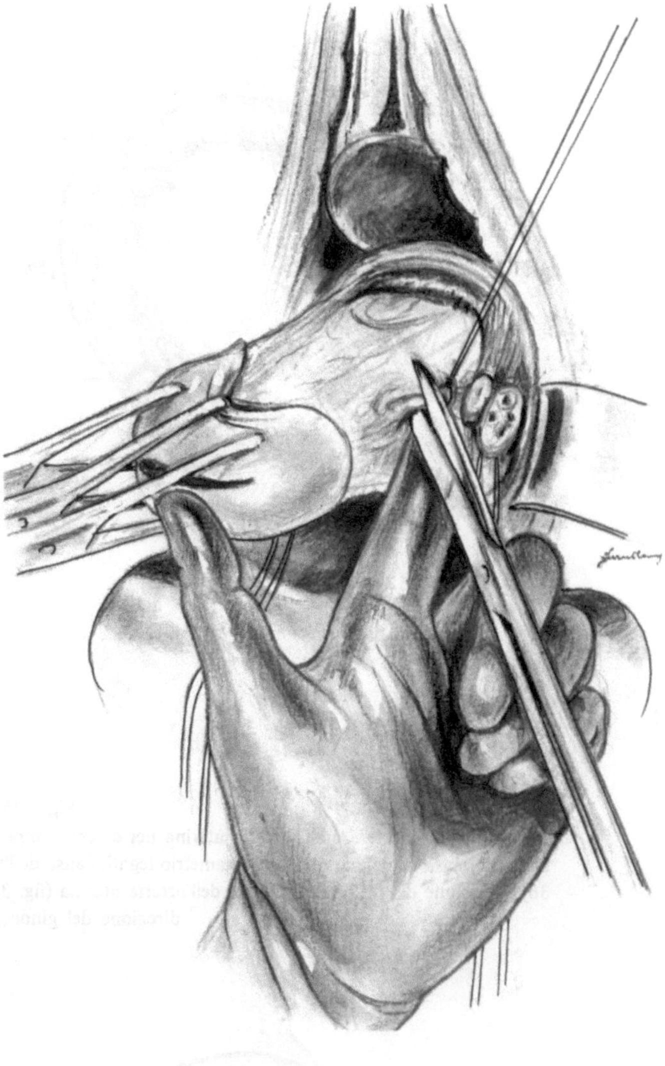

Fig. 34
Recisione dell'arteria uterina (vedi testo)

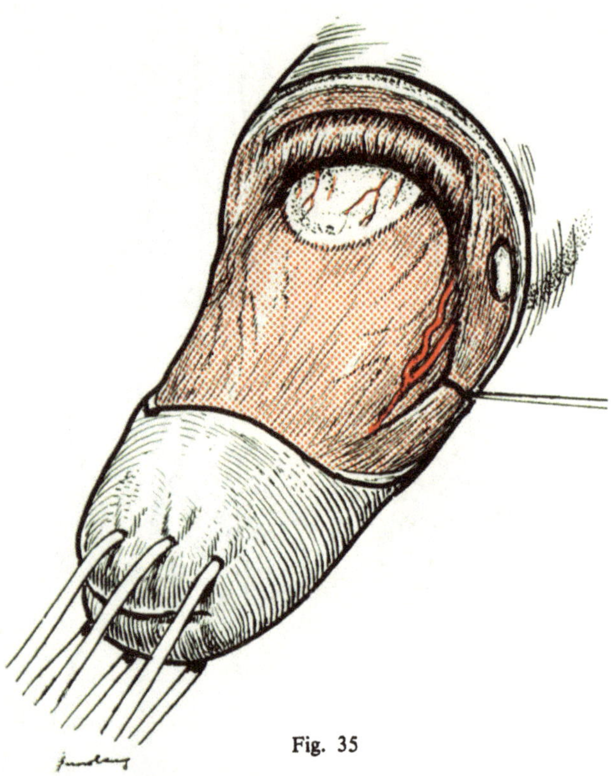

Fig. 35

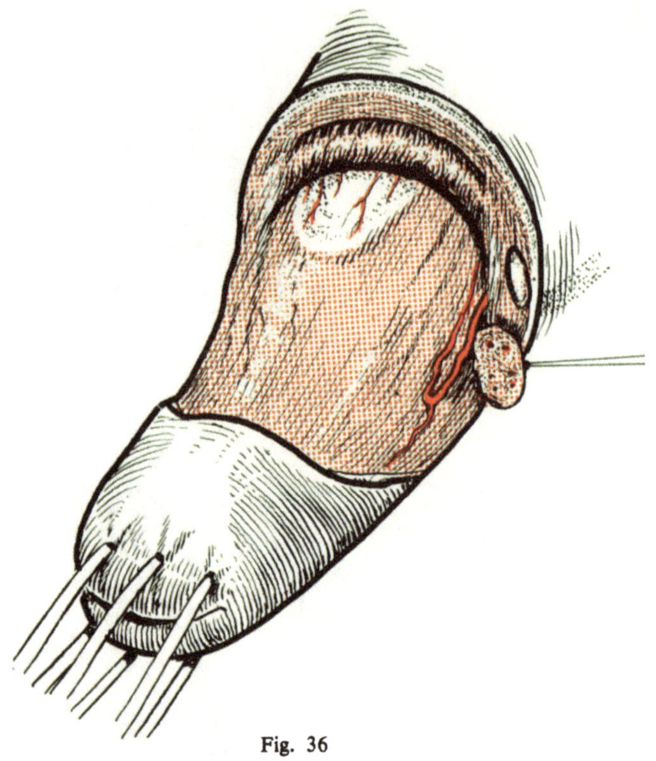

Fig. 36

Figg. 35, 36, 37, 38

Topografia dell'uretere e dell'arteria uterina nei diversi tempi operatori: esatta ubicazione della legatura dei parametri (fig. 35). Dopo la recisione del paracolpo e parametrio legati, l'ansa dell'uterina si evidenzia chiaramente, insieme al suo ramo cervicale (fig. 36). Recisione del tratto discendente dell'arteria uterina (fig. 37). Scivolamento in alto del moncone legato dell'arteria uterina in direzione del ginocchio dell'uretere (fig. 38)

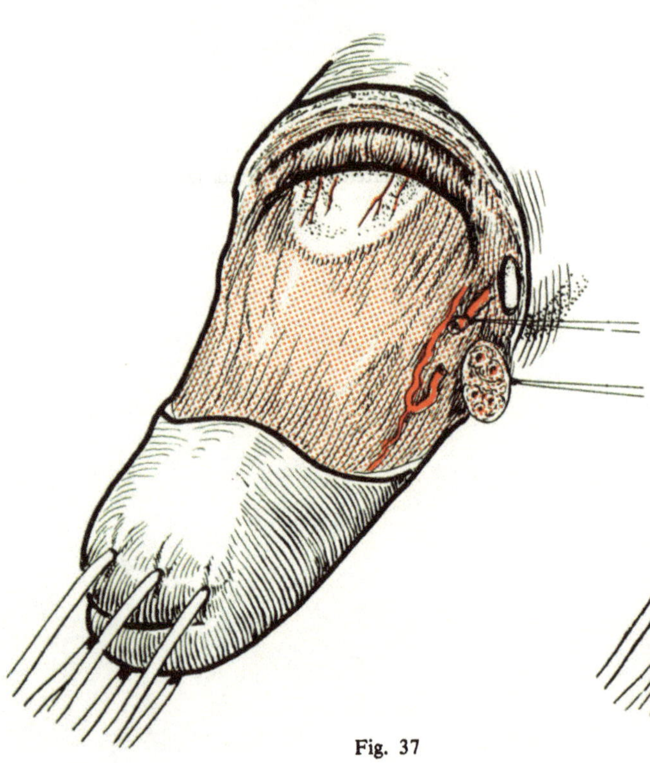

Fig. 37

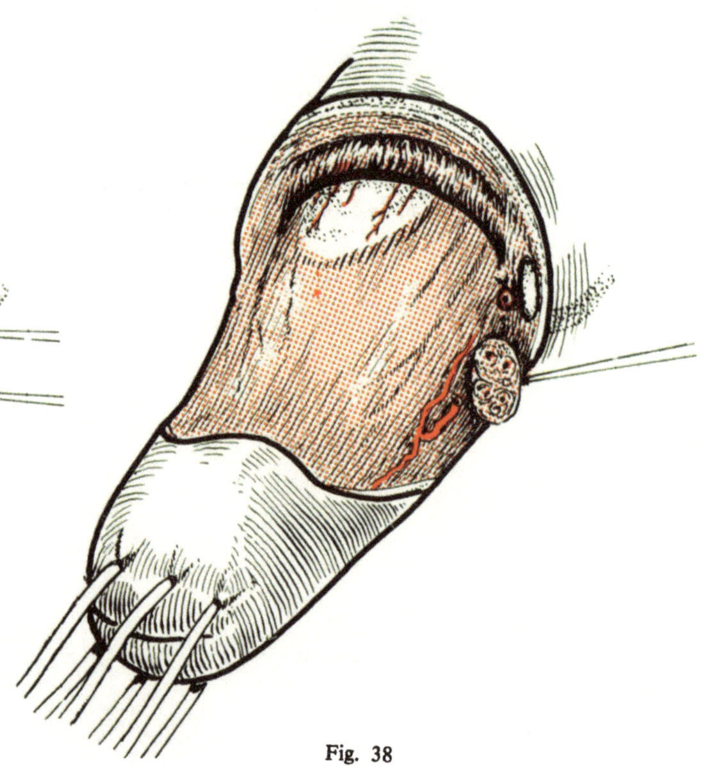

Fig. 38

Apertura della plica vescicouterina e asportazione dell'utero

La plica vescicouterina, liberata dal connettivo lasso è riconoscibile tra l'altro per i vasi sottili che vi decorrono longitudinalmente con poche anse (figg. 35-38). Si solleva quindi una sua piega sottile, incidendola (fig. 39). L'utero rimane attaccato ora soltanto per mezzo degli annessi e dei legamenti rotondi (lig. teres uteri) e spingendo in alto il collo può essere ruotato in avanti e indietro: azione di leva anteriore e posteriore (fig. 40). Nella tecnica di Heaney il corpo viene capovolto posteriormente attraverso il Douglas, in Europa viene quasi sempre esteriorizzato anteriormente.

Dal punto di vista anatomico non presenta nessuna difficoltà il distacco dell'utero, se questo è stirato verso il lato opposto in modo da essere teso il più possibile, e ponendo due pinze curve nella medesima direzione, ma contrapposte, quasi parallele al bordo dell'utero (fig. 41). Il peduncolo degli annessi, il legamento rotondo e il legamento largo vengono cosi distesi e pinzati in modo da evitare uno scivolamento di tessuto dalle parti centrali delle pinze. Anche staccando l'utero dagli annessi si può usare la legatura con Dechamps, oppure una sutura. Noi preferiamo il metodo di forcipressura, perché quello della legatura presenta tre svantaggi: 1) il nodo viene eseguito sotto tensione; 2) il pericolo di una lesione dei vasi è maggiore; 3) esiste la possibilità che tra le suture resti tessuto non legato. Per motivi di anatomia vascolare le pinze vengono sostituite da legature nel modo migliore come segue: l'ingresso dell'ago avviene sulla parte restante del legamento largo, vicino alla pinza inferiore, in modo da lasciare illeso il ramo ovarico dell'arteria uterina. Il filo viene posto dall'esterno verso l'interno sopra le due pinze e annodato medialmente: si può eventualmente completare con una legatura di sicurezza. La legatura di sicurezza ha due scopi anatomici: serve a evitare che sfugga il legamento e che si formi una breccia peritoneale laterale. Questo si fa passando con l'ago dietro la pinza superiore e afferrando parte del legamento rotondo e il peritoneo vescicale laterale che si trova dietro. Dopo averlo annodato il filo viene nuovamente girato esternamente intorno alle pinze e annodato medialmente (fig. 44).

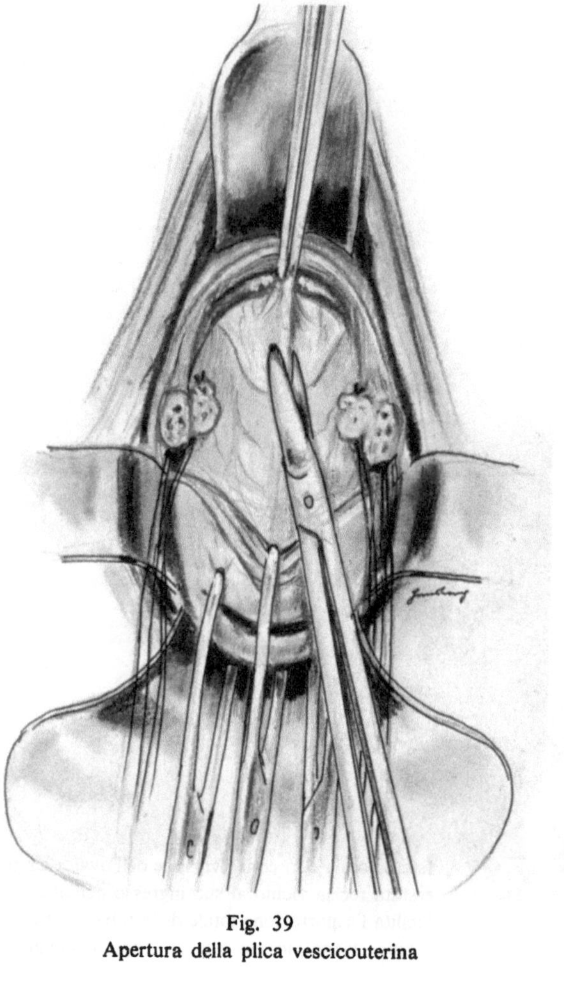

Fig. 39
Apertura della plica vescicouterina

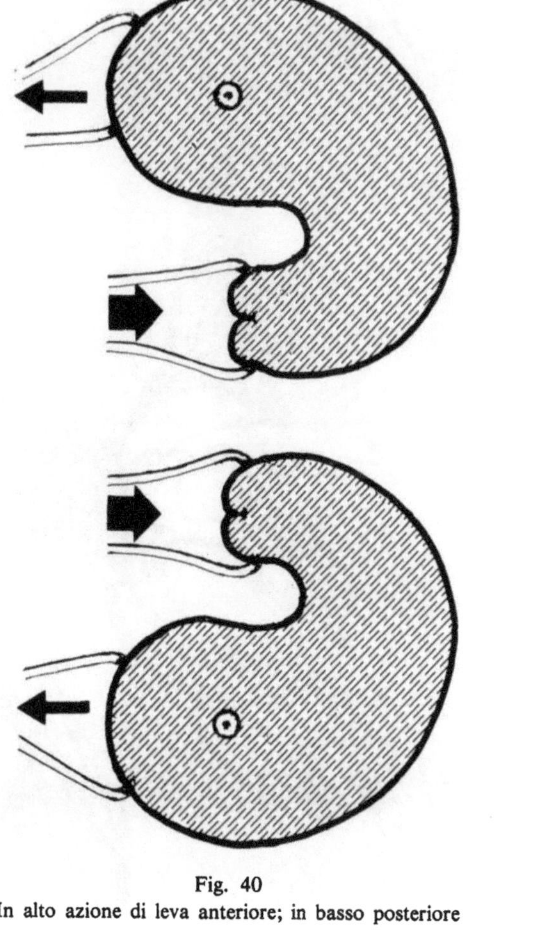

Fig. 40
In alto azione di leva anteriore; in basso posteriore

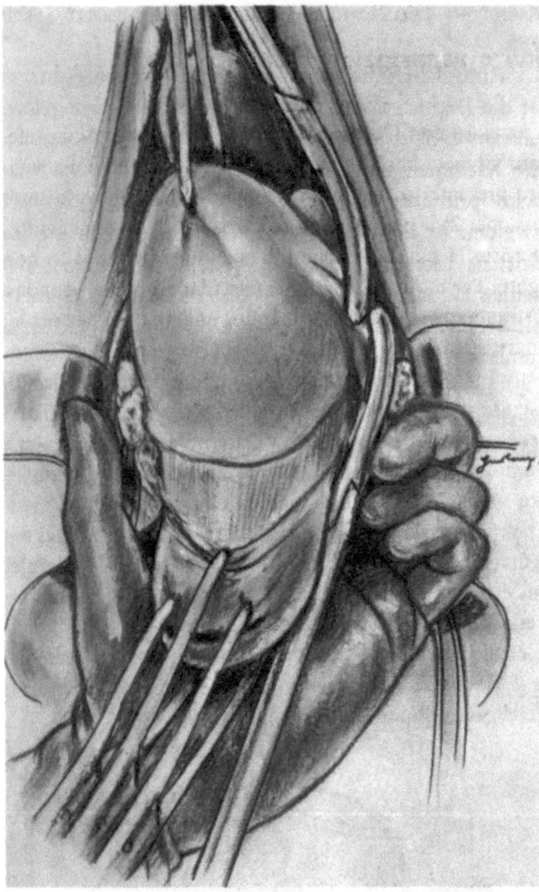

Fig. 41
La distensione su un piano del legamento largo e del moncone degli annessi è facilitato dallo stiramento del corpo verso l'alto e del collo verso il basso. Il dito introdotto nel Douglas protegge l'intestino durante la forcipressura

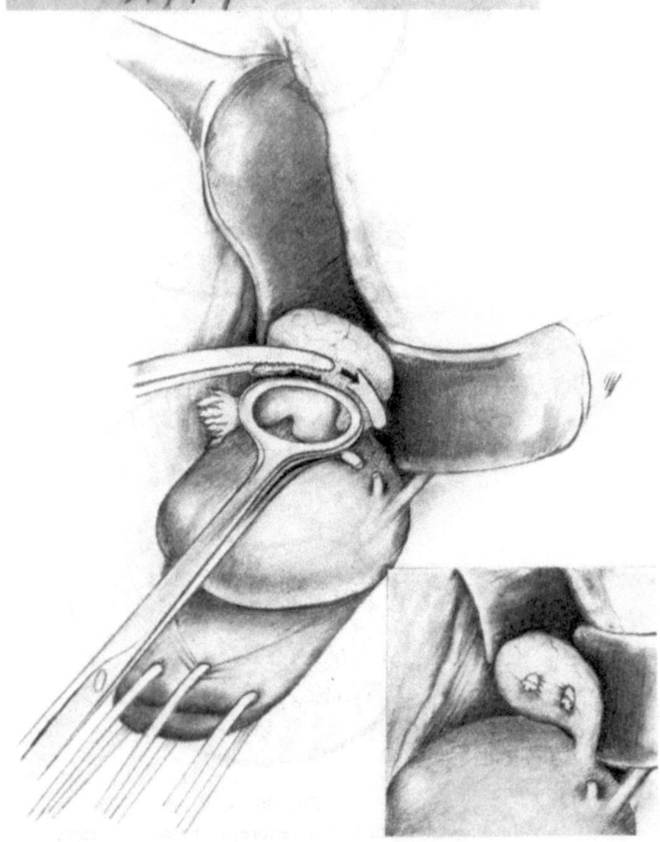

Fig. 42
Isterectomia con conservazione dell'ovaio. La tuba è stata recisa vicino al suo ingresso nell'utero (che facilita l'asportazione totale della tuba). Il mesosalpinge viene pinzato e legato (figura d'angolo)

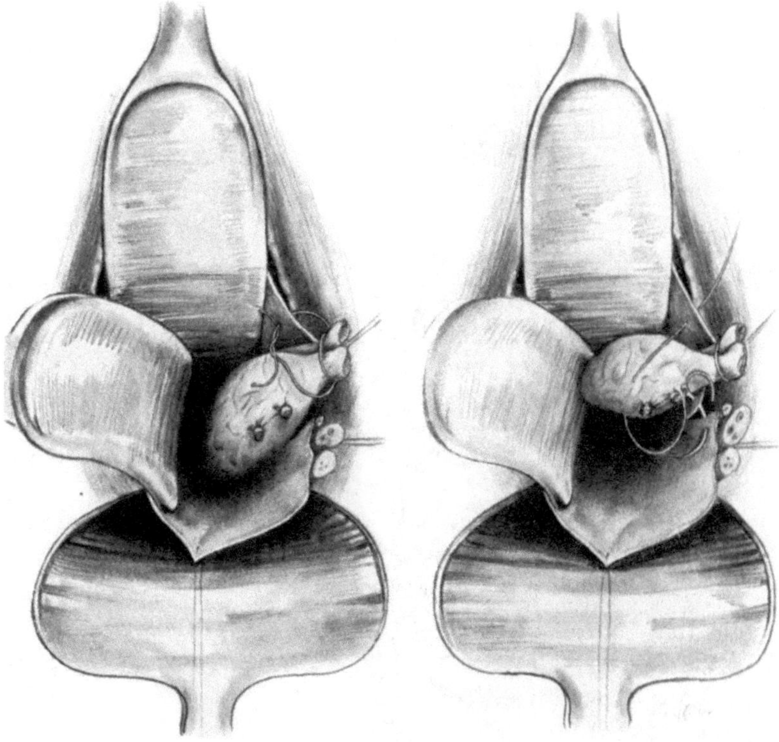

Fig. 43
I monconi del legamento rotondo e di quello ovarico vengono legati inoltre con la sutura peritoneale laterale (a sinistra): con una seconda sutura angolare si comprende il peritoneo anteriore, l'ovaio vicino ai monconi del mesosalpinge e il peritoneo posteriore vicino agli altri monconi. Viene così chiusa anche la fessura del peritoneo che corrisponde al legamento largo

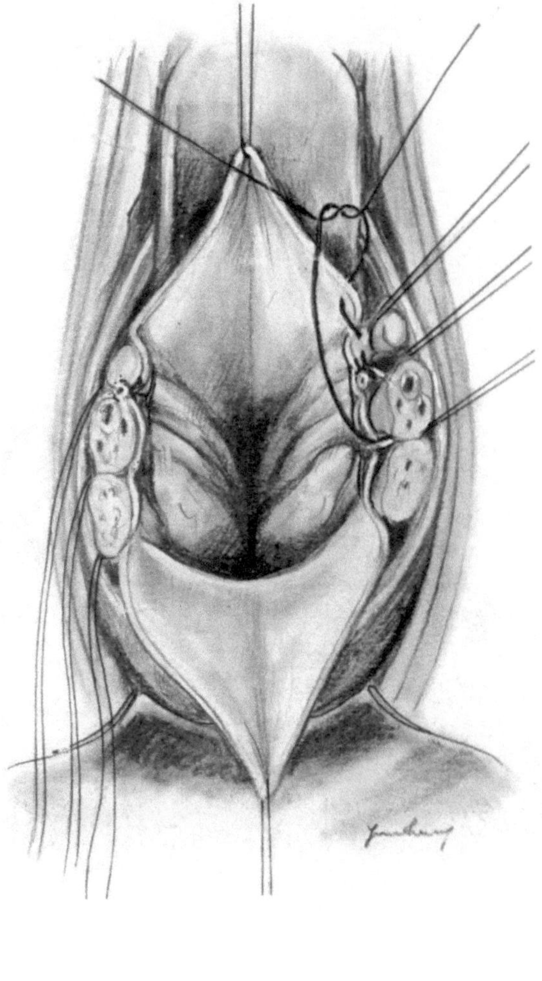

Fig. 44
Legatura di sicurezza del moncone degli annessi senza asportazione della tuba, già illustrata nella fig. 43 a sinistra

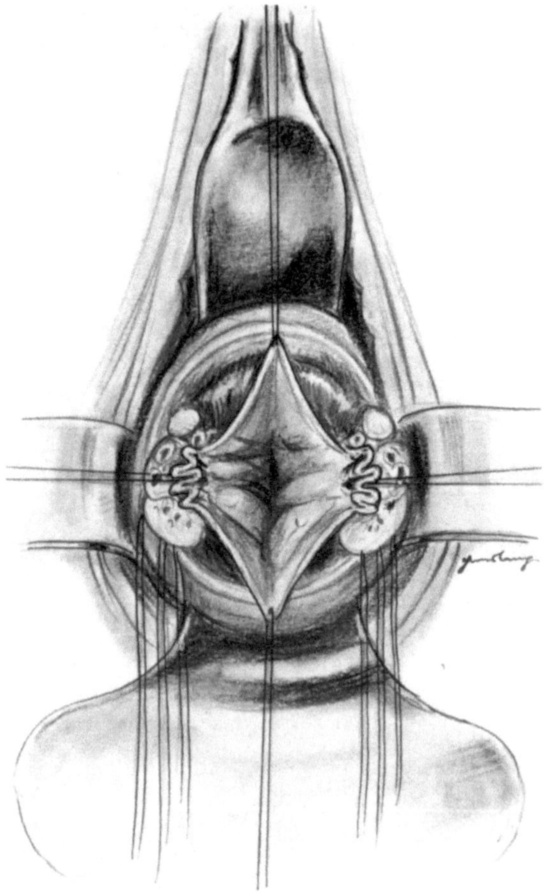

Fig. 45
Le suture angolari sono annodate

Fig. 46
Apertura della vescica e incisione troppo vicina alla portio (due possibilità di incisione errata)

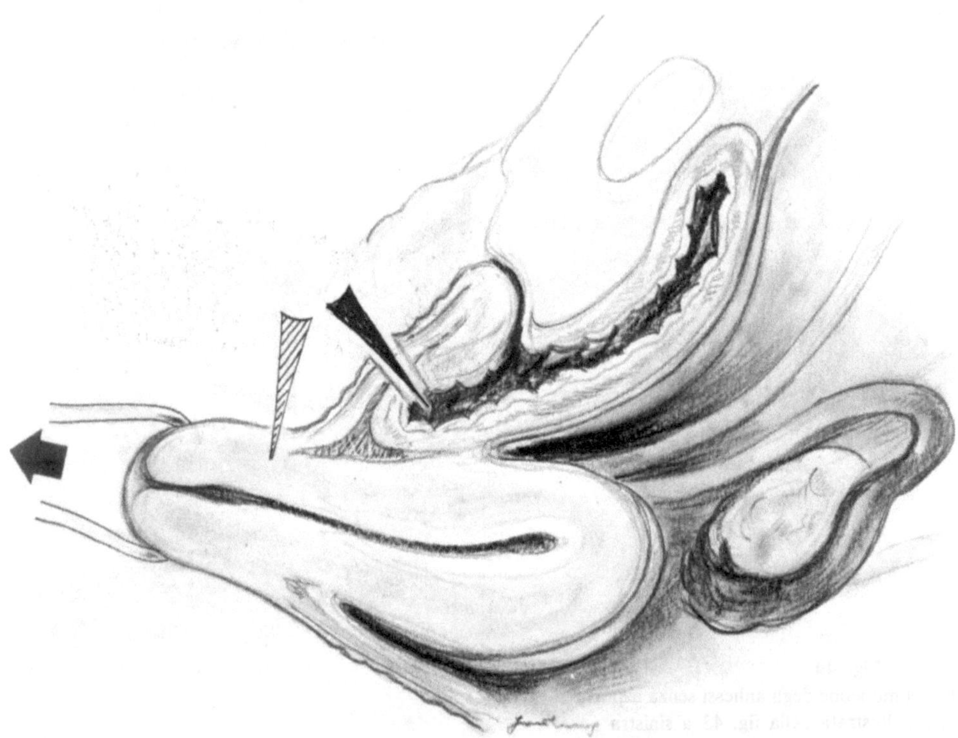

Errori e pericoli

Se non si osservano le indicazioni sopra descritte possono sorgere delle difficoltà repertando la plica vescicouterina (vedi anche più avanti sotto patologia).

Raramente succede che invece della plica venga aperta la vescica (fig. 46), più spesso la preparazione avviene troppo vicino al collo (fig. 46). In questi casi la plica viene spinta verso l'alto e per trovarla esistono tre possibilità:

(a) Dopo il distacco della vescica estroflettere la plica con una pinza ed evidenziarla nella maniera su descritta.

(b) In caso di utero di dimensioni normali uncinare lo stesso con l'indice, partendo dal Douglas, ed evidenziare la plica sopra la punta del dito (vedi interposizione).

(c) In caso di utero troppo grande tagliare a metà il corpo dell'utero sino alla comparsa della plica (vedi mioma).

Chiusura della cavità peritoneale

Per motivi anatomici e fisiopatologici la chiusura del peritoneo deve essere accurata e completa, prevenendo un prolasso tubo-ovarico, intestinale od omentale. Ora diremo come si possono evitare lesioni di vasi e organi vicini. Si inizia con le due suture ad angolo. Con l'aiuto dei fili di repere, dei bordi vaginali e dei monconi, l'operatore evidenzia i punti anatomici decisivi per la sutura, che sono:

1. Parte laterale del peritoneo vescicale.
2. Legamento rotondo sopra la legatura di sicurezza.
3. Legamento ovarico proprio nel suo tratto superiore.
4. Peritoneo tra legamento ovarico proprio e moncone del parametrio.
5. Peritoneo del moncone del parametrio, (da evidenziare allargando i monconi).
6. Tratto laterale del Douglas.

Annodando medialmente si ha la extraperitoneizzazione dei monconi (fig. 45).

Oltre che in questo modo è pure possibile stirare in avanti con pinze i monconi od il peritoneo per eseguire le suture angolari. Con la chiusura del peritoneo restante termina questa parte dell'operazione (fig. 47).

Errori e pericoli

1. L'uretere può essere leso se nel suturare il peritoneo si infila l'ago troppo profondamente.
2. Lesione dei vasi: entrando troppo profondamente con l'ago nel peritoneo può essere lesa l'arteria uterina. Questo vale anche per i vasi della tuba.
3. Quando i vari punti del peritoneo vengono posti troppo distanti tra di loro (più di 5-10 millimetri), oppure quando il peritoneo si lacera, sussiste il pericolo di un prolasso delle tube.
4. Entrando troppo profondamente con l'ago nel peritoneo posteriore può essere leso il sigma.

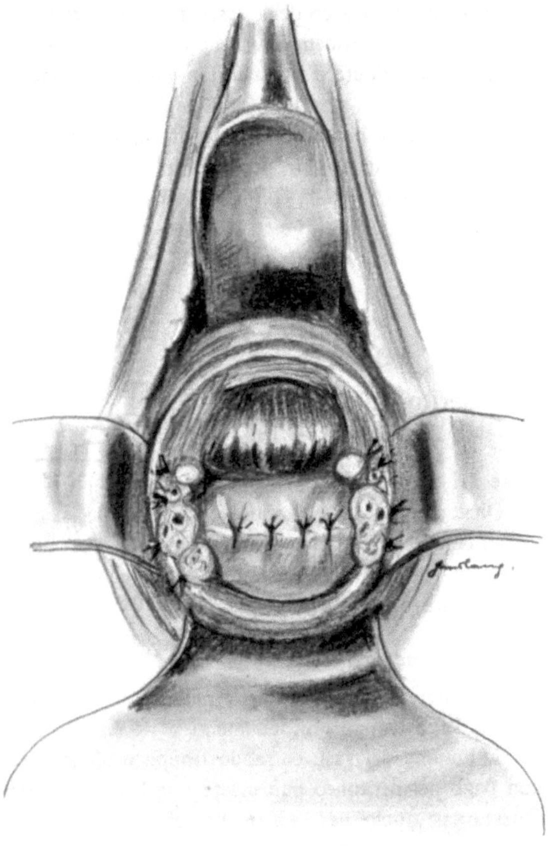

Fig. 47
Topografia dopo chiusura della cavità peritoneale

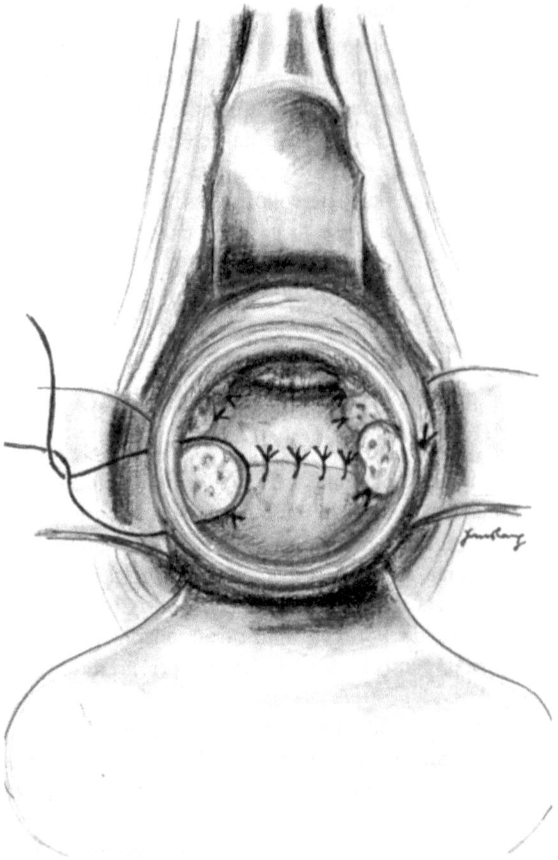

Fig. 48
Inclusione dei monconi del parametrio nella parete laterale della vagina

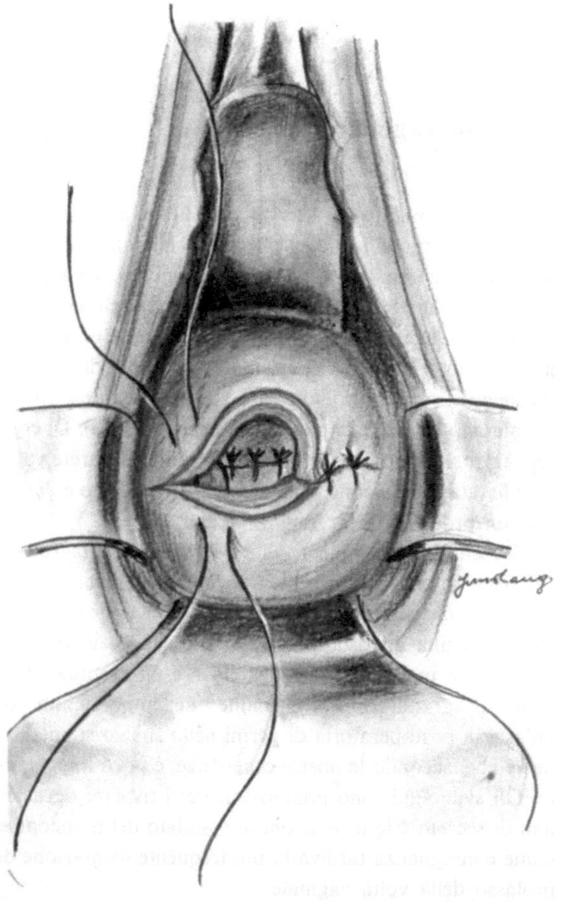

Fig. 49
I monconi dei parametri sono coperti da una o due suture della parete vaginale. La vagina rimane aperta nel mezzo

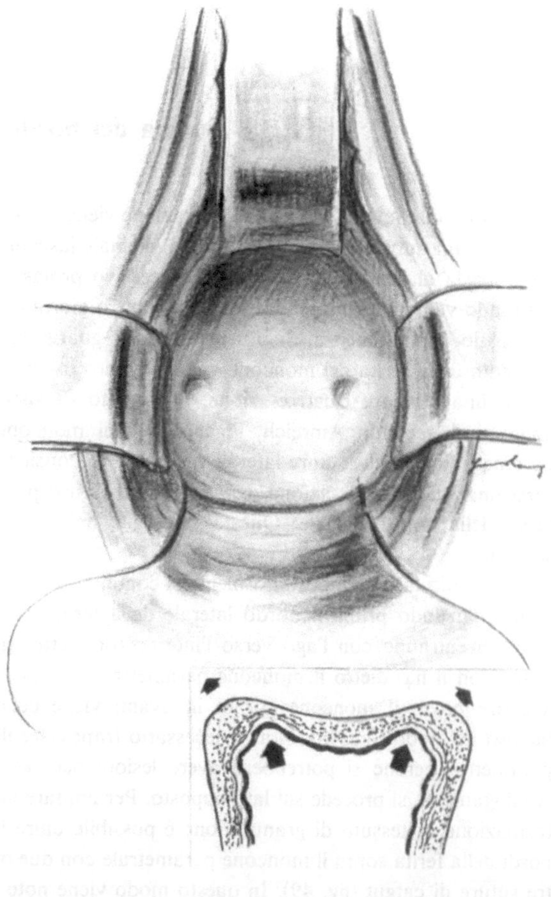

Fig. 50
Introflessioni della grandezza di un'unghia nella zona delle legature dei monconi parametrali dopo guarigione della ferita vaginale

Sutura dei bordi della ferita vaginale

Secondo la Scuola di Vienna l'operazione viene terminata con una sutura dei bordi della ferita vaginale lasciandola aperta al centro per evitare un successivo prolasso del fondo vaginale e inserendo per tre o quattro giorni un drenaggio a permanenza. Si ottiene così una guarigione più lenta della ferita del moncone vaginale, però in compenso una migliore cicatrizzazione. Dal punto di vista anatomico, secondo Amreich, l'inclusione dei monconi parametrali nelle due suture laterali vaginali è da considerarsi una sutura di fissazione, per evitare un futuro prolasso della volta vaginale. Questa si esegue nel modo seguente.

Iniziando la sutura posteriormente si continua lateralmente pinzando prima il bordo laterale della ferita (ore otto) ed entrando con l'ago verso l'interno (ore sette) si passa con il filo dietro il moncone parametrale e si esce alle ore nove. Il moncone stirato in avanti viene così incluso nel nodo (fig. 48). Non è necessario trapassare il parametrio perché si potrebbero avere lesioni dei vasi. Analogamente si procede sul lato opposto. Per limitare la formazione di tessuto di granulazione è possibile unire i bordi della ferita sopra il moncone parametrale con due o tre suture di catgut (fig. 49). In questo modo viene notevolmente rimpicciolita la ferita del moncone vaginale. Questo momento dell'operazione termina con una sutura anteriore e posteriore del bordo della ferita vaginale.

Interessante dal punto di vista anatomico è osservare che alle visite di controllo le donne operate in questo modo mostrano uno stato caratteristico della volta vaginale: le due zone corrispondenti alle legature laterali vaginali si presentano come due introflessioni concave della grandezza di un'unghia (fig. 50). La nuova situazione anatomica che si determina spiega l'insorgere di questo fenomeno. Mancando l'utero viene a mancare il polo di trazione mediale del parametrio, che sarà sostituito da una trazione laterale – cioè dalla parete del bacino (fig. 50). Di conseguenza si ha un'introflessione laterale della parete vaginale fissata al moncone parametrale. Il vantaggio è di evitare un prolasso della volta vaginale.

La chiusura completa della vagina, praticata spesso nei paesi anglosassoni, presenta vantaggi e svantaggi. I vantaggi consistono nel fatto che nella maggior parte dei casi la vagina aderisce prima, e così alle pazienti viene risparmiata una secrezione fastidiosa e un eventuale tessuto di granulazione, e infine nell'impossibilità di un'ascesa postoperatoria di germi nello spazio subperitoneale che, secondo le nostre esperienze, è poco importante. Gli svantaggi sono principalmente: i ristagni occasionali di secreto e le formazioni di essudato del moncone e come conseguenza tardiva la più frequente formazione di prolasso della volta vaginale.

Errori e pericoli

Sanguinamento per insufficiente sutura del bordo della ferita vaginale.

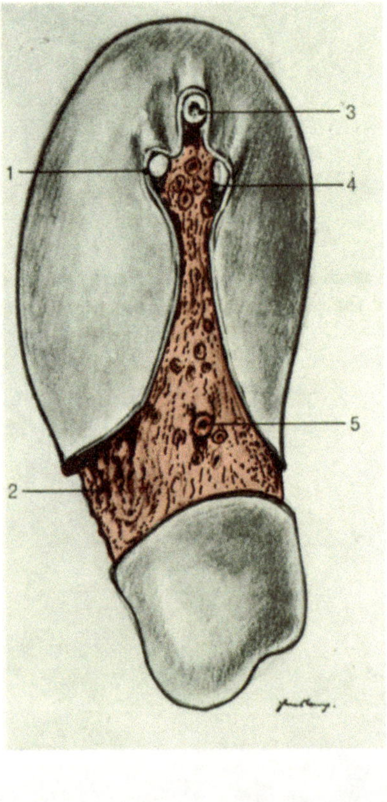

Fig. 51

Mostra l'utero asportato visto lateralmente. Il labbro anteriore della portio è più basso. L'inserzione della plica vescicouterina si trova più in alto di quella del Douglas. A sua volta quella del parametrio e del paracolpo, del legamento largo e degli annessi mostra la problematica della legatura del moncone e della chiusura peritoneale

1. Legamento rotondo
2. Superficie della ferita dopo il distacco della vescica
3. Tuba
4. Legamento ovarico proprio
5. Arteria uterina

Isterectomia con annessiectomia

Dopo il capitombolo in avanti dell'utero si mobilizzano gli annessi e si tirano in avanti con pinze di Allis o ad anelli quelli più facilmente lussabili. Il legamento infundibolopelvico (lig. susp. ovarii) può essere afferrato con una pinza curva e sollevato di poco per proteggere l'uretere (fig. 52). Il legamento viene quindi legato e reciso dopo aver tolto la pinza. In seguito il legamento rotondo e spesso una parte restante del legamento largo vengono pinzati o legati, lasciando lunghi i fili dei monconi. Sul lato opposto si procede in modo analogo, asportando così in toto utero e annessi. In casi difficili è talvolta necessario staccare prima l'utero e poi gli annessi. Come quando si lasciano gli annessi si fa una seconda legatura di sicurezza includendo nuovamente il moncone del legamento infundibolopelvico. L'operazione continua poi come sopra. L'asportazione delle sole tube, consigliabile quando si lasciano le ovaie, non presenta particolari difficoltà anatomiche.

Errori e pericoli

Nella sutura angolare si include solo superficialmente il moncone del legamento infundibolopelvico e il bordo peritoneale posteriore. Si consiglia questa precauzione data la vicinanza dell'uretere (fig. 53), soprattutto dopo l'asportazione del legamento infundibolopelvico (fig. 53), dato che la topografia dell'uretere è stata notevolmente modificata. Bisogna usare particolare prudenza se si rendesse necessaria un'emostasi data la vicinanza e variabilità del nuovo decorso ureterale. Questo vale particolarmente nella eventualità di un allentamento della legatura del legamento infundibolopelvico.

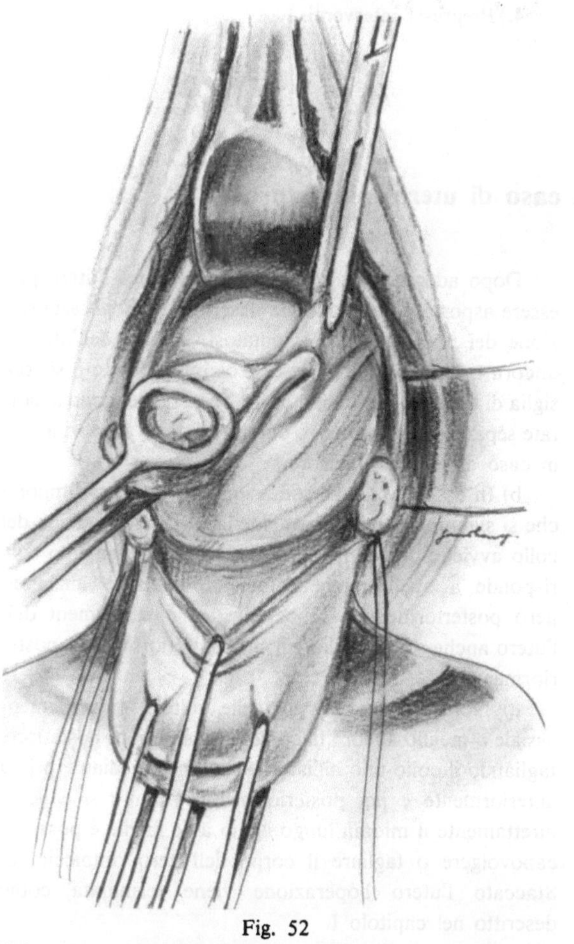

Fig. 52
Il legamento infundibolopelvico (legamento sospensore dell'ovaio) viene sollevato con una pinza per allontanarlo dall'uretere e per poi essere legato

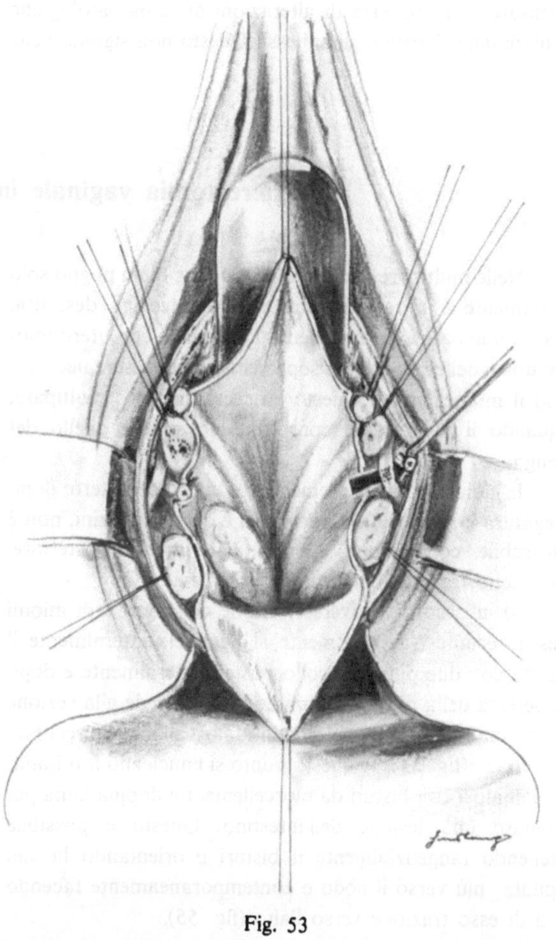

Fig. 53
Topografia dei monconi e dell'uretere prima di fare le suture angolari. La freccia indica il pericolo per l'uretere in caso di ripinzamento dell'arteria uterina sfuggita in alto e lateralmente

Le variazioni dell'isterectomia vaginale di routine con anessiectomia in caso di alterazioni anatomopatologiche

La possibilità dell'isterectomia vaginale con annessiectomia dipende dalle condizioni anatomiche, dal volume e dalla mobilità di questi organi.

Le dimensioni massime dell'utero non devono normalmente superare quelle della testa di un bambino, mentre secondo noi è possibile procedere per via vaginale anche in caso di uteri più grandi, purché mobili. È importante che il corpo dell'utero sia mobile, perché altrimenti si può pensare alla presenza di alterazioni anatomopatologiche che fissano l'utero e gli annessi. Questo non significa che bisogna rinunciare all'intervento vaginale dopo laparatomie precedenti.

Si devono prendere in considerazione i seguenti fattori:

1. Utero con alterazioni patologiche.
2. Patologia dei parametri.
3. Alterazioni patologiche degli annessi e del peritoneo.
4. Pregressi interventi.

L'isterectomia vaginale in caso di utero miomatoso

Nelle multipare con utero del volume di un pugno solo raramente è necessario deviare dalla tecnica descritta. Nelle nullipare e nelle pazienti più anziane con utero miomatoso, delle dimensioni sopra citate, può essere necessario il morcellement. Questo è necessario nelle multipare, quando il volume del corpo uterino supera quello del pugno.

È indicato il morcellement se il corpo dell'utero, dopo legatura e recisione dei parametri e dei vasi uterini, non è lussabile con azione di leva anteriore o posteriore. Esistono tre possibilità di morcellement:

a) in caso di antiversoflessione dell'utero e di miomi estrinsecantesi anteriormente si aggancia lateralmente il collo con due pinze da collo poste bilateralmente e dopo apertura della plica vescicouterina si procede alla sezione mediana anteriore del collo fino all'istmo secondo Amreich (fig. 54). A questo punto si enucleano il o i nodi miomatosi con bisturi da morcellement a doppia lama per evitare una lesione dell'intestino. Questo è possibile tenendo tangenzialmente il bisturi e orientando la sua punta più verso il nodo e contemporaneamente facendo su di esso trazione verso l'alto (fig. 55).

Dopo adeguata riduzione del suo volume l'utero può essere asportato nel modo già descritto. Se dopo asportazione dei nodi, per una miomatosi, il resto dell'utero è ancora troppo grande per essere capovolto in toto si consiglia di tagliarlo in due metà (fig. 56), che vengono asportate separatamente. Questo può essere fatto a priori anche in caso di volume inferiore.

b) In caso di retroversoflessione dell'utero o di miomi che si sviluppano posteriormente la divisione mediana del collo avviene dorsalmente. L'ulteriore procedimento corrisponde a quello precedentemente descritto iniziando però posteriormente. È possibile un morcellement dell'utero anche senza tagliare il collo anteriormente o posteriormente.

c) Noi eseguiamo il più delle volte il morcellement assiale o meglio ancora la combinata anteriore-posteriore, tagliando il collo fino all'istmo sulla linea mediana, prima anteriormente e poi posteriormente. Oppure si enuclea direttamente il mioma lungo il suo asse finché è possibile capovolgere o tagliare il corpo dell'utero rimpicciolito. Staccato l'utero l'operazione viene terminata come descritto nel capitolo I.

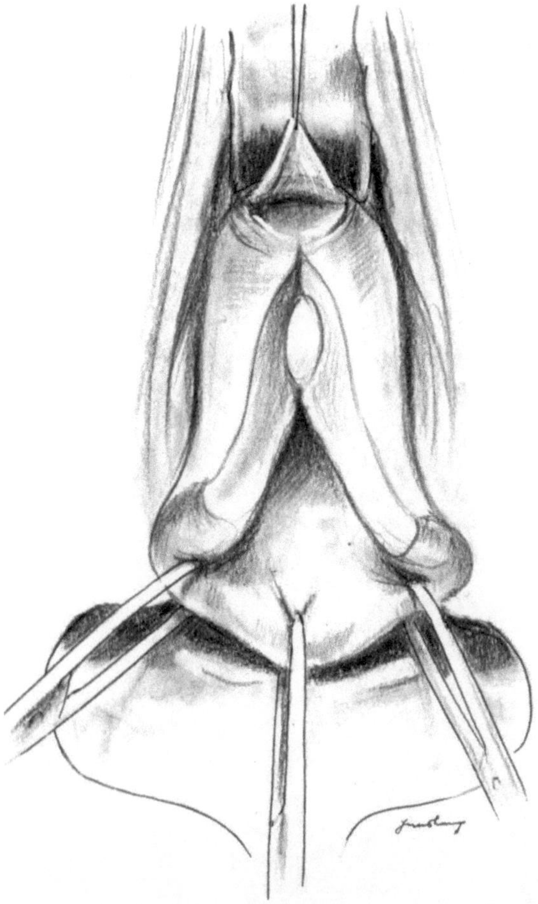

Fig. 54
Divisione mediana dell'utero fino all'altezza della plica vescicouterina. Questa è già aperta

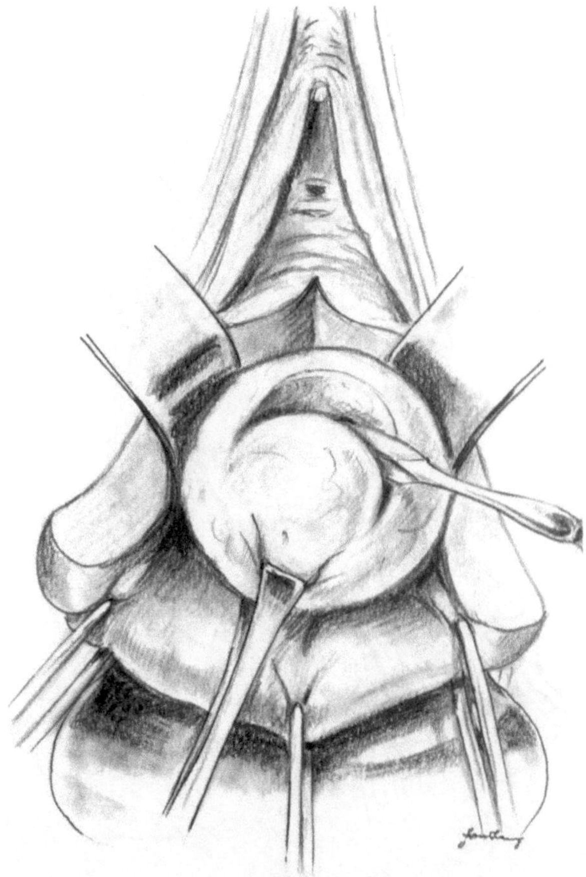

Fig. 55
Escissione di una sezione coniforme del mioma. La punta del bisturi è diretta verso il centro del fibroma per evitare lesioni agli organi vicini (nella cavità peritoneale)

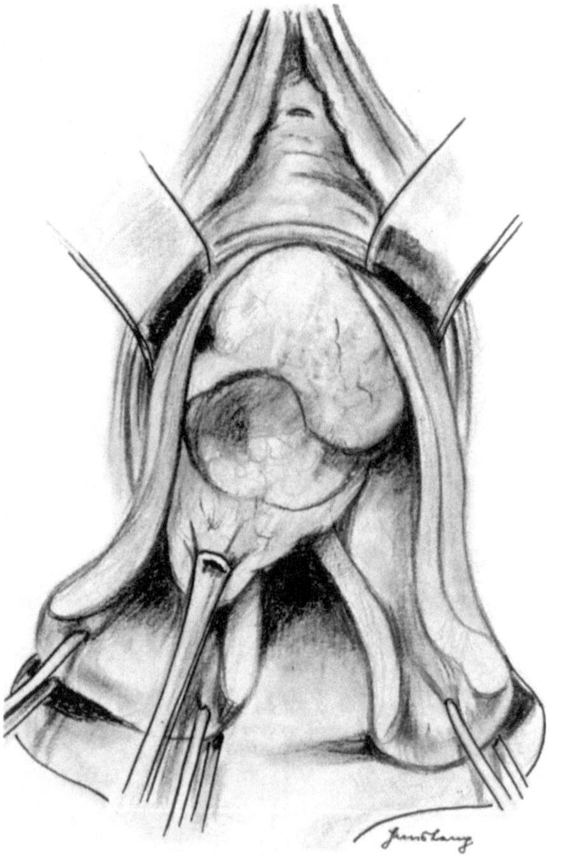

Fig. 56
Dividendo anche la parete posteriore del collo e del corpo è più facile asportare ulteriori sezioni di mioma

L'isterectomia vaginale in caso di mioma cervicale

In questo caso si preferisce quasi sempre la via addominale; non esistono però controindicazioni per quella vaginale. Qui i rapporti anatomici sono notevolmente modificati a seconda del volume e della localizzazione del fibroma (per es. un mioma a botte del collo). Così anche un'antiversoflessione accentuata della plica vescicouterina, oppure una retroversione, possono rendere in un primo tempo impossibile l'apertura dello spazio del Douglas (figg. 57, 58). In ambedue i casi non è obbligatorio attenersi allo schema descritto. Se dopo aver spostato il connettivo lasso anteriore e posteriore non fosse possibile momentaneamente evidenziare la plica peritoneale corrispondente, si può iniziare con la legatura e recisione del paracolpo e del parametrio e dei vasi uterini. Se il mioma è localizzato più verso l'istmo potrebbe darsi che il ginocchio dell'arteria uterina insieme all'uretere si trovi più caudalmente (fig. 59), oppure può verificarsi la situazione esattamente opposta (fig. 60).

Mentre nel primo caso è più facile isolare e legare i vasi uterini, nel secondo è notevolmente più difficile. Per migliorare la difficile accessibilità si consiglia di eseguire un taglio di Schuchardt, specialmente in caso di mioma a botte del collo (fig. 61). In queste condizioni, procedendo passo per passo, l'uretere è meno in pericolo che non nell'intervento per via addominale. In seguito è più facile tirare in basso l'utero, rendendo più accessibili le due pliche peritoneali.

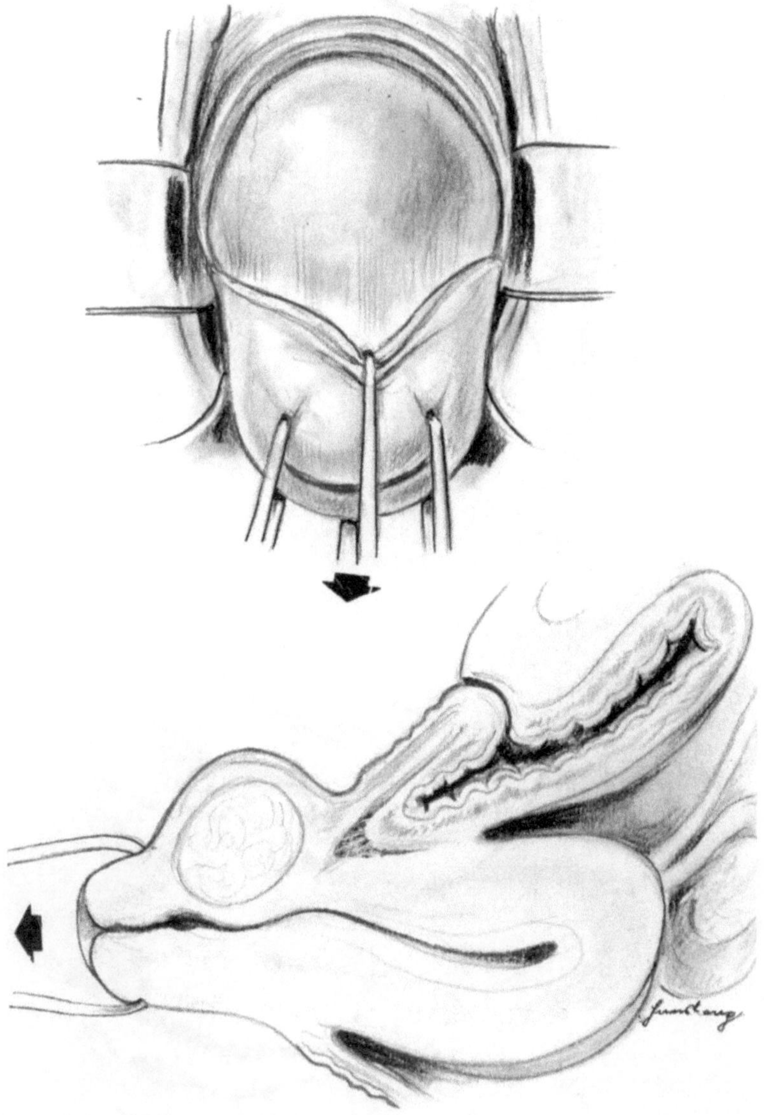

Fig. 57
Topografia della vescica e dello spazio connettivale vescicocervicovaginale in caso di mioma della cervice situato anteriormente

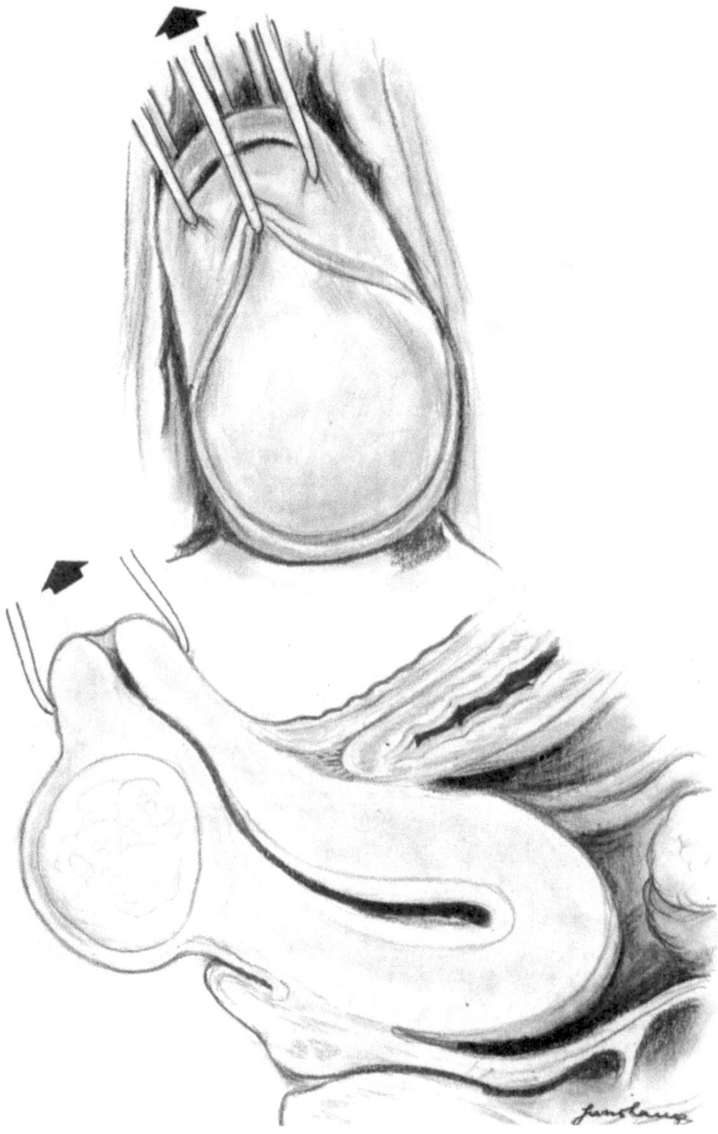

Fig. 58
Topografia del Douglas e del retto in caso di mioma del collo situato dorsalmente

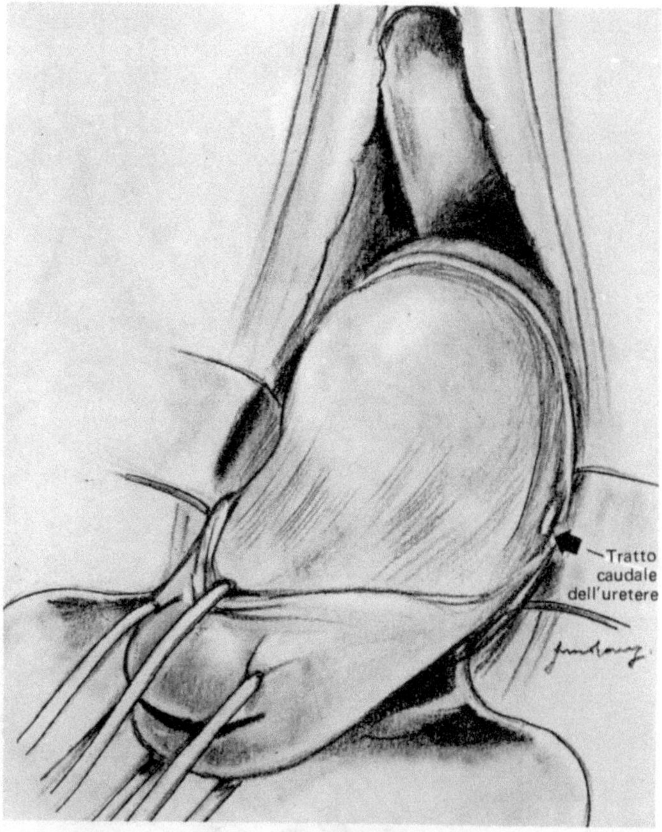

Fig. 59
Topografia dell'uretere in presenza di mioma cervicale situato più in alto (freccia)

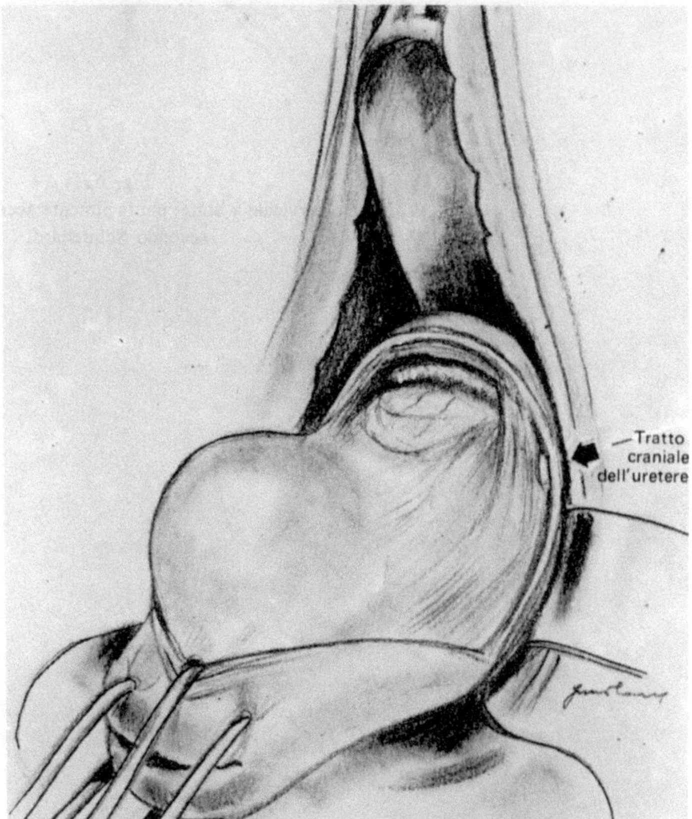

Fig. 60
Topografia dell'uretere in presenza di mioma cervicale situato più in basso (freccia)

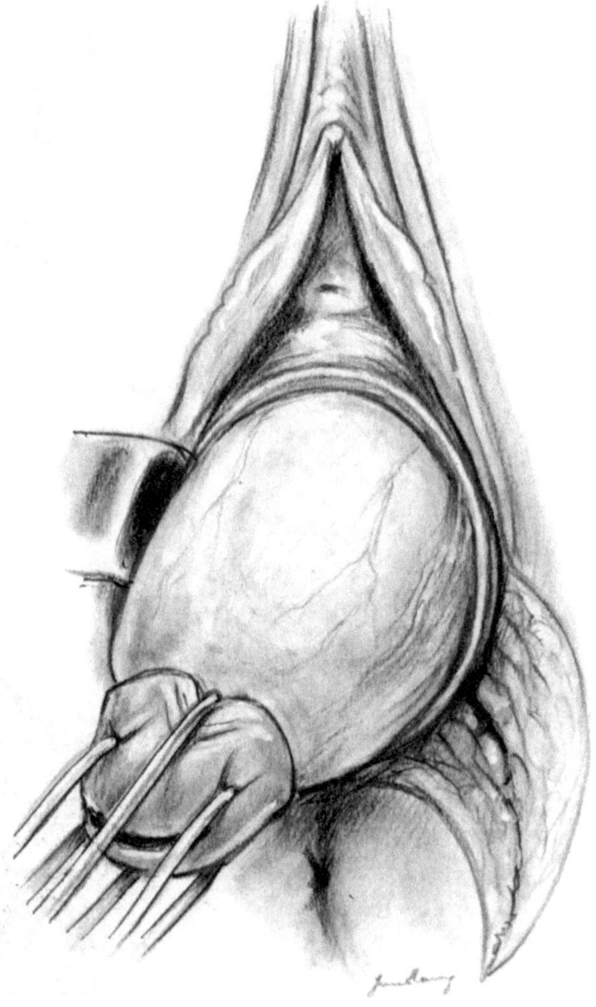

Fig. 61
Mioma cervicale a botte: più facilmente accessibile dopo taglio secondo Schuchardt

L'isterectomia vaginale in caso di mioma intralegamentario

L'intervento per via vaginale è controindicato in caso di nodi più voluminosi; alla palpazione ci si può ingannare per quanto riguarda la loro mobilità, sbagliando diagnosi. Se dopo morcellement si riesce a rovesciare in avanti l'utero, cosa assai difficile, il nodo intralegamentario può essere estratto dalla sua sede con relativa facilità. In questo caso sono però possibili lesioni dell'uretere e dell'arteria uterina (figg. 62-64). L'uretere viene spostato dal nodo lateralmente e/o caudalmente e medialmente.

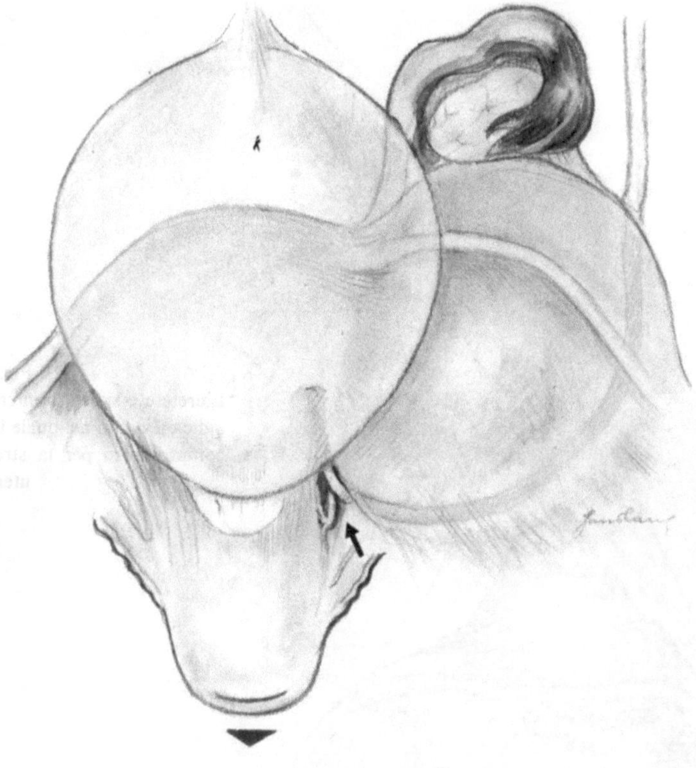

Fig. 62
Uretere spostato anterolateralmente dal mioma intralegamentario (la vescica è raffigurata schematicamente)

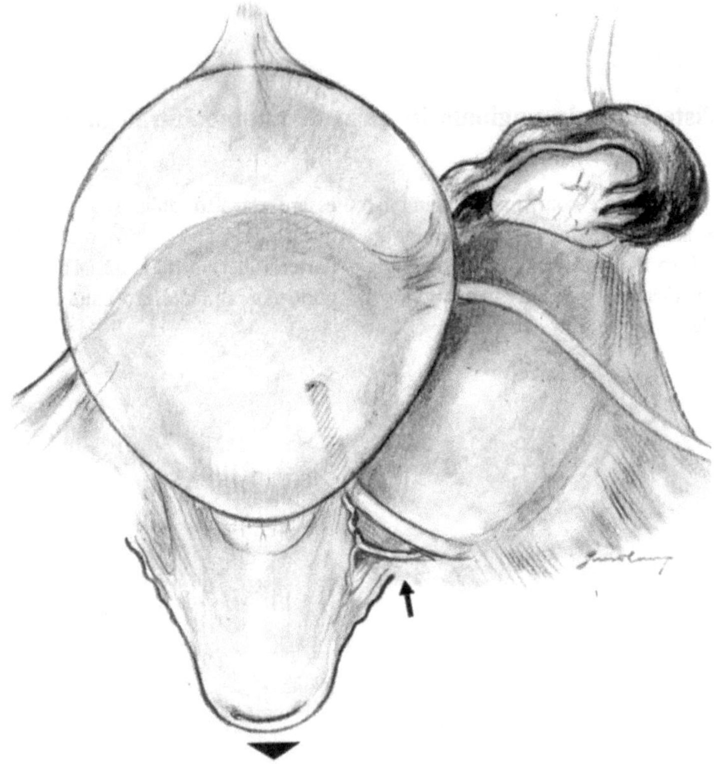

Fig. 63
L'uretere è spostato inferomedialmente. La freccia indica il punto nel quale l'uretere è particolarmente compromesso per la stretta vicinanza dell'arteria uterina

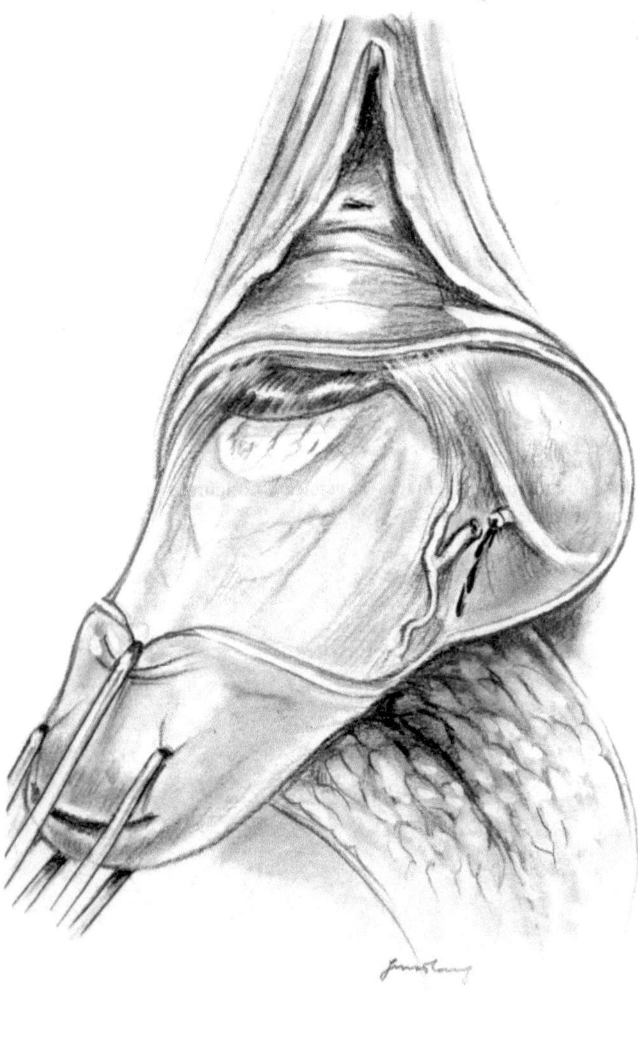

Fig. 64
Pericolo della formazione di un moncone troppo corto dell'arteria uterina. In caso di allentamento della legatura e ripinzamento c'è pericolo di una lesione dell'uretere

L'isterectomia vaginale nel prolasso

Nel prolasso si hanno modificazioni topografiche simili a quelle causate dalla trazione dell'utero nell'isterectomia vaginale (fig. 65). Tuttavia nel prolasso queste modificazioni sono differenti, perché i vari strati e organi appaiono ipertrofici a causa della stasi venosa (figg. 65, 66, 67). Il collo è quasi sempre notevolmente allungato (figg. 66-69) e la parete vaginale può essere spessa anche un centimetro (figg. 66, 69). Anche il connettivo perivescicale è significativamente aumentato, cosicché dopo l'incisione circolare spesso si evidenziano anteriormente più strati del setto sopravaginale (fig. 69). Qui è più facile creare una falsa strada tra il collo e la fascia cervicale ispessita e facilmente sollevabile. In questi casi si consiglia di eseguire la colpotomia mediana per la plastica prima dell'incisione circolare (fig. 69). Nell'incisione circolare anteriore bisogna tagliare a ogni costo la fascia vaginale ispessita fino alla fascia vescicale (figg. 66, 68, 70). In questi casi l'isterometria ci indica il rapporto fra la lunghezza del collo e quella del corpo, apprezzato palpatoriamente, e l'altezza alla quale si deve fare l'incisione circolare (fig. 66). Eventuali ulcere da decubito, la stasi e gli edemi regrediscono dopo trattamenti preoperatori con tamponi posti a permanenza per un tempo sufficientemente lungo; soltanto allora è possibile riconoscere i limiti della vescica e lo spazio prevescicale.

La vescica non è sempre necessariamente situata in alto in rapporto alla elongatio colli, ma può a volte debordare sopra il collo (figg. 70, 71). Se l'incisione circolare avviene troppo in alto ci si può imbattere direttamente nella vescica, riconoscibile per il suo colore rossastro o rosso-giallastro. Bisogna allora scollare il bordo inferiore del taglio (fig. 70) e separare la vescica dal manicotto vaginale, come nell'intervento secondo Schauta. Lo stesso va fatto posteriormente scollando cautamente i tessuti per aprire il Douglas. Il retto non è compromesso in caso di elitrocele. Anche il paracolpo e il parametrio, specialmente il primo, sono notevolmente ispessiti e possono essere sezionati facilmente dopo forcipressura (fig. 72).

In questo caso la forcipressura è vantaggiosa poiché, essendo l'utero totalmente estroflesso, uno strappo della pinza o la retrazione di tessuto, che sfugge togliendo la pinza maldestramente, non può provocare incidenti così spiacevoli come quando essa sfugge operando più in profondità.

Se la dissezione viene eseguita nei giusti strati, sollevando il legamento vescicouterino per via smussa con il dito indice, l'uretere non corre alcun pericolo. Gli annessi sono facilmente asportabili. Questo procedimento è consigliato nella postmenopausa. Per prevenire un prolasso della volta vaginale (fig. 73) il peritoneo deve essere chiuso molto in alto, circa dieci centimetri sopra il taglio, meglio ancora con due mezze suture a borsa di tabacco con catgut cromico. Per assicurare queste suture si aggiungono altre suture a borsa di tabacco. Si possono anche fare suture sagittali di pieghettamento, come nell'operazione secondo Neugebauer-LeFort (fig. 74, secondo Richter). La descrizione della successiva plastica vaginale esula dai fini di questo libro.

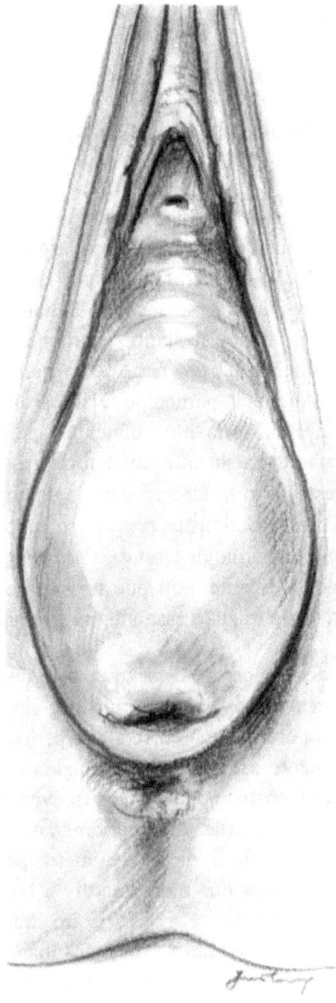

Fig. 65
Prolasso parziale. È difficile trovare il punto giusto per l'incisione perché il raggrinzamento della vagina inizia più in alto

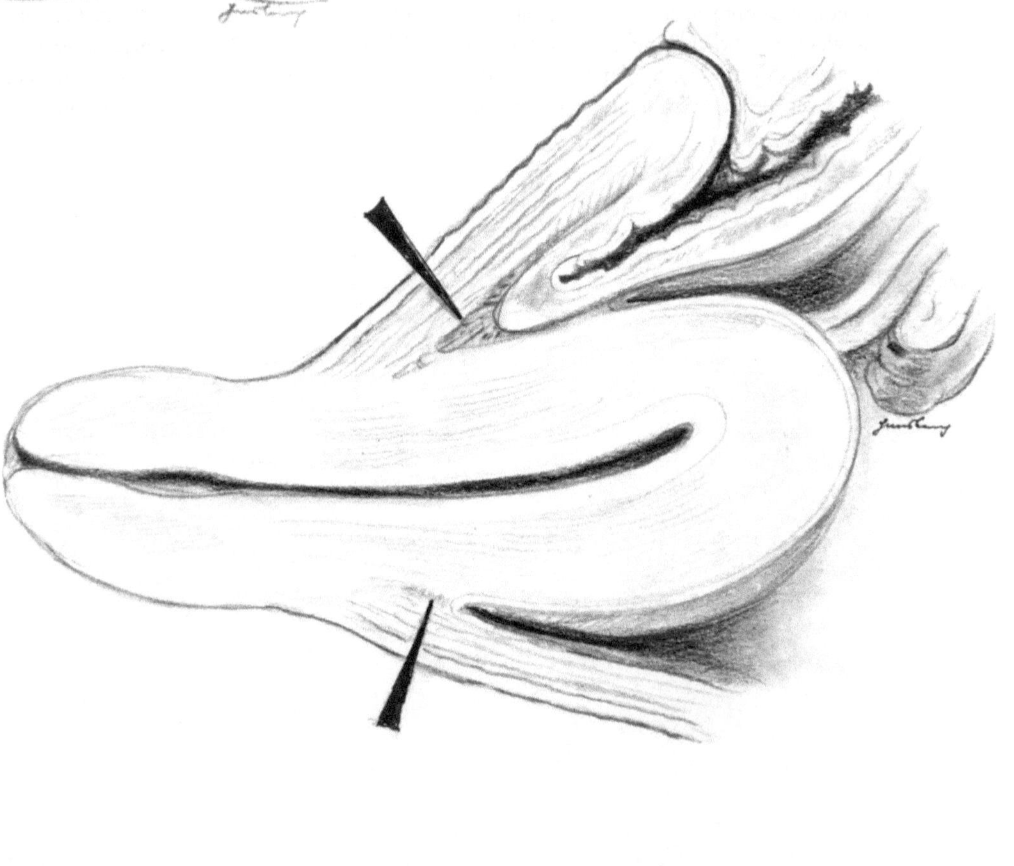

Fig. 66
Ispessimento e stratificazione della fascia vaginale. È aumentato anche il connettivo lasso dello spazio a forma di V (setto sopravaginale). Le frecce indicano il punto dell'incisione circolare nella elongatio colli

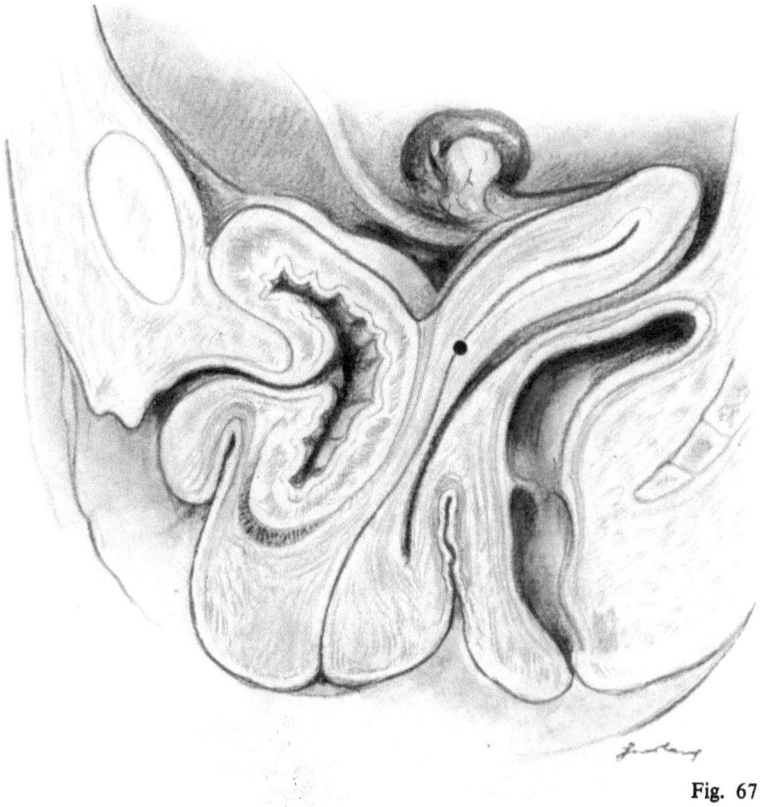

Fig. 67

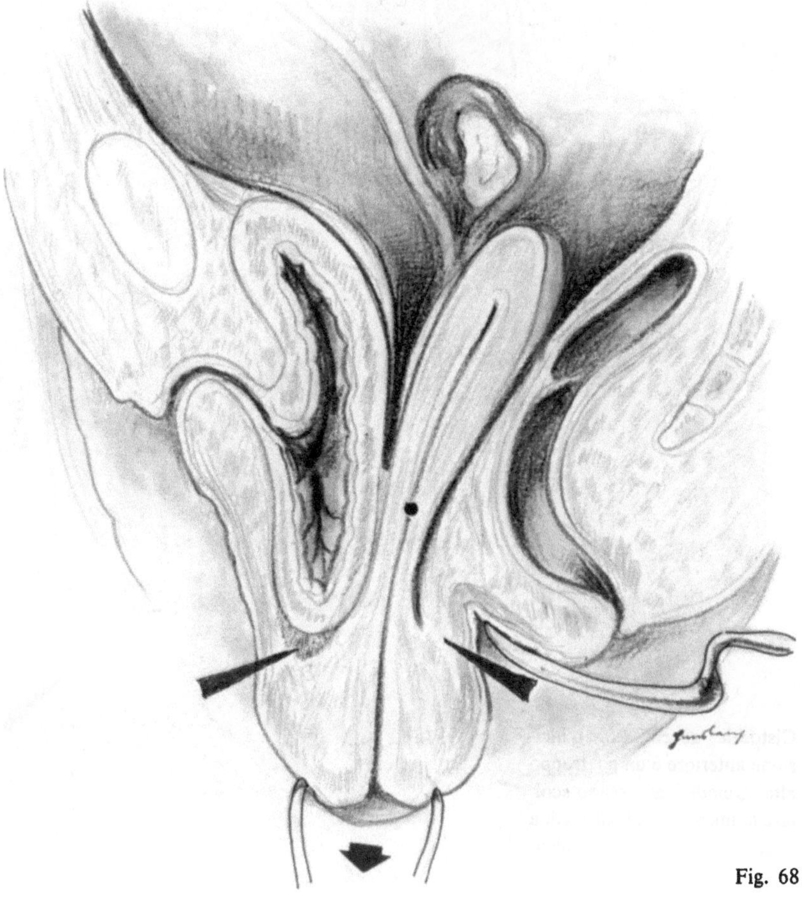

Fig. 68

Figg. 67, 68
Prolasso parziale senza (fig. 67) e con trazione (fig. 68). Il collo è allungato e ipertrofico nella sua porzione caudale. La porzione craniale è notevolmente assottigliata. Il punto indica l'istmo, le frecce mostrano il punto esatto per l'incisione circolare. Durante l'intervento bisogna tener conto dell'istmo assottigliato

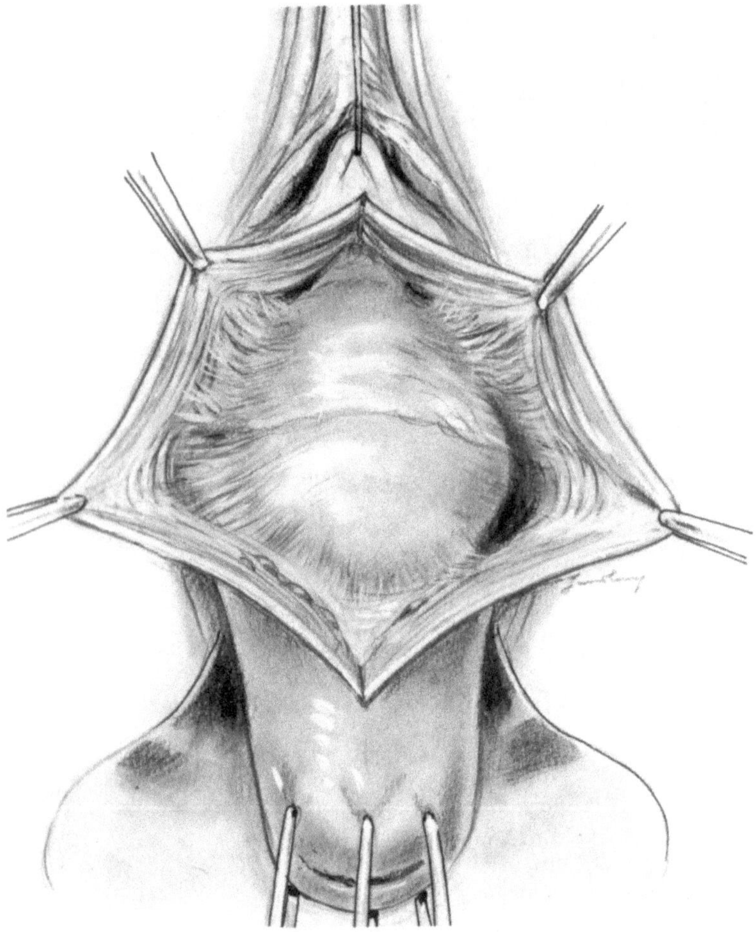

Fig. 69
La colpotomia mediana mostra la fascia vaginale ispessita e pluristratificata. Per motivi didattici è staccata lateralmente dalla vescica. È raffigurato inoltre il connettivo perivescicale molto ispessito

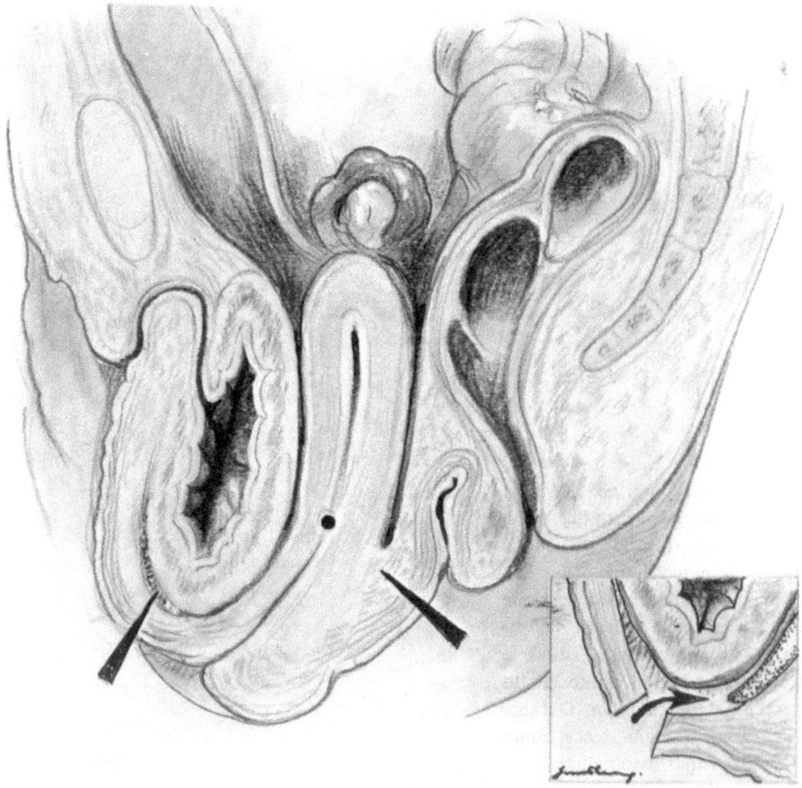

Fig. 70
Cistocele accentuato. L'incisione anteriore è un po' troppo alta. Quindi è necessario scollare la mucosa vaginale (vedi a destra) per arrivare alla plica

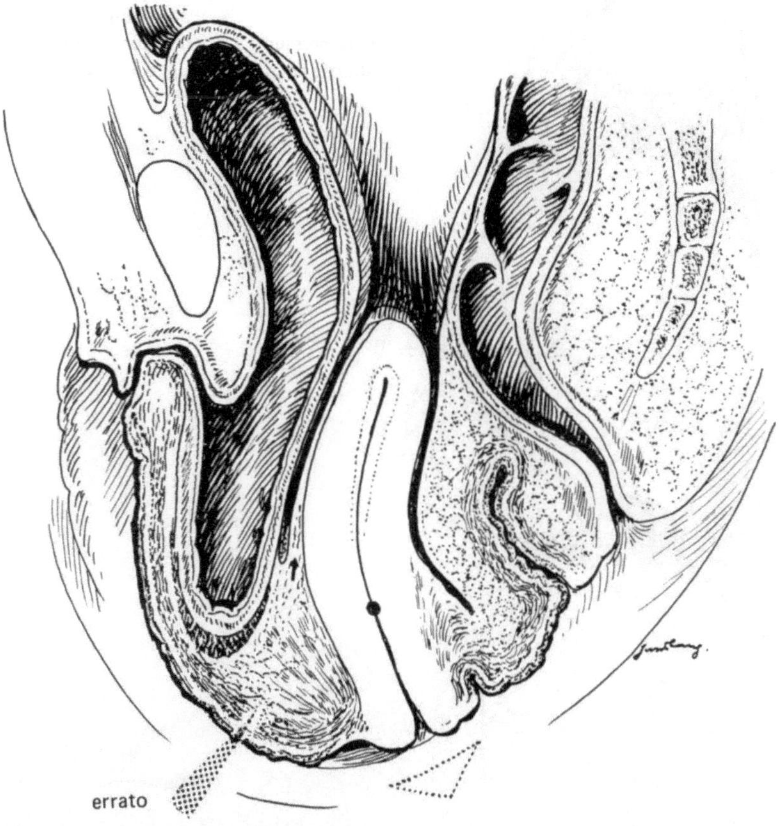

Fig. 71
Incisione anteriore errata in caso di notevole aumento del connettivo sopra il collo

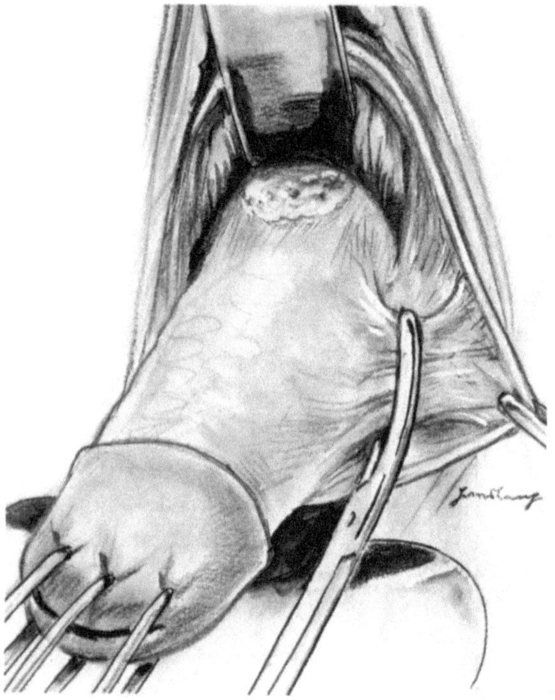

Fig. 72
Forcipressura. Le pinze sono applicate al parametrio, che è stato evidenziato spingendo lateralmente il pilastro vescicale

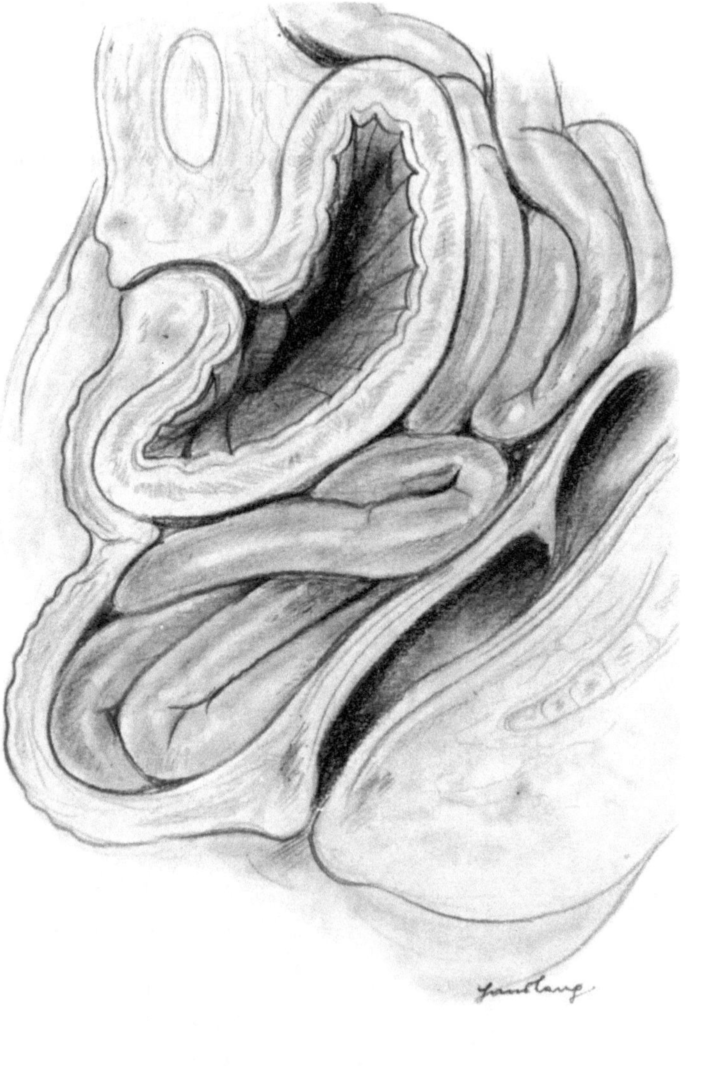

Fig. 73
Prolasso della cupola vaginale dopo isterectomia

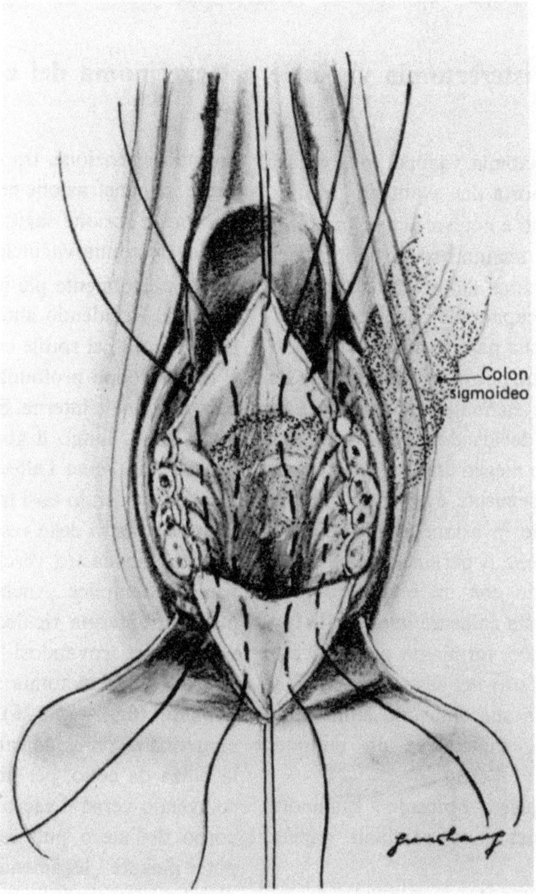

Fig. 74
Suture sagittali alte di pieghettamento del peritoneo comprendenti parzialmente il sigma

L'isterectomia vaginale nel carcinoma del corpo

L'isterectomia e annessiectomia vaginali in presenza di carcinoma del corpo comporta due svantaggi. In caso d'interessamento del miometrio e notevole crescita esofitica si può avere fuoriuscita di tessuto neoplastico in vagina attraverso il canale durante l'intervento. Ciò può verificarsi anche durante il capitombolo del corpo dell'utero, per lacerazione della sua parete. Inoltre, del tessuto neoplastico potrebbe raggiungere la cavità addominale, in caso di rottura della parete uterina prima dell'avvenuto capitombolo. Ciononostante decidendosi per l'intervento vaginale si possono aggirare o meglio limitare questi svantaggi procedendo nel modo seguente e tenendo presente che nel caso di una possibile invasione neoplastica del collo può essere resecato anche il parametrio.

Suturiamo prima la portio con tre o quattro punti sagittali ma, non potendo questa chiusura impedire la fuoriuscita di materiale neoplastico, formiamo un manicotto vaginale più corto di quello fatto nel caso di operazione vaginale radicale. Prima della sua chiusura, come terzo provvedimento di sicurezza, s'introduce un tampone trasversalmente.

Dopo la formazione di questo « piccolo » manicotto vaginale i rapporti anatomici sono cambiati rispetto all'isterectomia semplice.

Abbiamo ora a disposizione due possibilità:

1. In presenza di eventuale interessamento del tratto superiore del collo bisogna eseguire l'operazione radicale vaginale attribuendo importanza soltanto alla resezione del parametrio. Il paracolpo può essere reciso nel punto d'inserzione col pilastro vescicale discendente. Per il resto si procede come sopra descritto.

2. Dopo formazione del piccolo manicotto vaginale si può passare all'isterectomia e anessiectomia semplici facendo attenzione, tra collo e fascia vaginale, a quanto segue: la penetrazione nello spazio che si presenta a forma di V nella sezione sagittale (vedi sopra) è più difficile che nell'isterectomia vaginale semplice, trovandosi ora questa zona notevolmente più in alto; però è più facile che nella Schauta. Recidendo anteriormente mucosa e fascia vaginale si entra nel sottile connettivo perivescicale, mentre se si taglia troppo profondamente si arriva nella fascia della parete vaginale interna. Scollando invece il tessuto connettivale lasso, lungo il giusto piano di clivaggio, si passa, procedendo verso l'alto, dalla fascia vaginale alla fascia cervicale vedendo così trasparire talvolta anche la muscolatura rossastra della vescica. Recidendo i tessuti compare la plica biancastra vescicouterina come nell'isterectomia vaginale semplice. Anche dorsalmente l'esposizione della plica rettouterina richiede una dissezione dei tessuti più verso l'alto, trovandosi la portio spostata verso l'addome rispetto all'isterectomia vaginale semplice (vedi figura da Schauta) (figg. 124-126). Dopo apertura della plica vescicouterina è controindicato afferrare il corpo dell'utero con la pinza da collo, per non lacerare la sua parete. Perciò, spingendo verso il sacro il manicotto vaginale e il collo, il corpo dell'utero può essere portato tanto in avanti da poter pinzare i legamenti rotondi alla loro origine e legarli d'ambo i lati (vedi figura da Schauta). Ora è facile capovolgere l'utero con un'azione di leva anteriore. Per evitare la fuoriuscita di materiale neoplastico attraverso le tube si consiglia di legarle o pinzarle all'altezza delle fimbrie. L'ulteriore decorso corrisponde a quello dell'isterectomia vaginale semplice. In caso di carcinoma del corpo si devono sempre asportare contemporaneamente utero e annessi.

L'isterectomia vaginale nella patologia dei parametri

Se l'utero è mobile, i parametri molto accorciati, i legamenti uterosacrali con flogosi croniche o endometriosi retrocervicali isolate (vedi sotto) non rappresentano una controindicazione all'intervento vaginale. Quando i monconi sono corti sono necessarie più legature del solito, per cui il miglior metodo è quello della forcipressura.

L'isterectomia vaginale nella patologia degli annessi e del peritoneo

In caso di alterazioni degli annessi e aderenze del peritoneo è generalmente controindicato l'intervento vaginale. In caso di tumori solidi o cistici, non potendo escludere la malignità, ci si serve degli ultrasuoni per la diagnosi differenziale — fra solido e cistico —. Per escludere un tumore dermoide ci si serve dei raggi Roentgen. Cisti molto mobili, probabilmente non maligne, possono essere asportate per via vaginale svuotandole del liquido per poterle lussare in avanti.

Gli annessi con processi infiammatori, aderenze ed endometriosi non possono essere asportati per via vaginale, perché il più delle volte è impossibile chiudere l'addome con peritoneo intatto e quindi prevenire un ileo, che spesso compare solo dopo anni. Qualora ci si fosse decisi erroneamente per la via vaginale, il Douglas (come accennato sopra) può essere aperto in un secondo tempo.

Nei casi in cui non si trova la plica vescicouterina (vedi sotto) bisogna continuare la dissezione sulla superficie dell'utero fino ad arrivare nella cavità addominale.

Gli annessi deformati da aderenze vengono staccati quasi sempre per via smussa. In tal caso, o quando si lega il legamento infundibolopelvico, si può ledere facilmente l'uretere o i vasi vicini. Peritoniti precedenti rappresentano una controindicazione. Fa eccezione la peritonite diffusa, dove è più indicata l'isterectomia vaginale, non dovendo riparare le anse intestinali e non dovendo quindi cambiare la loro posizione. Si previene così l'ileo. Dissecando il connettivo lasso molto vicino alla superficie dell'utero si può eseguire l'isterectomia sotto la matassa intestinale adesa, che resta così intatta.

L'isterectomia vaginale dopo pregressi interventi

Dopo pregresse laparotomie un'isterectomia vaginale è indicata soltanto quando l'utero è mobile. Dopo amputazione sopravaginale dell'utero il moncone residuo dovrebbe esserere asportato per via vaginale, perché è molto più semplice e meno pericoloso.

Se invece è stato amputato o accorciato il collo — intervento di Manchester o conizzazione — può essere più vantaggiosa la via addominale, essendo la trazione dell'utero verso il basso più difficoltosa, specialmente se in precedenza era stata fatta una plastica per incontinenza urinaria.

Operazioni precedenti possono aver provocato alterazioni topografiche della vescica, del retto e del Douglas; questi organi o le loro avventizie possono essere fissati alla vagina o al moncone cervicale da flogosi postoperatorie, in modo tale da rendere difficile il loro isolamento. Le difficoltà sono identiche sia nella via addominale che in quella vaginale e quindi l'indicazione dipende dalla mobilità del corpo.

Se durante l'incisione circolare ci si imbatte nella vescica bisogna procedere come in caso di prolasso (vedi fig. 70). Lo stesso vale per la dissezione del retto. Dopo l'operazione di Manchester, essendo i parametri molto accorciati, si preferisce la forcipressura. Sia dopo l'intervento di Manchester, sia dopo plastica semplice, la vescica può trovarsi a diverse altezze, a seconda del livello del suo precedente distacco (fig. 75).

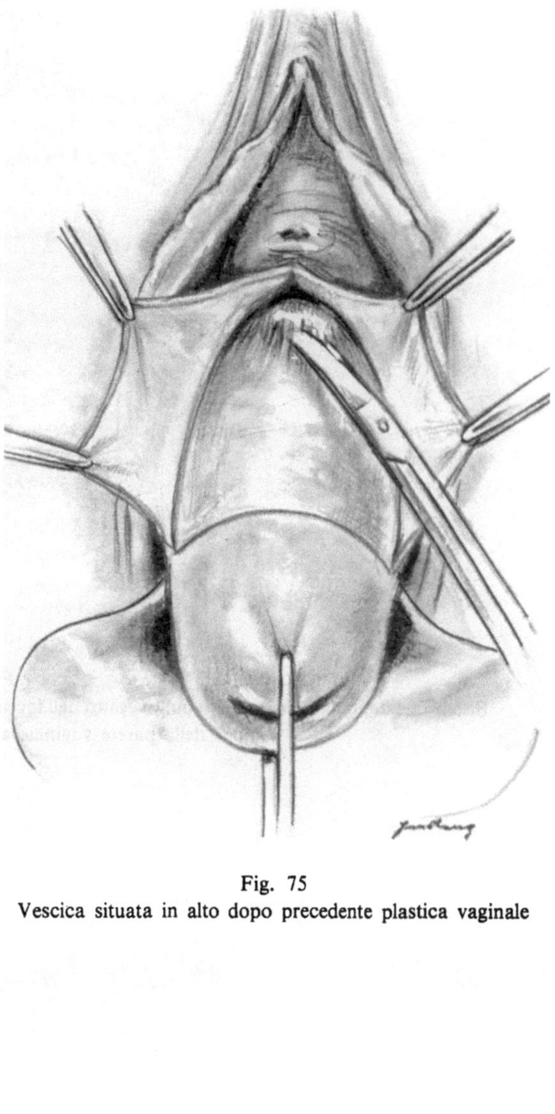

Fig. 75
Vescica situata in alto dopo precedente plastica vaginale

L'isterectomia vaginale dopo intervento di interposizione

Per evitare una lesione della vescica, talvolta aderente all'utero, è necessario durante il suo scollamento mantenersi sempre molto vicini all'utero (dopo incisione circolare e colpotomia anteriore) (fig. 76). Se non riesce lo scollamento anteriore della vescica si tira verso la sinfisi il collo e attraverso il Douglas si può recidere il peritoneo vescicale e separare il più possibile la vescica dall'utero (figg. 76, 78). Si può allora scollare il tratto vescicale che aderisce ancora al fondo e in caso di difficoltà l'ulteriore procedimento è facilitato dalla colpotomia anteriore o eventualmente dalla sezione mediana dell'utero.

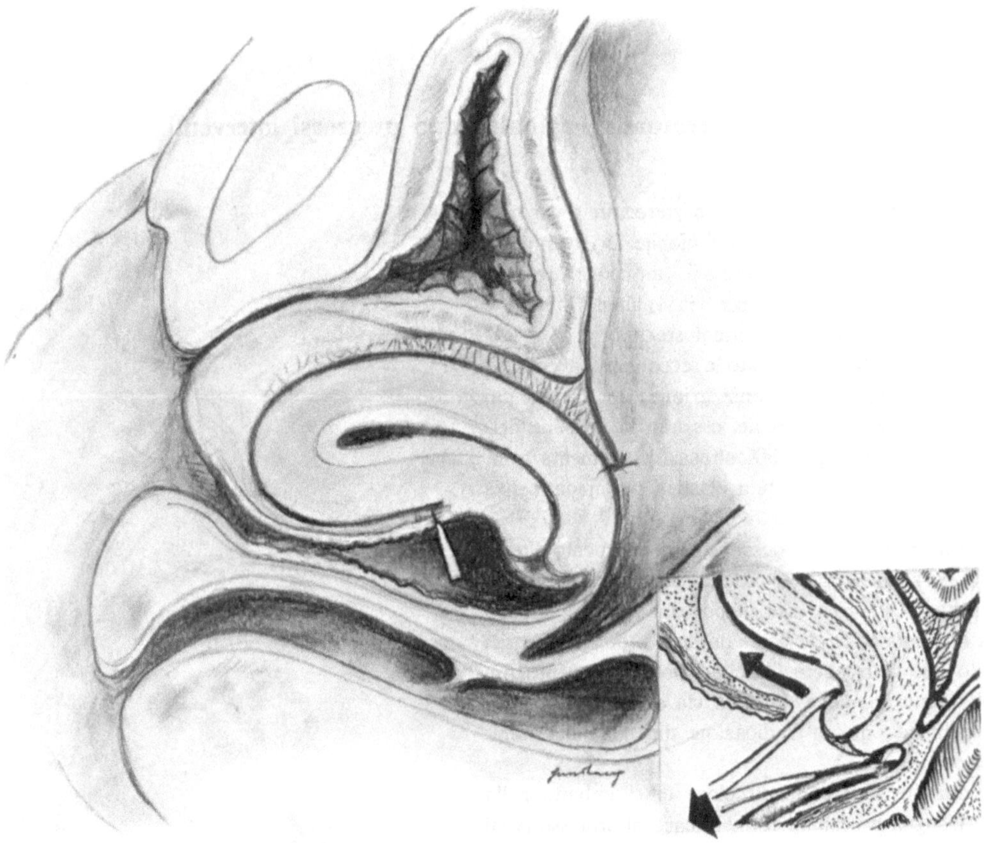

Fig. 76
Situazione dopo interposizione. Il punto esatto dell'incisione si trova anteriormente (freccia). A destra: piano di dissezione della parete vaginale anteriore e della vescica dall'utero

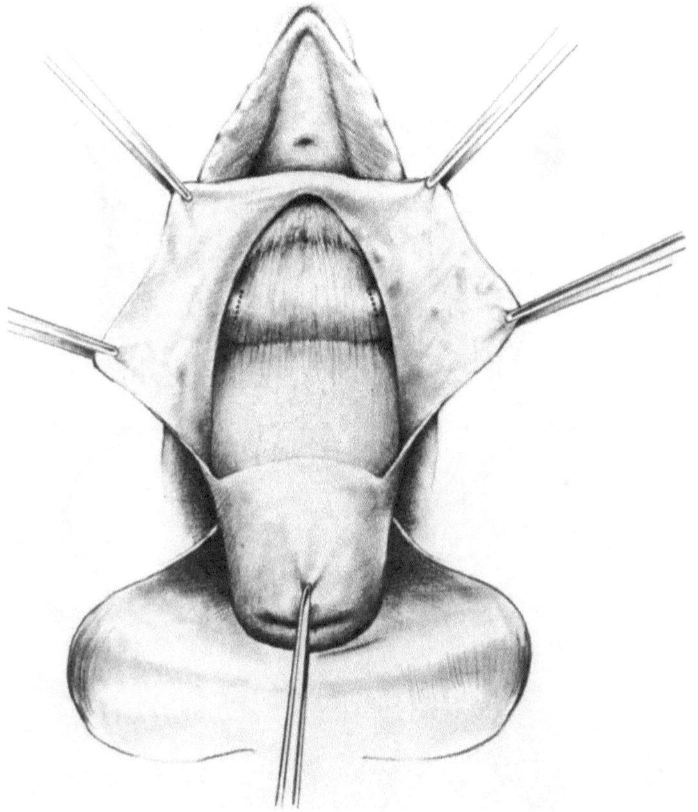

Fig. 77
Situazione dopo precedente operazione di interposizione. Liberata la vagina dalla parete anteriore dell'utero è possibile repertare i legamenti rotondi, legarli e poi reciderli. Questo facilita i tempi successivi. L'utero non è più così fisso, il Douglas può essere aperto e i legamenti uterosacrali possono essere legati e recisi. La separazione della vescica dall'utero è più facile sia anteriormente che posteriormente. Può essere vantaggioso sezionare gradualmente l'utero

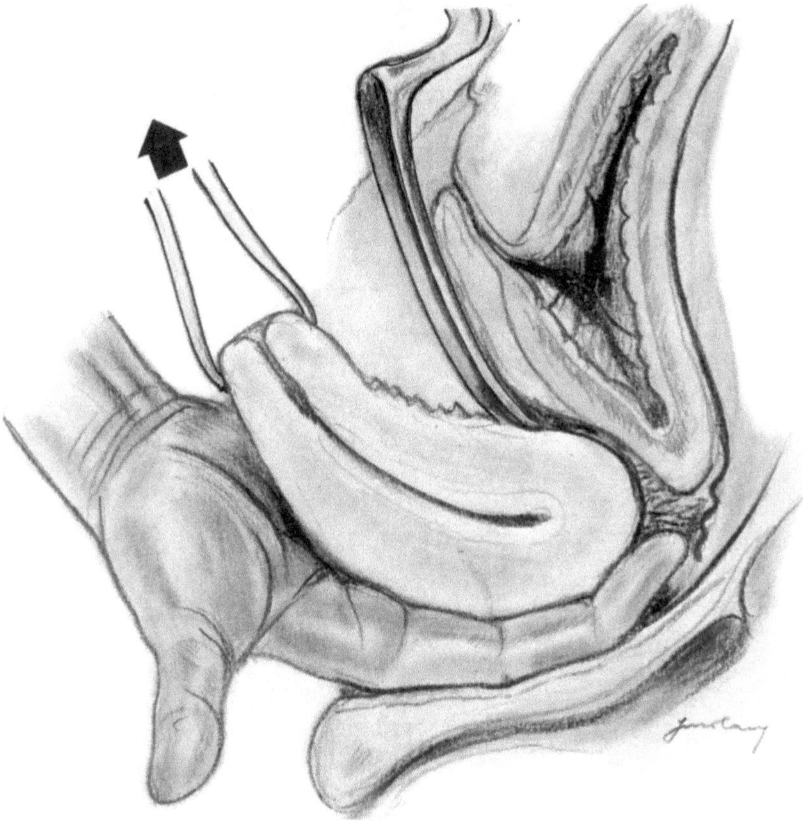

Fig. 78
Situazione dopo interposizione. Dopo adeguato scollamento della vescica anteriormente e apertura del peritoneo posteriormente è talvolta necessario scollare, per via smussa, la parte restante e aderente della vescica

Isterectomia addominale

Tirando verso l'alto il corpo dell'utero il parametrio e il paracolpo vengono dislocati e deformati in senso opposto che nell'isterectomia vaginale. Allo stesso modo viene stirata verso l'alto anteriormente la vescica col suo peritoneo e posteriormente il Douglas. La topografia dell'uretere cambia durante i successivi tempi operatori (figg. 79-83). Tirando in alto l'utero i fornici vaginali subiscono un appiattimento che va accentuandosi durante l'operazione — specialmente dopo sezione dei parametri.

Sezione dei legamenti e scollamento della vescica nell'isterectomia addominale con annessiectomia

I primi tempi consistono nella sezione dei legamenti infundibolopelvici (sospensori dell'ovaio) e rotondi (teres uteri) e nello scollamento della vescica. La sequenza di questi tempi può variare, così come può variare la tecnica di sezione dell'apparato di sospensione (forcipressura o sezione previa legatura). Di norma preferiamo la seconda tecnica per risparmiare un tempo. Dopo aver sollevato gli annessi si deve localizzare con l'ago, o il dechamp, o la punta della pinza la zona avascolare sotto il legamento infundibolopelvico, che viene legato e reciso (fig. 84). È quindi facile evidenziare — se necessario — l'uretere, separando i due fogli del legamento largo. Legando e sezionando anche il legamento rotondo e spostando il tessuto connettivale lasso del legamento largo si evidenzia lateralmente il parametrio nel suo tratto superiore. È possibile isolarlo dal legamento uterosacrale in modo smusso, ma è necessario soltanto se quest'ultimo è accorciato e ispessito (fig. 85).

Dopo aver eseguito bilateralmente i tempi descritti, si raggiunge il connettivo perivescicale lasso, sotto la plica vescicouterina (fig. 86). Si pratica così un tunnel trasversale che permette di recidere il peritoneo vescicale circa 1-2 cm sotto la linea di fissazione. Questo è facilmente possibile per la topografia anatomica modificata dalla trazione craniale. La zona di fissazione del peritoneo vescicale è stirata anch'essa verso l'alto e si stacca di alcuni centimetri dal bordo vescicale — che il più delle volte si presenta come una cupola che decorre trasversalmente (figg. 87, 88). Se si inizia l'intervento con lo scollamento della vescica il peritoneo può essere inciso sollevando una piega nella stessa zona (figg. 87, 88). La separazione della vescica si effettua mediante sezione e scollamento verso il basso, finché non sanguina, del connettivo avascolare dello spazio vescicocervicale. Il più delle volte si riesce così a raggiungere l'altezza della portio spostando fino al legamento vescicouterino i delicati fasci che ricoprono il parametrio laterale (che uniscono la vescica al parametrio). Il legamento vescicouterino si irradia nel parametrio a circa un centimetro dal bordo del collo (figg. 90, 93). Da ciò risulta, come aveva già accennato Amreich, che è sbagliato il termine di legamento vescicouterino. L'uretere, l'arteria e la vena vesciale superiore decorrono in esso e quindi a una certa distanza dal bordo del collo (fig. 98). Questo fatto rende possibile la tecnica della forcipressura, descritta in seguito, e superflua la cosiddetta isterectomia intrafasciale, se i parametri non sono eccessivamente alterati (figg. 91, 92). Nell'isterectomia intrafasciale usata spesso negli USA la fascia cervicale viene incisa trasversalmente o a forma di T (figg. 91, 92). Quest'ultima viene scollata dal collo spingendola laterocaudalmente. Anche dorsalmente bisogna incidere il peritoneo in senso trasversale e scollarlo verso il basso assieme alla fascia. La forcipressura del parametrio avviene isolatamente tra i lembi già scollati, come lo hanno mostrato Käser e Iklè nel loro atlante « Gynäkologische Operationen », in modo che essi non vengano asportati (fig. 92). Lo scopo è di proteggere vescica e ureteri.

Errori e pericoli

Non sollevando sufficientemente gli annessi e quindi non evidenziando sufficientemente la zona avascolare sopra descritta tra il legamento infundibolopelvico e l'uretere, esiste da un lato la possibilità di una lesione dell'uretere, dall'altro il pericolo di pungere i vasi con l'ago (figg. 94, 95).

Se l'incisione trasversale del peritoneo vescicale, come su descritto, non avviene sul piano esatto possono verificarsi le seguenti possibilità: se, per paura di ledere la vescica, si taglia troppo vicino al collo (fig. 96) si arriva nella o sotto la fascia cervicale, passo obbligatorio nella tecnica intrafasciale (vedi sopra). Se però erroneamente si penetra tra la fascia e il collo sussiste il pericolo di perforare la parete vescicale recidendo troppo bruscamente la fascia cervicale (fig. 96).

D'altra parte una lesione della vescica è possibile anche quando il peritoneo vescicale è stato inciso troppo vicino a essa (fig. 97), o se durante il successivo scollamento ci si avvicina troppo alla muscolatura vescicale.

Nella manovra di scollamento, specialmente se brusca, dei fasci perivescicali che sovrastano il parametrio accanto al collo, si possono provocare delle lesioni vascolari e nell'emostasi successiva si può ledere l'uretere.

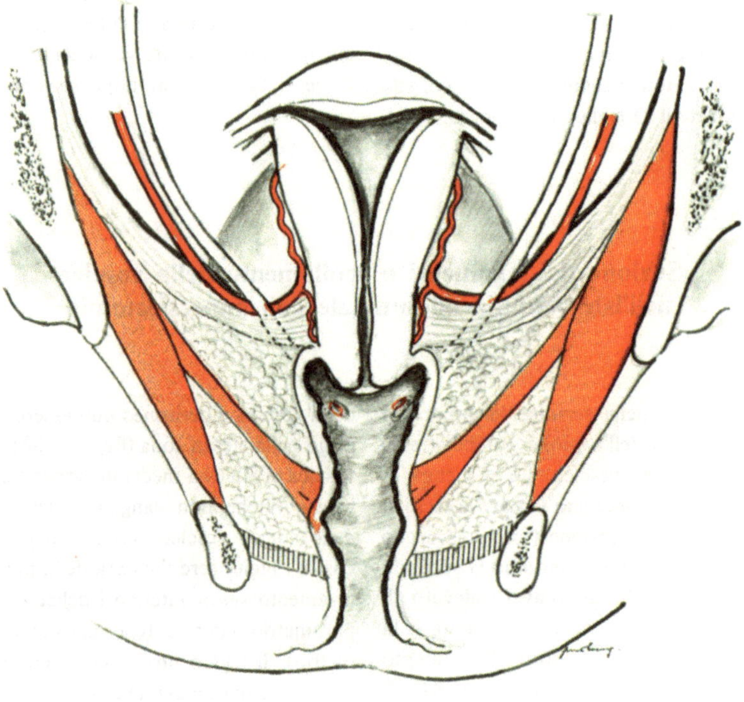

Fig. 79
Sezione frontale del piccolo bacino. La vescica è ripiena. Utero in situ (senza trazione). Visto da dietro

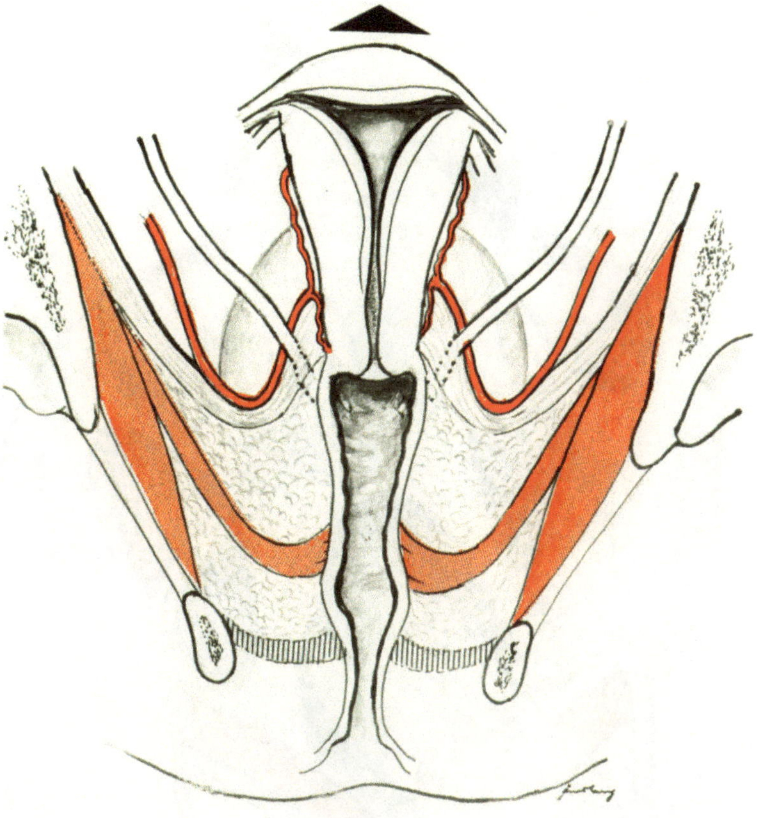

Fig. 80
Schema: l'utero è stirato in alto per motivi chirurgici. Si ha stiramento della vagina e appiattimento del fornice vaginale. Anche l'elevatore viene deformato. Le strutture fissate all'utero seguono la trazione causando così la modificazione topografica dei vasi uterini, del parametrio, paracolpo, pilastro vescicale e uretere. Visto da dietro

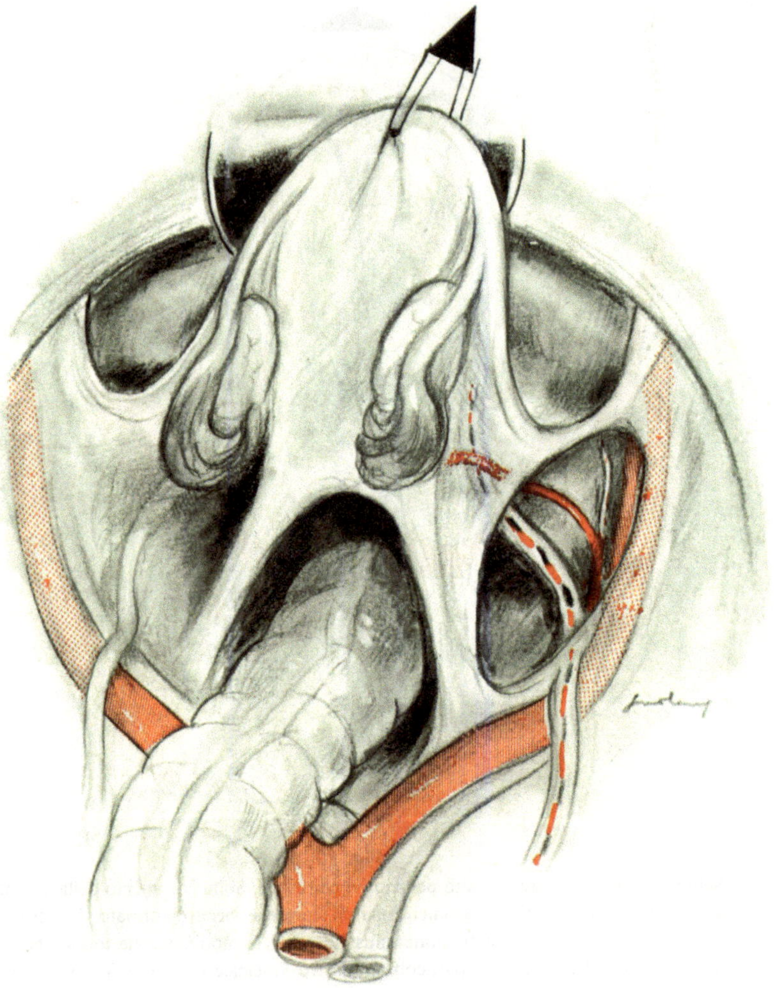

Figg. 81-82-83

Mostrano nelle diverse situazioni i rapporti topografici tra uretere e arteria uterina con catetere ureterale graduato inserito. Fig. 81: con trazione anterocraniale. Fig. 82: senza trazione. Fig. 83: con trazione posterocraniale, dopo scollamento vescicale

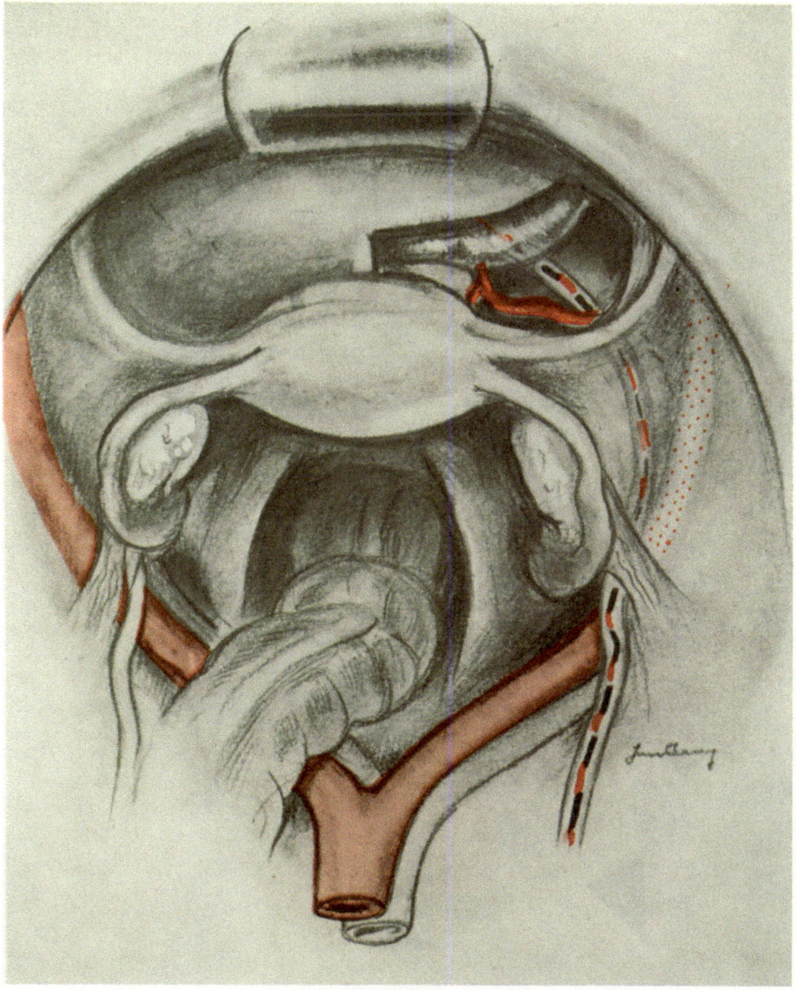

Fig. 82

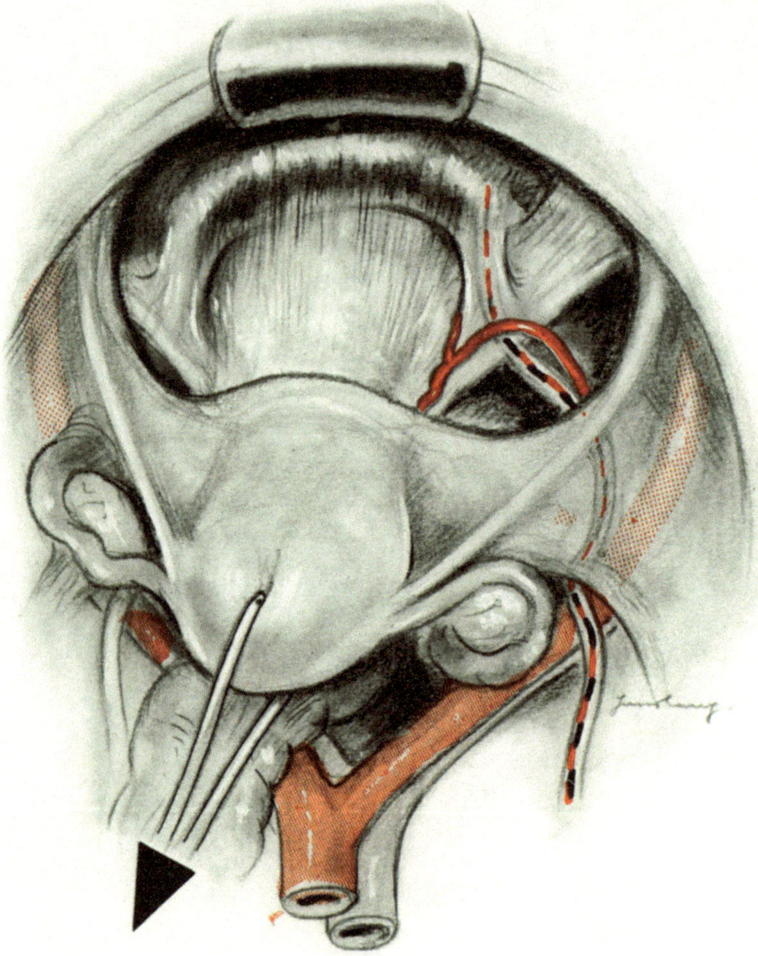

Fig. 83

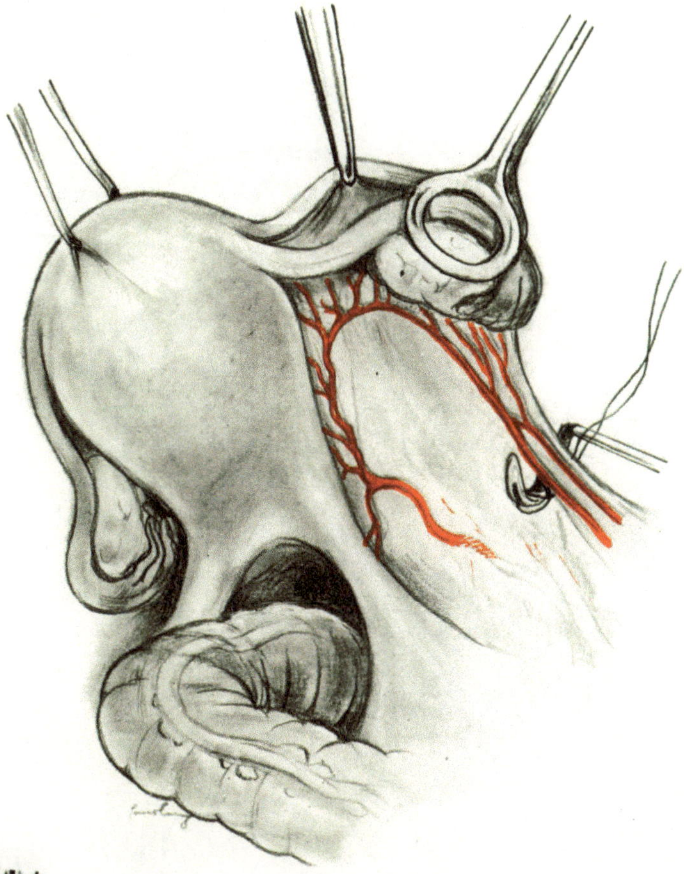

Fig. 84
La zona avascolare tra legamento infundibolopelvico (legamento susp. ovarii) e uretere viene evidenziata con il Dechamp

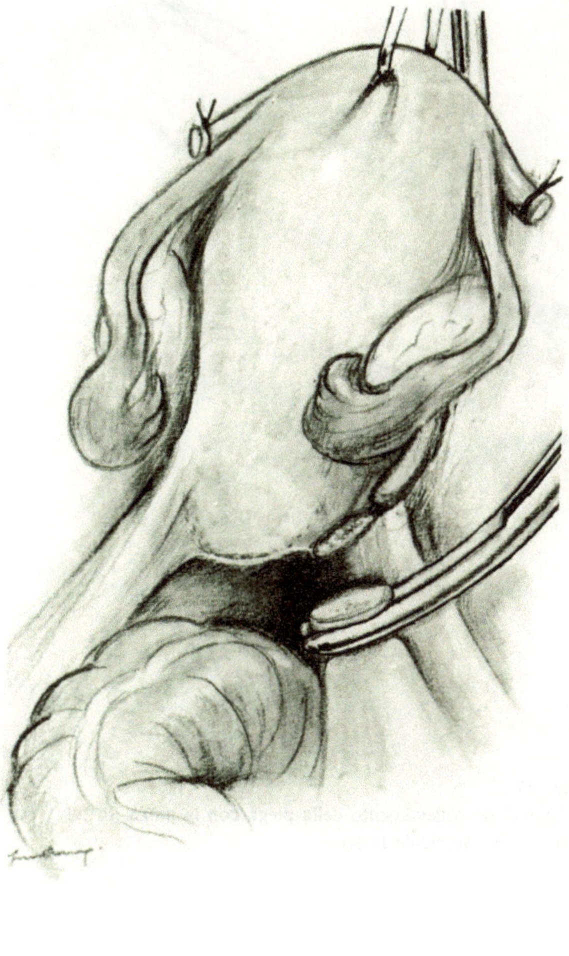

Fig. 85
Il legamento uterosacrale ispessito è pinzato e reciso

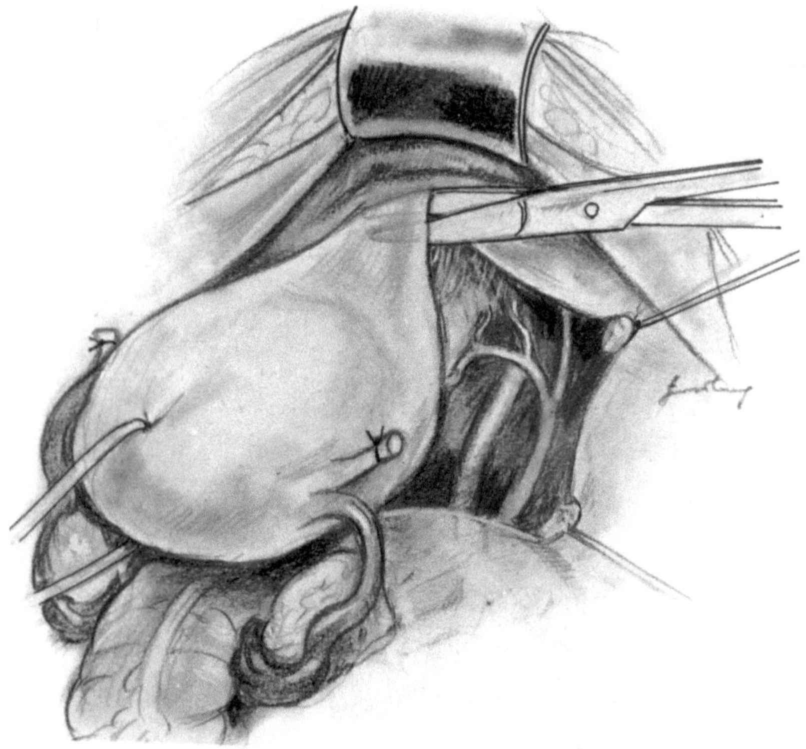

Fig. 86
Dopo avvenuta legatura e sezione dei legamenti infundibolopelvici e rotondi (legamenti sospensori dell'ovaio e teres uteri) si pratica il tunnel nel connettivo perivescicale subito sotto il peritoneo. Per motivi didattici l'uretere e l'arteria ipogastrica (iliaca interna) sono raffigurati a destra

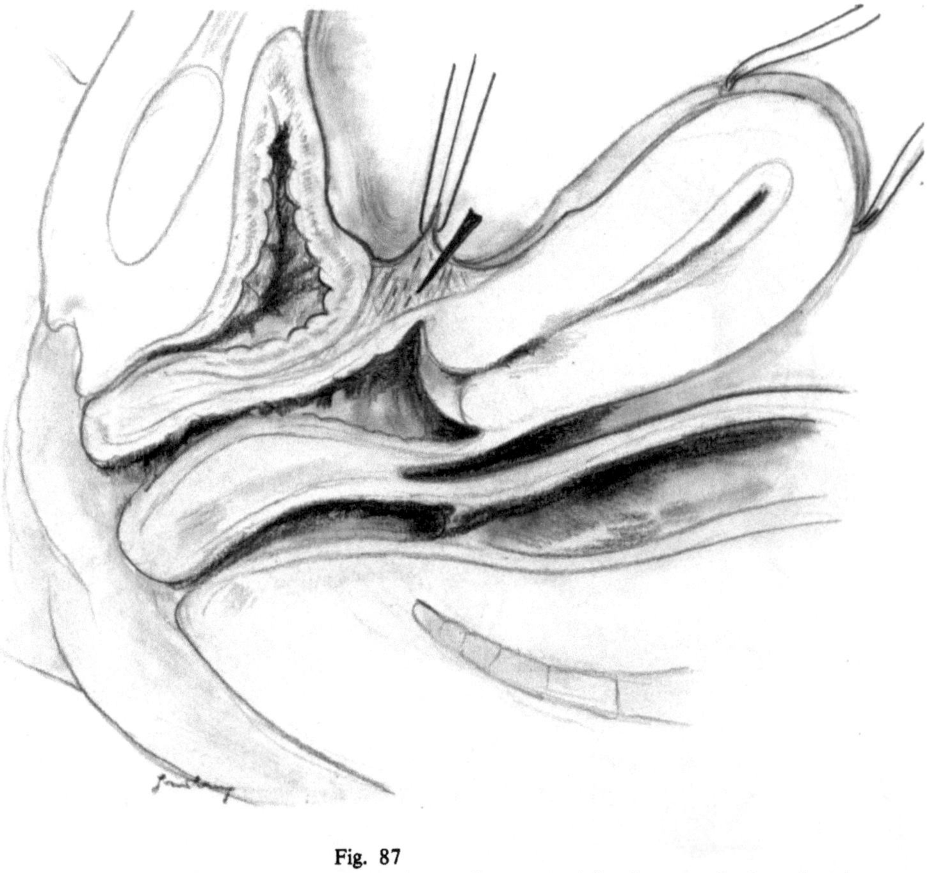

Fig. 87
Mostra l'esatto punto d'incisione del peritoneo vescicale dopo sollevamento della piega con la pinza. In tal modo si arriva nel tessuto perivescicale lasso

Fig. 88
La linea di incisione del peritoneo vescicale è tratteggiata. Visto dall'alto

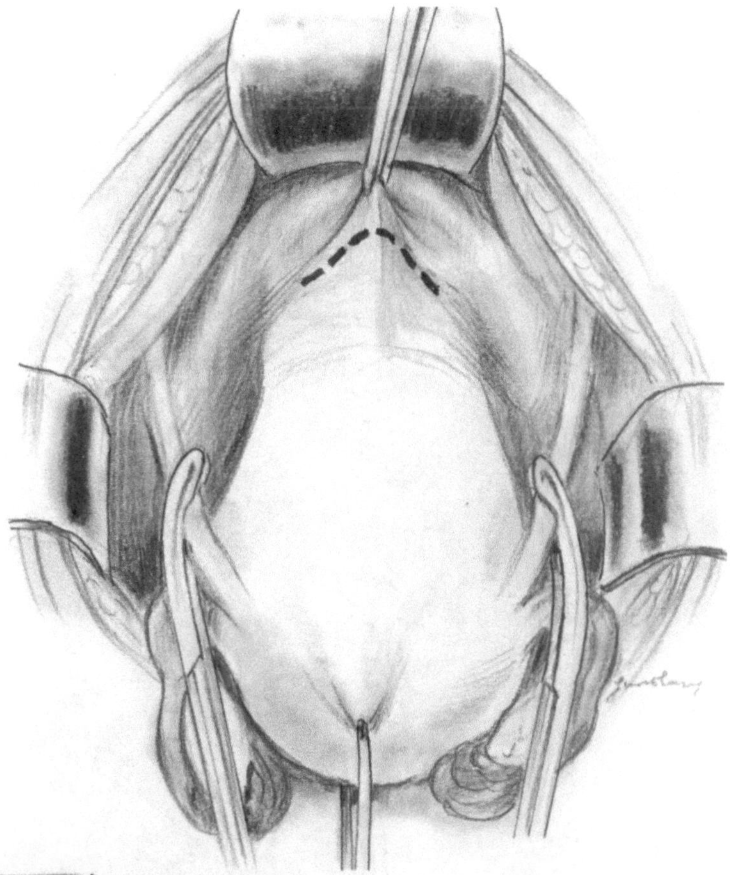

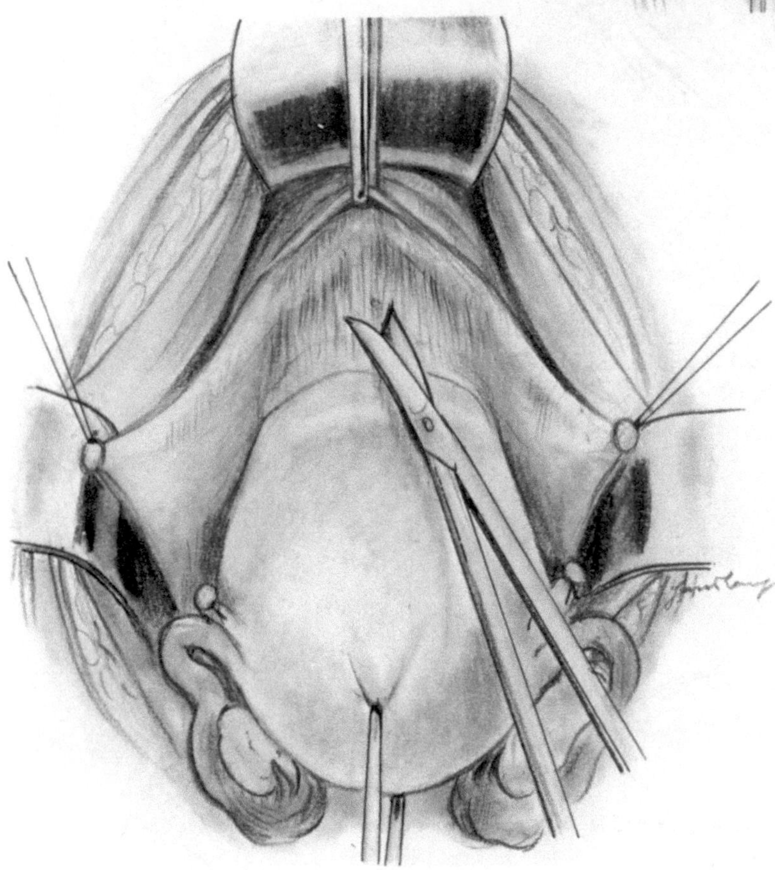

Fig. 89
Scollamento della vescica nel tessuto perivescicale avascolare

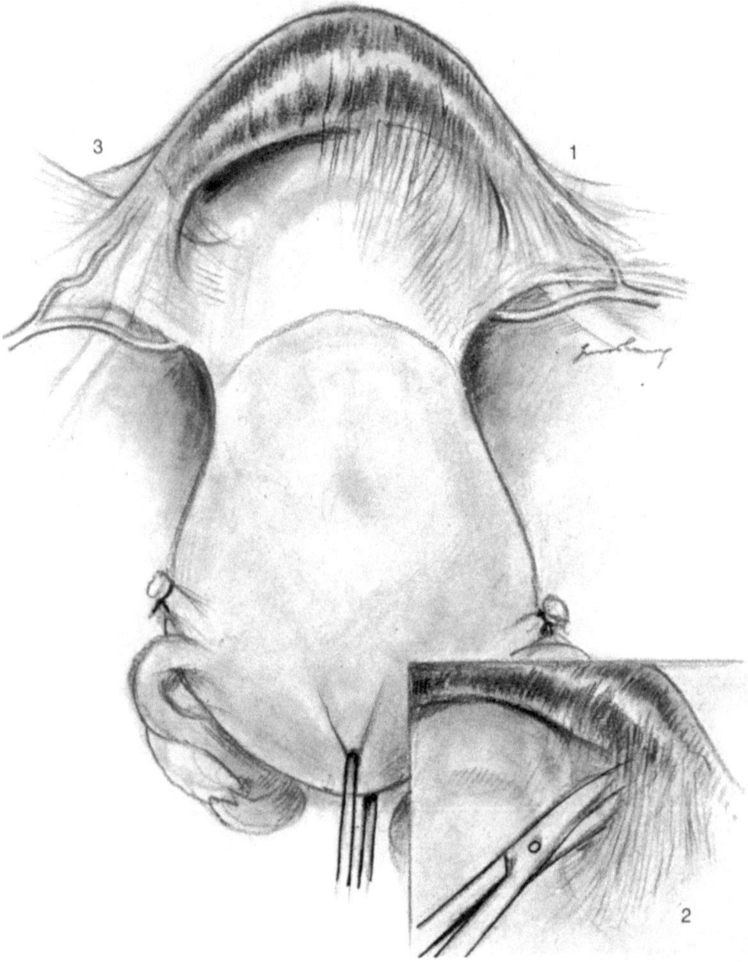

Fig. 90
1. Sul lato destro i delicati fasci connettivali non sono ancora stati recisi fino all'angolo tra pilastro vescicale e parametrio (vedi sezione orizzontale, fig. 93). 2. Mostra questa dissezione. 3. Risultato della dissezione

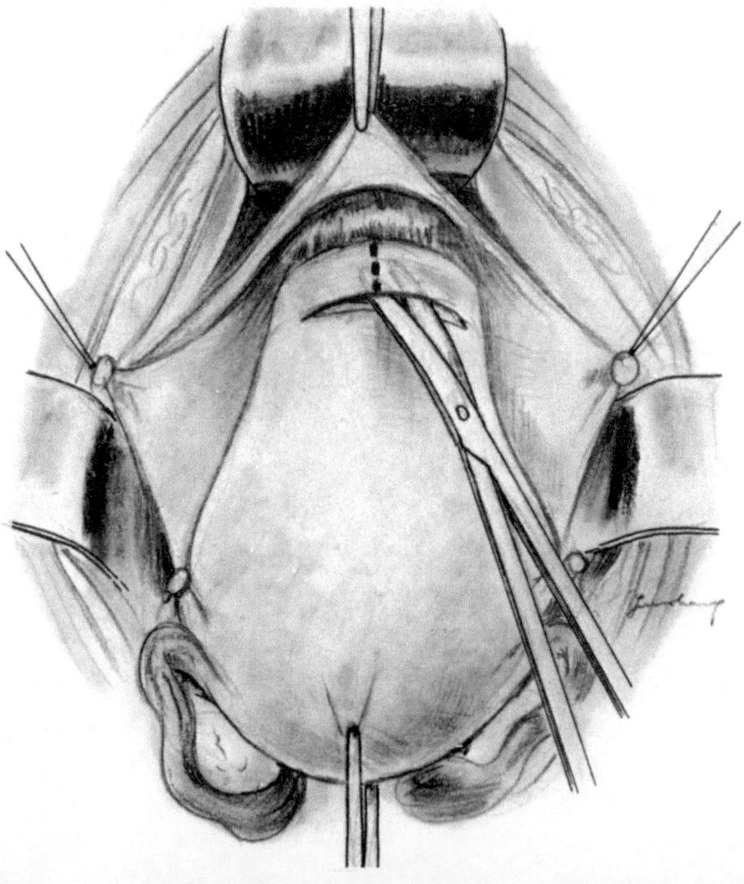

Fig. 91
Tecnica intrafasciale mediante taglio a T nella fascia cervicale

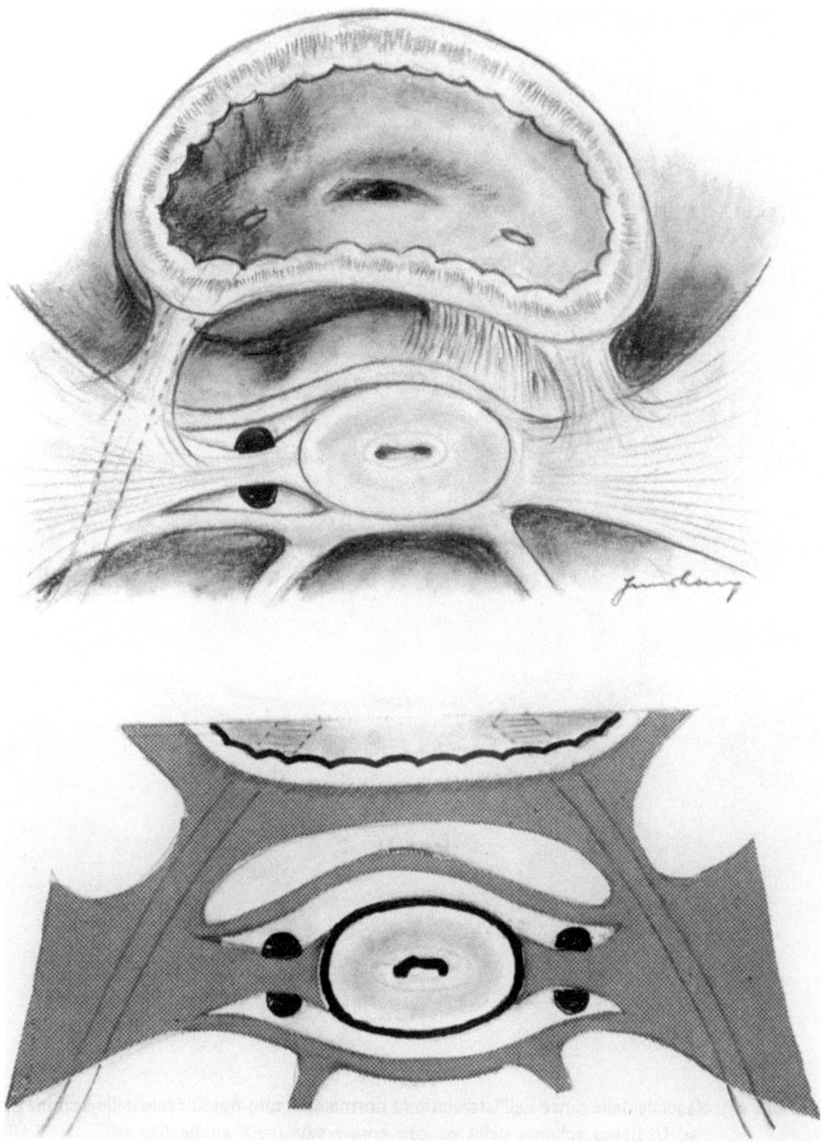

Fig. 92
Mostra schematicamente come vengono poste le pinze parametriali nell'isterectomia intrafasciale. In alto figura reale della sezione trasversale; in basso schema della sezione trasversale

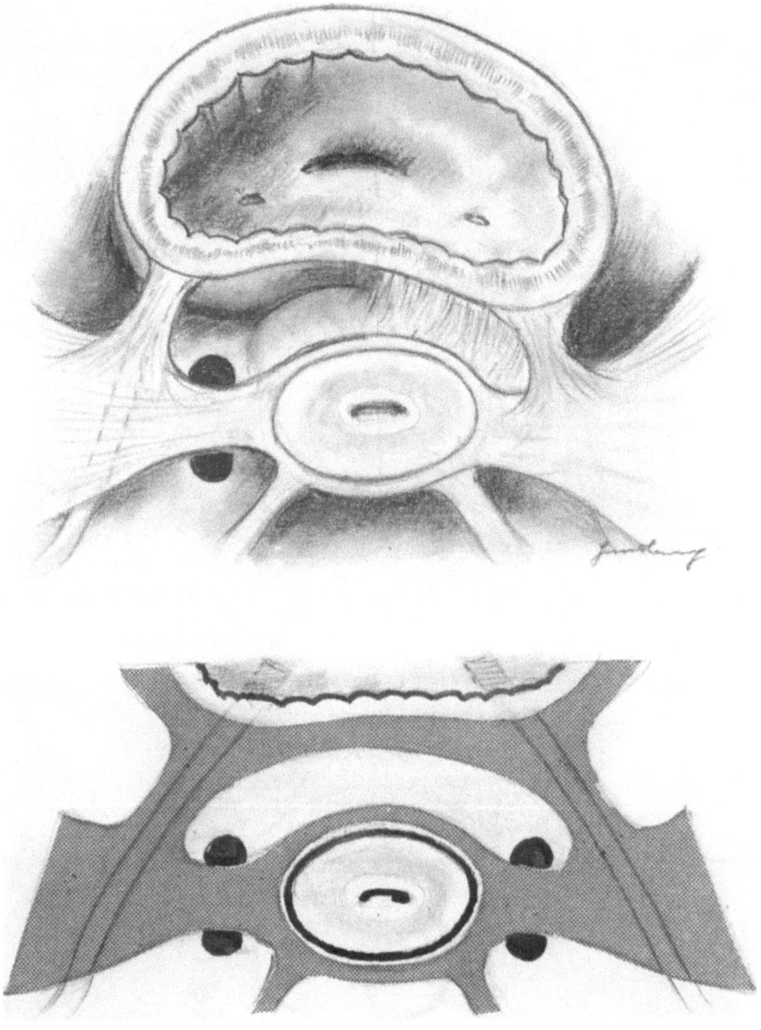

Fig. 93
Applicazione extrafasciale delle pinze nell'isterectomia normale: in alto figura reale della sezione trasversale. In basso schema della sezione trasversale (vedi anche fig. 90)

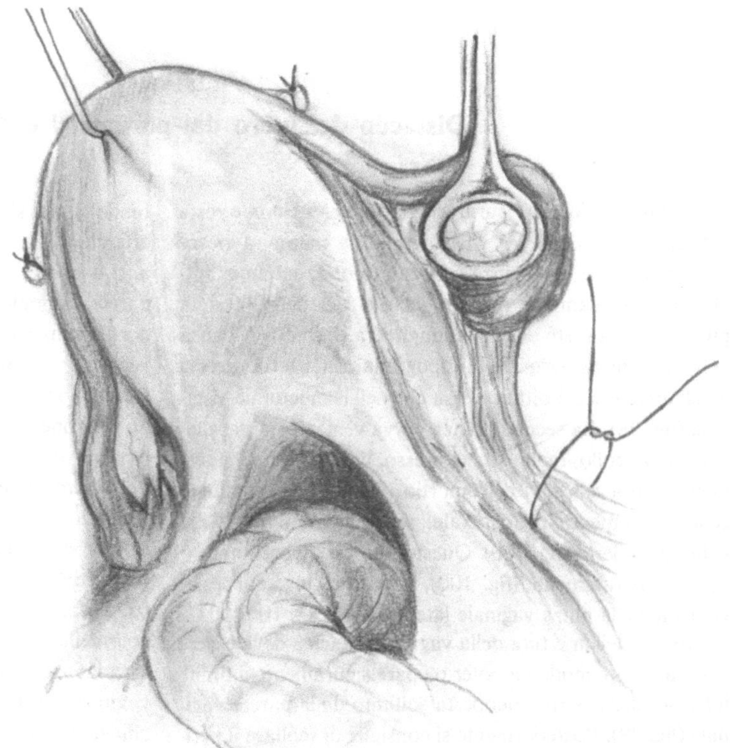

Fig. 94
Il legamento sospensore dell'ovaio (infundibolopelvico) e l'uretere sono ravvicinati per cause infiammatorie e quindi è maggiore il pericolo di una lesione dell'uretere

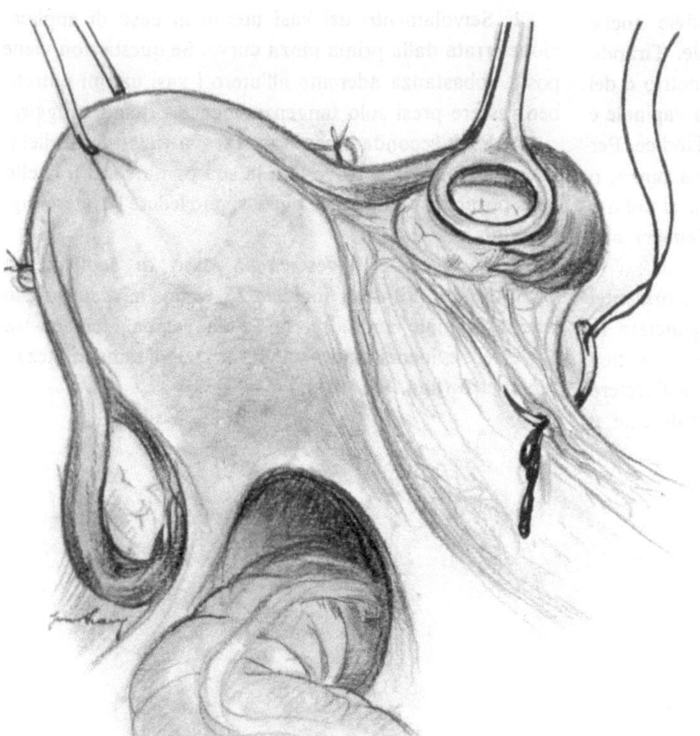

Fig. 95
Lesione di vene varicose provocate da un ago non avendo rispettato la zona avascolare

Distacco dell'utero dai parametri e dalla vagina

Usando la forcipressura vengono pinzati ciò che resta del legamento largo e i vasi uterini. La manovra riesce meglio se l'asse delle pinze è orientato orizzontalmente o almeno obliquamente rispetto all'asse del collo, con la punta posta a metà della sua lunghezza (fig. 99). A causa dello stiramento craniale la topografia dell'arteria uterina e dell'uretere è del tutto diversa che nell'isterectomia vaginale (fig. 98). La seconda pinza curva viene posta parallelamente al collo, molto vicina a esso, con la punta leggermente sopra il livello della portio (fig. 99). Si raggiunge così il legamento uterosacrale, senza però (il più delle volte) includerlo (fig. 100). Questo può essere sezionato o legato separatamente (fig. 100), oppure incluso successivamente nella pinza vaginale laterale (figg. 85, 100, 103).

Prima dell'apertura della vagina la vescica deve essere allontanata in modo da poter palpare sicuramente il limite inferiore della portio, ricoperta soltanto dalla parete vaginale (fig. 99). Posteriormente si consiglia di scollare il peritoneo dalla portio e dalla vagina verso il basso, soprattutto in caso di endometriosi ed esiti flogistici (Chrobak e Amreich).

Invece di usare la forcipressura è possibile anche legare i tessuti come nell'isterectomia vaginale. Tirando in alto l'utero però la deformazione del parametrio e del paracolpo varia molto rispetto all'isterectomia vaginale e ciò non permette di caricare il parametrio sull'indice. Per proseguire correttamente si deve applicare una pinza, o meglio uno strumento di Tauber, molto vicino al collo e suturare (per es. con sutura continua di Tauber) alla dovuta distanza.

L'apertura della vagina può avvenire anteriormente, lateralmente o posteriormente dopo aver agganciata la portio. L'apertura anteriore ha il vantaggio che la vescica scivola verso il basso con i tratti prevescicali dell'uretere assieme alla parete vaginale tagliata trasversalmente e rende quindi sicuri i tempi successivi (fig. 101). Dopo aver afferrato i bordi vaginali inferiore e superiore, tirando in alto il collo, si possono applicare due pinze curve sulla parete vaginale laterale in direzione sagittale vicino alla portio senza pericolo (figg. 102, 103). In questo modo vengono compresi anche i legamenti uterosacrali, se non sono già stati tagliati in precedenza, come sopra descritto. La sezione trasversale della parete vaginale posteriore avviene con scarso sanguinamento dopo forcipressura delle pareti laterali. Sanguinerà invece se la vagina viene recisa in toto liberamente, oppure se le pinze curve, il più delle volte quattro, vengono poste perpendicolarmente al bordo del taglio. Le suture emostatiche della vagina possono essere eseguite in diverse maniere: come legature singole delle quattro pinze (suture a U o Z) o come sutura circolare continua lasciando un'apertura del moncone vaginale per il drenaggio (fig. 104). Molti preferiscono una chiusura totale della vagina con sutura continua o a punti staccati.

Errori e pericoli

1. Scivolamento dei vasi uterini in caso di applicazione errata dalla prima pinza curva. Se questa non viene posta abbastanza aderente all'utero i vasi uterini potrebbero essere presi solo tangenzialmente e quindi sfuggire.

2. Se la seconda pinza non si trova vicino e parallelamente al collo, o si trova con la sua punta sotto il livello della portio, sostituendo le pinze si può ledere l'uretere (fig. 105).

3. Lesione della vescica in caso di scollamento insufficiente. Prima di incidere la vagina e di legare la parete vaginale anteriore, la fascia vaginale biancastra dev'essere evidenziata per una larghezza di almeno mezzo centimetro (figg. 99, 101).

Fig. 96
Invece del tessuto perivescicale è stato erroneamente aperto lo spazio subfasciale (tra fascia cervicale e collo). In seguito, nel tentativo di arrivare nello spazio perivescicale, è stata perforata la fascia assieme alla parete della vescica

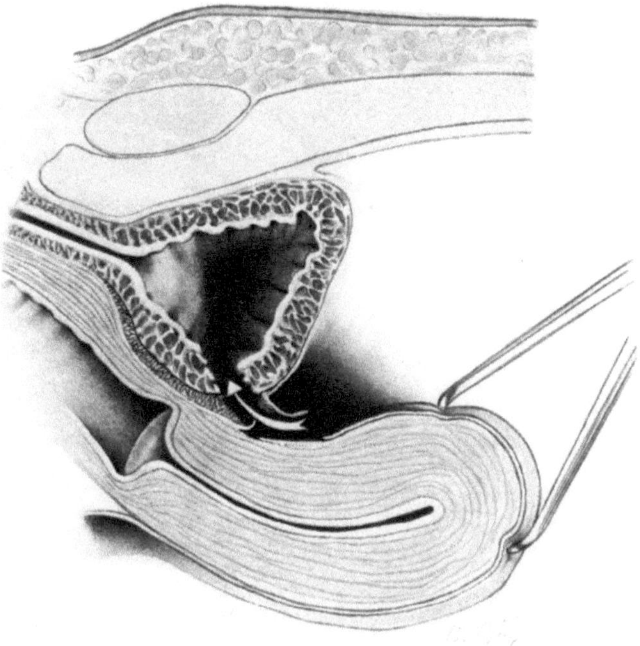

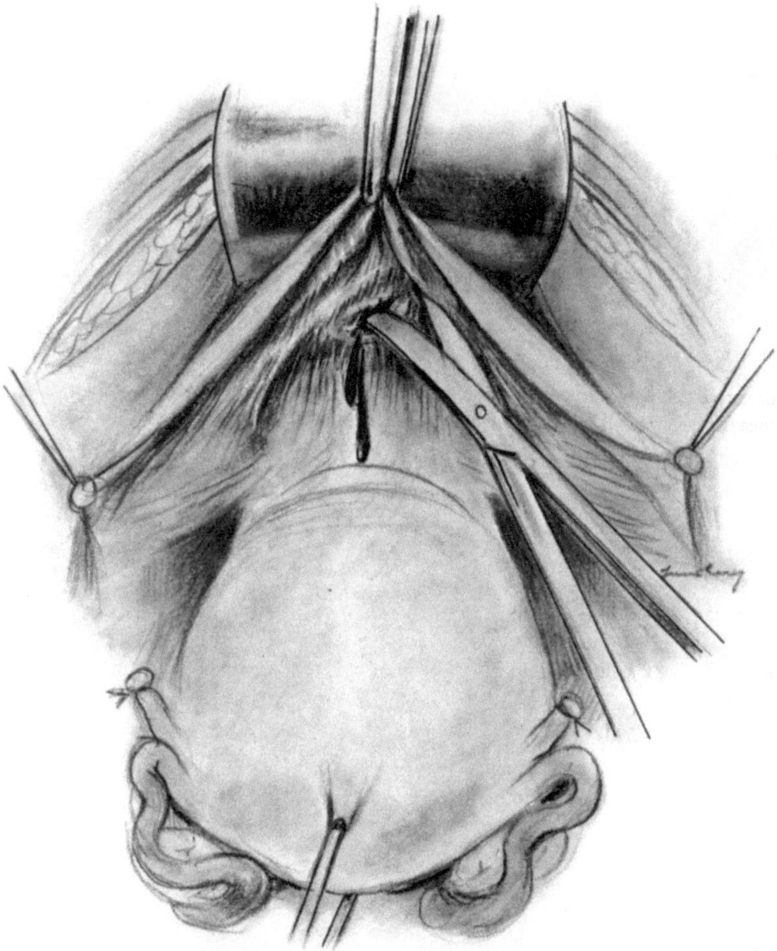

Fig. 97
Perforazione a causa di una dissezione troppo vicina alla parete della vescica

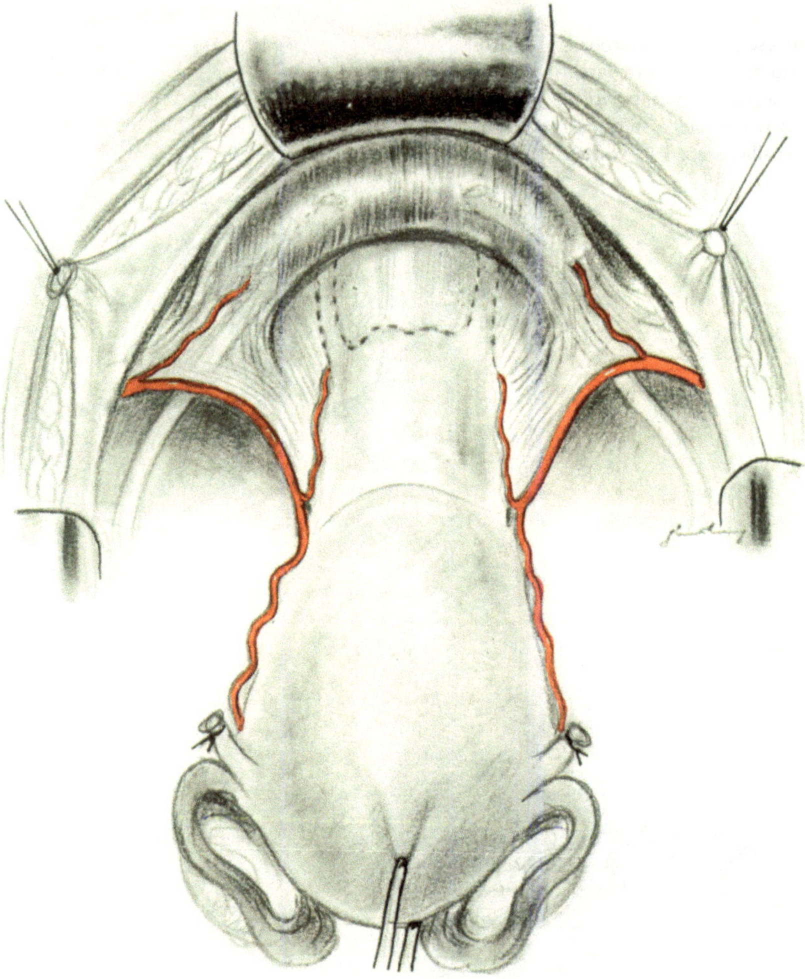

Fig. 98
Topografia dei vasi, dell'uretere e dell'apparato connettivale in presenza di vescica scollata e utero stirato in alto. Linea tratteggiata: la portio insieme al fornice vaginale appiattito

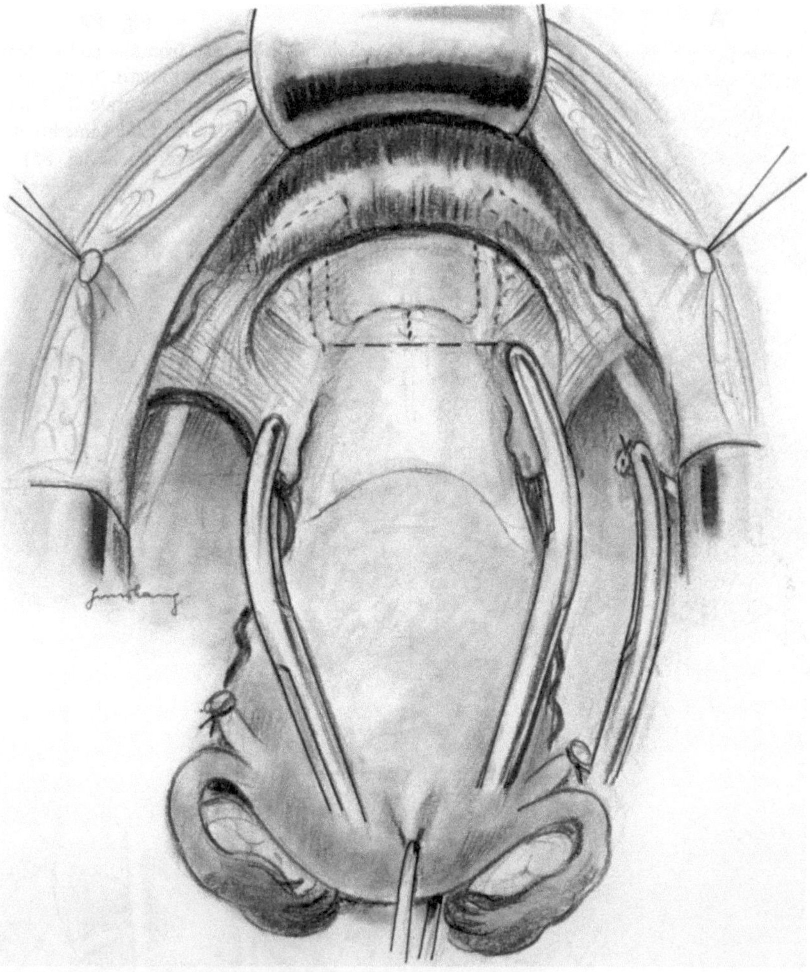

Fig. 99
A sinistra è applicata la pinza sull'arteria uterina. A destra i vasi sono recisi e legati. La pinza è applicata al parametrio inferiore e la sua punta si trova sopra il livello della portio (tratteggiati il fornice vaginale e la portio)

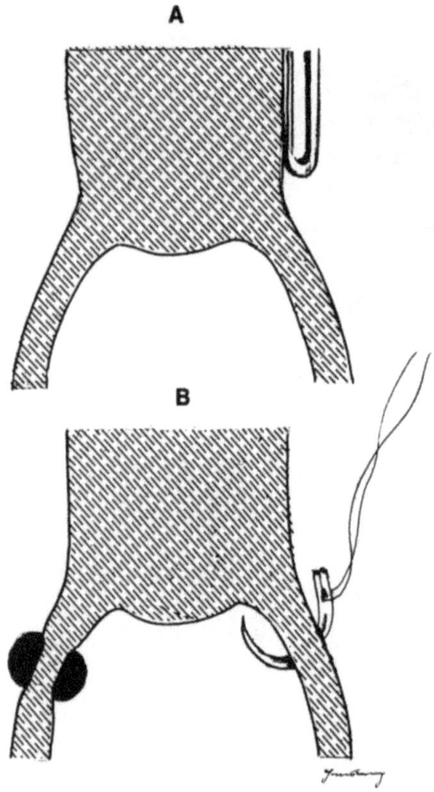

Fig. 100
A: Schema in sezione frontale: collo e legamenti uterosacrali. La punta della pinza parametriale all'altezza esatta senza comprendere il legamento uterosacrale. B: A sinistra applicazione di pinza, a destra legatura del legamento uterosacrale ispessito (vedi anche fig. 85)

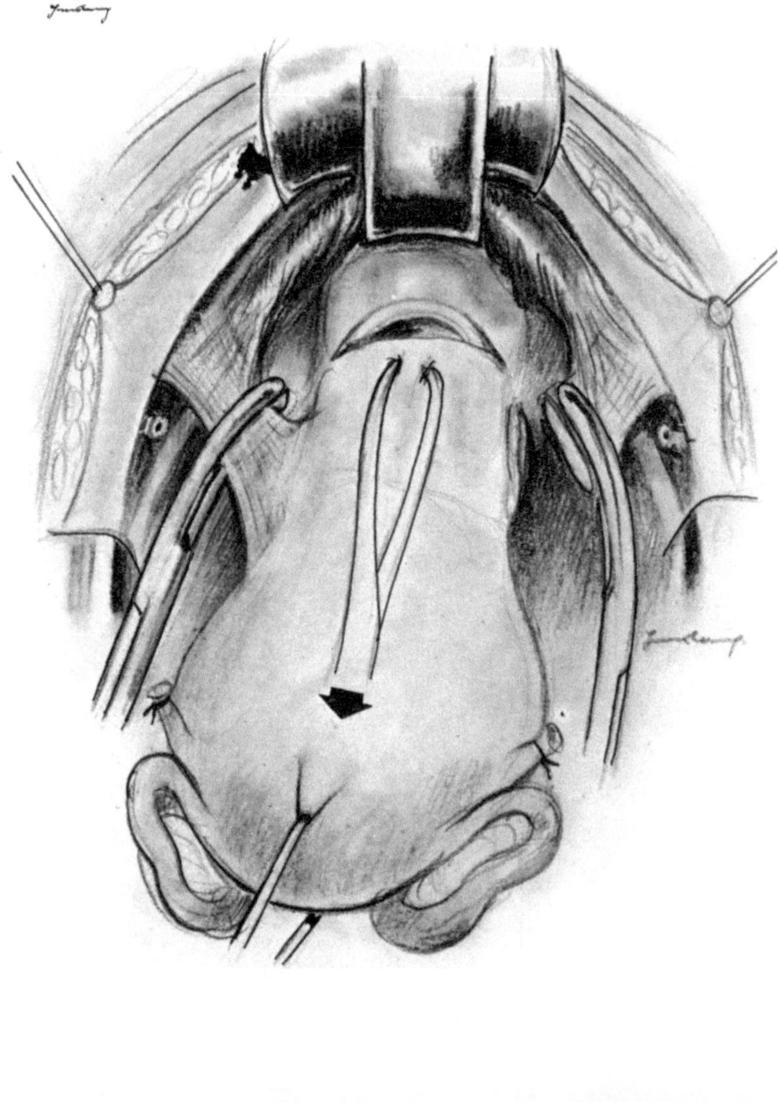

Fig. 101
Mostra la parete vaginale aperta trasversalmente; la vescica è spinta più in basso rispetto al tratto superiore della vagina. Dopo aver scollato la vescica lateralmente, mantenendo intatti i pilastri vescicali, non esiste pericolo di una lesione dell'uretere (nonostante la forcipressura relativamente laterale a sinistra) (vedi anche fig. 98)

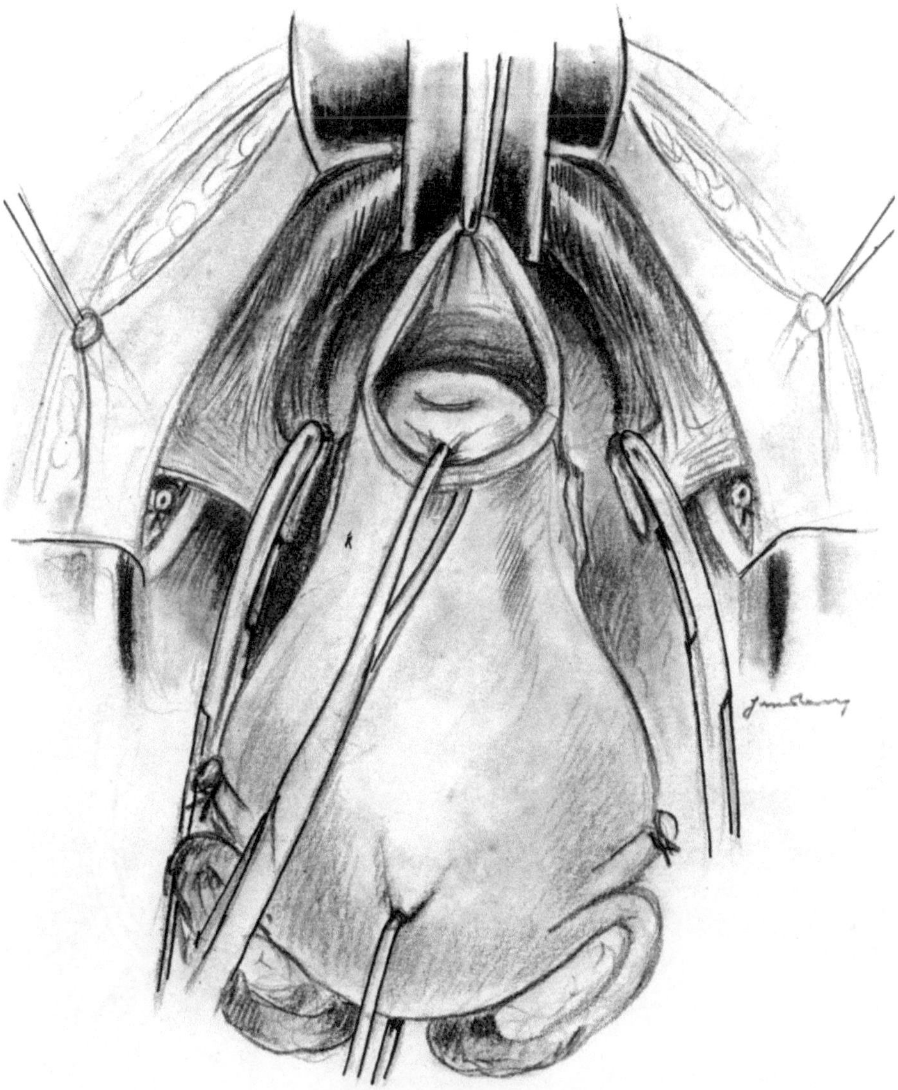

Fig. 102
La parete vaginale anteriore è sollevata. La portio è visibile nella vagina

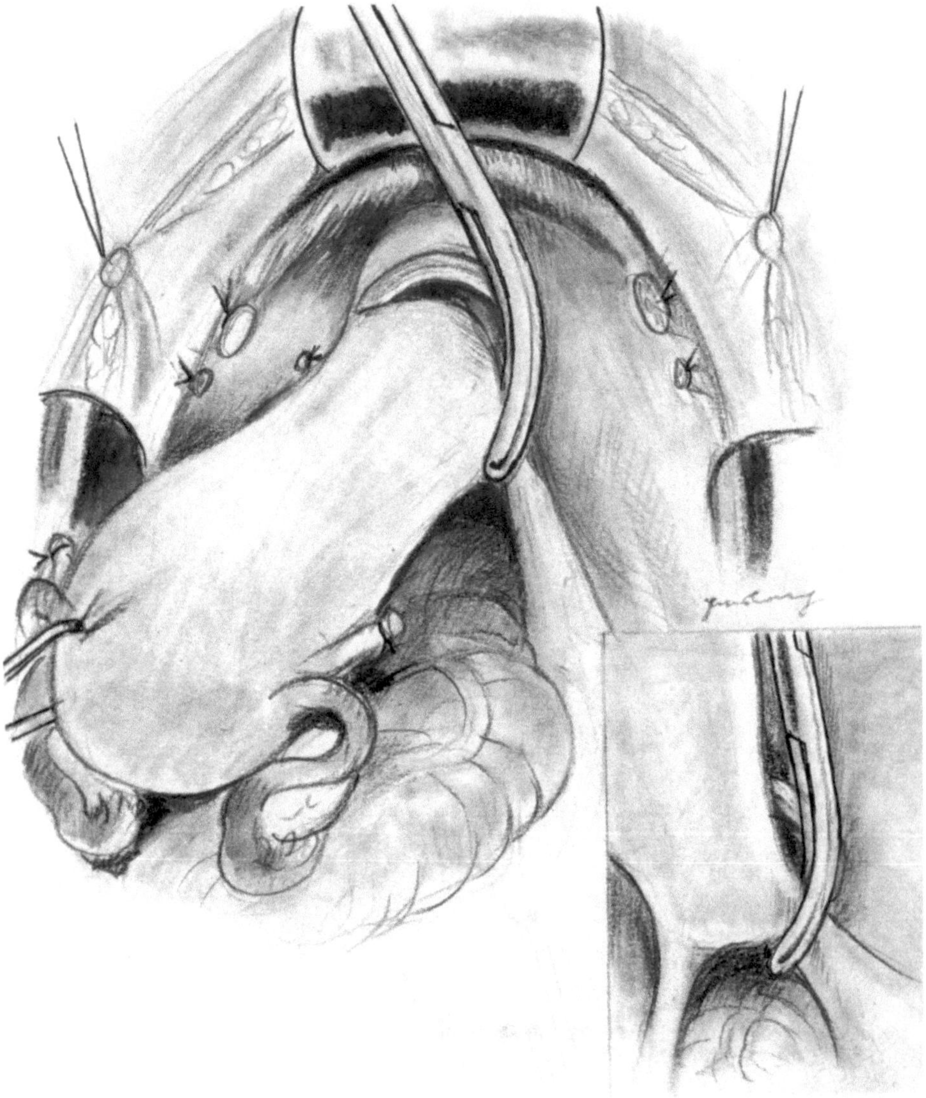

Fig. 103
Mostra il metodo di forcipressura vaginale mediante pinze curve. La figura d'angolo mostra più chiaramente la forcipressura del legamento uterosacrale normale – per poter assicurare contemporaneamente la parete vaginale laterale e il legamento uterosacrale. Abbiamo rinunciato a raffigurare la pinza vaginale anteriore

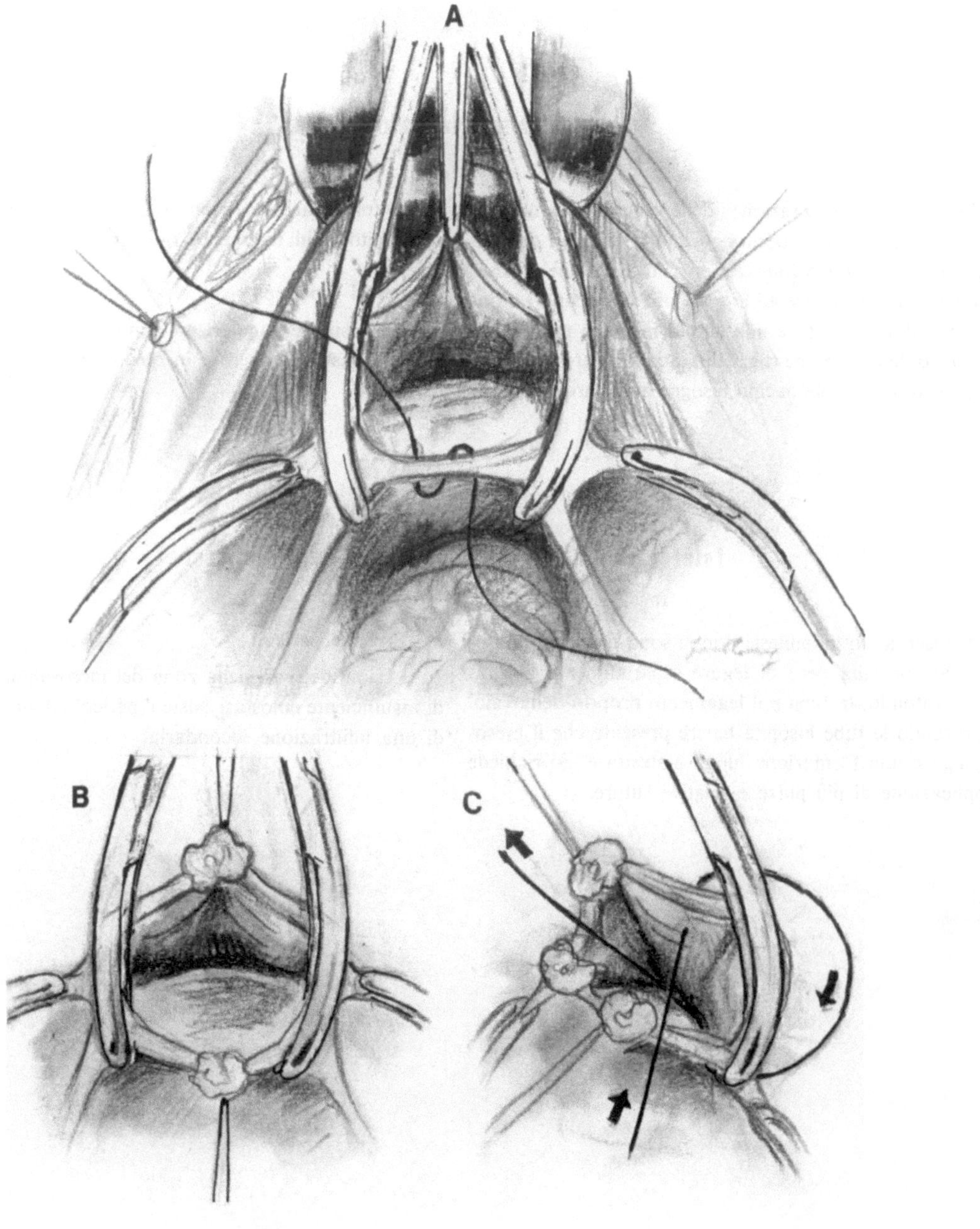

Fig. 104
Suture della parete vaginale a) La vicinanza della vescica e dei pilastri vescicali mostra il pericolo di lesioni per vescica e uretere nella sostituzione delle pinze laterali poste sulla parete vaginale. b) Dopo sutura del bordo anteriore e posteriore della vagina le due pinze laterali sono ancora in situ. c) La direzione della legatura laterale comporta un rischio minimo di lesione ureterale

Peritoneizzazione

Per la peritoneizzazione delle superfici cruentate bisogna usare soltanto peritoneo intatto. I punti devono essere messi superficialmente per evitare lesioni. Si eseguono prima due suture ad angolo, che affondano i monconi infundibolopelvici, e una sutura mediana per evitare tensione o deformazione (fig. 106). Se non si trova peritoneo intatto nel piccolo bacino bisogna applicare il metodo di peritoneizzazione secondo Latzko, che sarà descritto nel capitolo sull'intervento radicale addominale.

Errori e pericoli

Nelle suture angolari un punto troppo profondo può ledere i vasi e l'uretere e in quella mediana la vescica e l'intestino.

Isterectomia con conservazione degli annessi

Conservando gli annessi non ci sono problemi anatomici. Si consiglia però di legare separatamente il legamento rotondo, la tuba e il legamento proprio dell'ovaio. Asportando le tube bisogna tenere presente che il mesosalpinge è una formazione lunga e stretta e ciò richiede l'applicazione di più pinze e relative suture.

Errori e pericoli

Lesioni dei vasi nella zona del mesosalpinge. In caso di insufficiente emostasi esiste il pericolo di un ematoma o di una infiltrazione secondaria.

Fig. 105
I legamenti uterosacrali sono già stati legati e recisi. Le punte delle pinze parametriali si trovano erroneamente sotto il livello della portio. Esiste quindi il pericolo di lesione dell'uretere. (A) Visto posteriormente; (B) visto anteriormente, (vedi anche fig. 100)

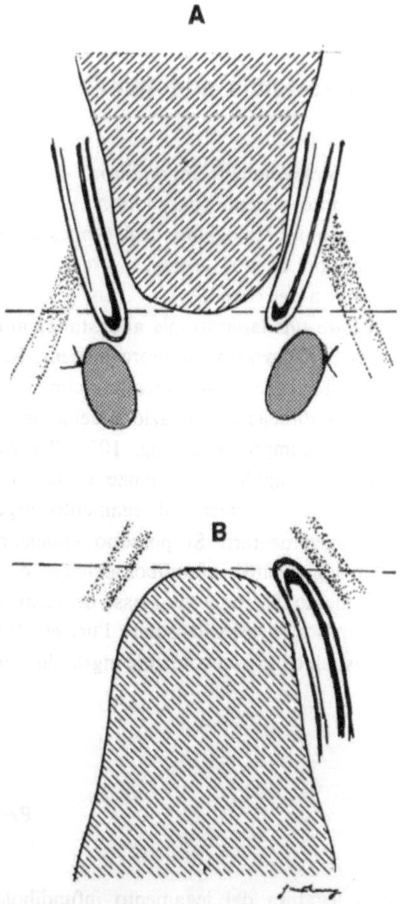

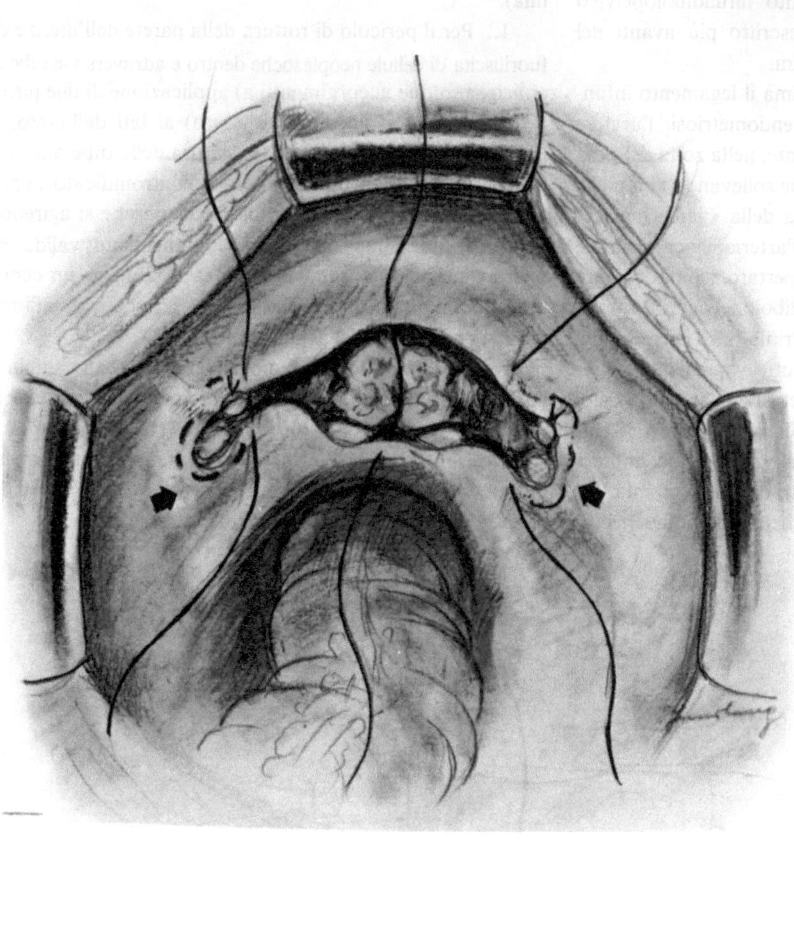

Fig. 106
Inizio della peritoneizzazione con due suture angolari e una mediana tra il peritoneo vescicale e quello del Douglas. Pericolo di lesione ureterale entrando troppo profondamente con l'ago nella sutura angolare (freccia)

Isterectomia addominale in caso di gravi alterazioni patologiche dell'utero

A. Corpo notevolmente ingrandito.
B. Collo notevolmente ingrandito.
C. Alterazioni patologiche degli annessi, aderenze, infiltrazioni di altri organi.
D. Neoplasia del corpo.

A.: Facendo una laparatomia abbastanza ampia non sarà quasi mai necessario un morcellement. Se però il collo è corto e il mioma si estrinseca lateralmente sopra di esso, può essere difficile l'applicazione della pinza e l'uretere può essere compromesso (fig. 107). Per ovviare a questa difficoltà si applicano le pinze vicino ai lati dell'utero e si reseca estesamente il legamento largo.

Nodi intralegamentari: Si possono enucleare dopo legatura del legamento infundibolopelvico e rotondo e dopo scollamento del connettivo lasso del legamento largo. Non è sempre necessario isolare l'uretere (fig. 108).

B.: In caso di collo notevolmente ingrandito (mioma a botte della cervice e in utero postpartum) il parametrio è molto corto. È quindi impossibile applicare una pinza senza compromettere l'uretere (fig. 109); pertanto è indicato evidenziare gli ureteri e isolarli dal parametrio caudale come nella piccola Wertheim, dopo legatura delle arterie uterine e dei legamenti vescicouterini, in modo da creare spazio per le pinze parametriali.

C.: In caso di cisti troppo grandi, che non possono essere asportate senza essere svuotate, occorre praticare una laparotomia più ampia possibile, prevedendo un loro contenuto pseudomucinoso. L'asportazione di cisti intralegamentarie e pseudointralegamentarie (cisti tubo-ovariche), pio-ovaio, piosalpinge, ecc. richiede quasi sempre un'evidenziazione degli ureteri. Lo stesso vale soprattutto per l'endometriosi dove mancano i piani di clivaggio (figg. 110, 111).

D.: Vedi sotto.

Preparazione dell'uretere

1. Dopo legatura del legamento infundibolopelvico l'uretere viene preparato come descritto più avanti nel metodo originale secondo Wertheim.

2. Se non è possibile legare prima il legamento infundibolopelvico, per es. in caso di endometriosi, l'uretere deve essere ricercato più cranialmente, nella zona del peritoneo ancora integro. Ciò è possibile sollevando una piega peritoneale e incidendola all'altezza della « linea innominata » nel punto d'incrocio con l'arteria iliaca comune (figg. 110, 111). Dopo averlo repertato, si può legare senza pericolo il legamento infundibolopelvico.

D.: Neoplasia del corpo. Prima dell'isterectomia alcuni chirurghi formano un manicotto vaginale che chiudono sopra la portio per evitare metastasi vaginali. L'isterectomia stessa viene eseguita dalla gran parte dei chirurghi come semplice (1), da alcune scuole con linfadenectomia complementare (2), da altri con isterectomia leggermente allargata (3-piccola Wertheim con linfadenectomia).

1.: Per il pericolo di rottura della parete dell'utero e di fuoriuscita di cellule neoplastiche dentro e attraverso le tube si consigliano due accorgimenti: a) applicazione di due pinze rette (al posto delle pinze tirautero) ai lati dell'utero, a livello degli angoli tubarici; b) legatura delle tube a livello delle fimbrie. Asportando l'utero è controindicato applicare le pinze troppo aderenti al corpo, perché si agirebbe contro la massima chirurgica comunemente valida di operare nel tessuto sano a distanza di almeno un centimetro dal limite della neoplasia (per es. in caso di infiltrazione quasi totale della parete dell'utero).

2.: Nell'isterectomia semplice con linfadenectomia i linfonodi e i vasi linfatici restano aderenti all'arteria uterina.

3.: Nella piccola Wertheim con linfadenectomia i vasi linfatici e i linfonodi vengono asportati solo se si recide l'intero parametrio superiore (vedi Wertheim).

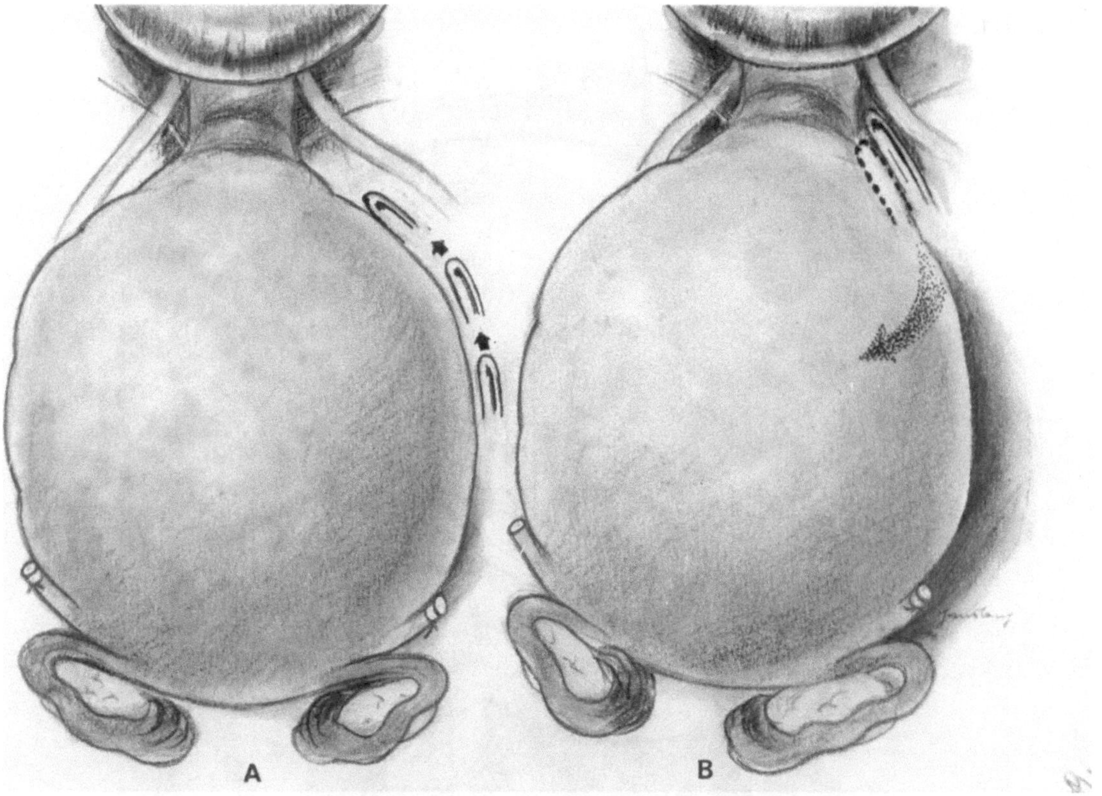

Fig. 107
a) Esatta applicazione delle pinze parametriali in presenza di voluminoso mioma a sfera e portio corta. b) La freccia indica che l'utero dev'essere stirato fortemente verso sinistra per applicare correttamente le pinze (linea tratteggiata: pinza in posizione giusta, linea continua: pinza in posizione errata, perché troppo vicina all'uretere)

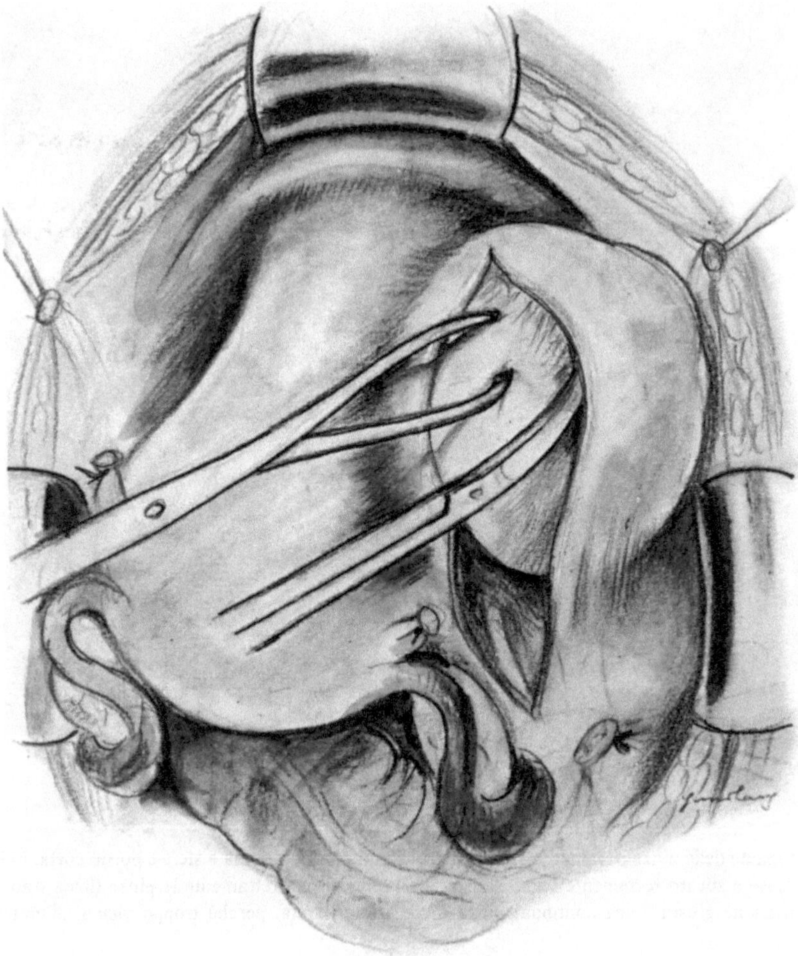

Fig. 108
Mioma intralegamentario. In questo caso l'uretere è visibile in profondità

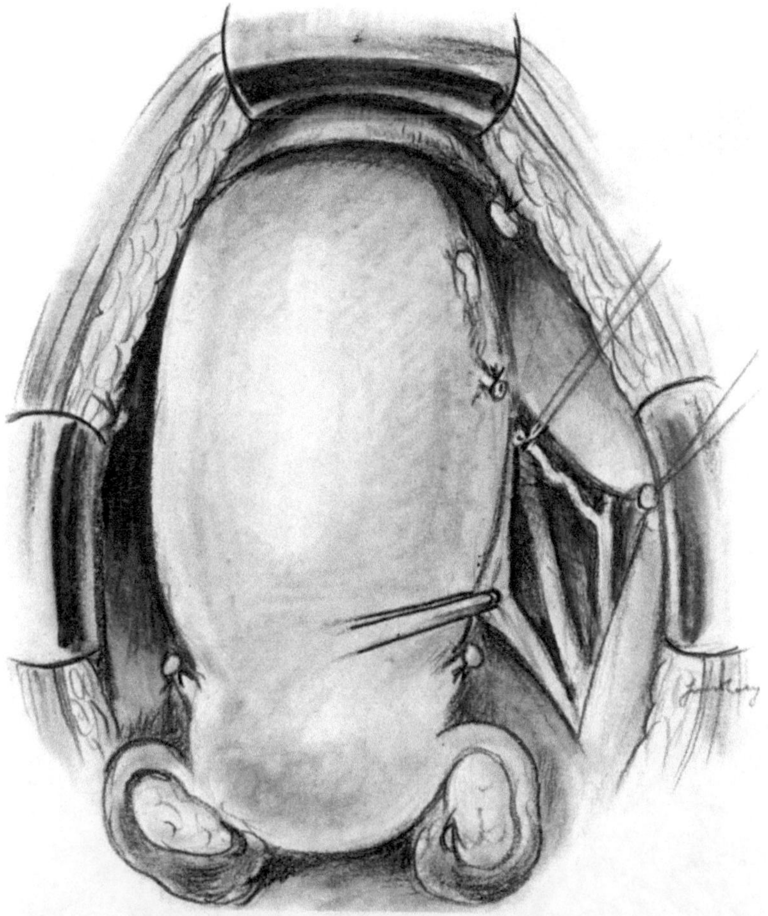

Fig. 109
Esposizione obbligata dell'uretere in caso di mioma a botte del collo

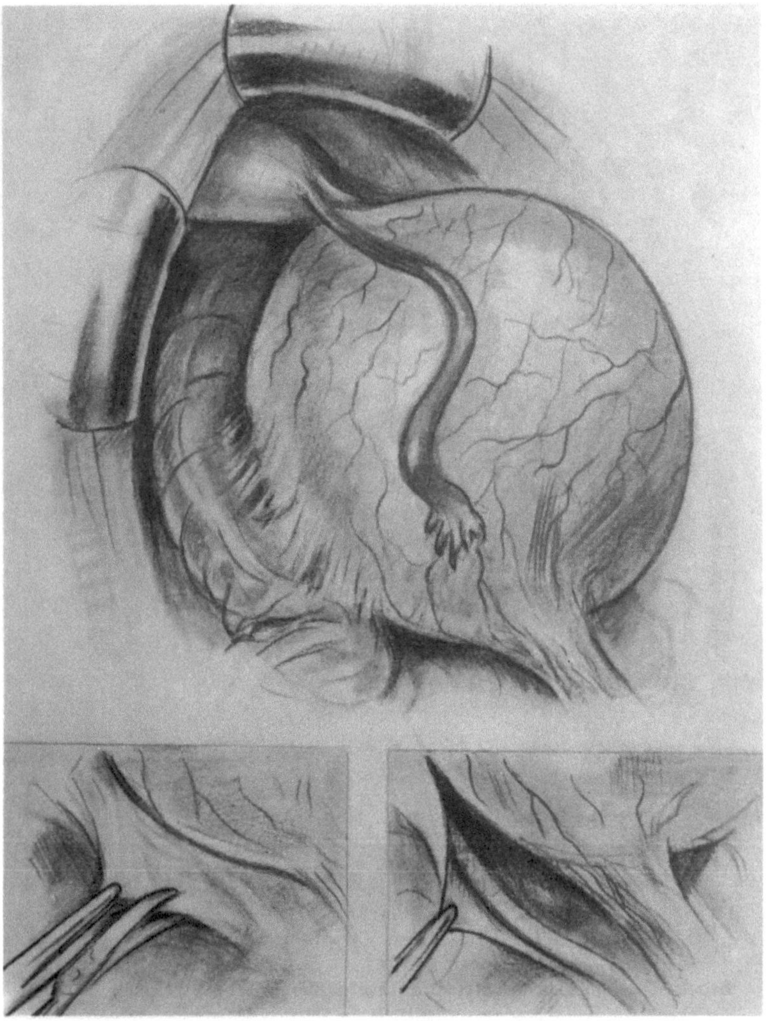

Fig. 110
Scollamento del peritoneo medialmente al legamento infundibolopelvico ed evidenziazione dell'uretere prima della legatura del legamento

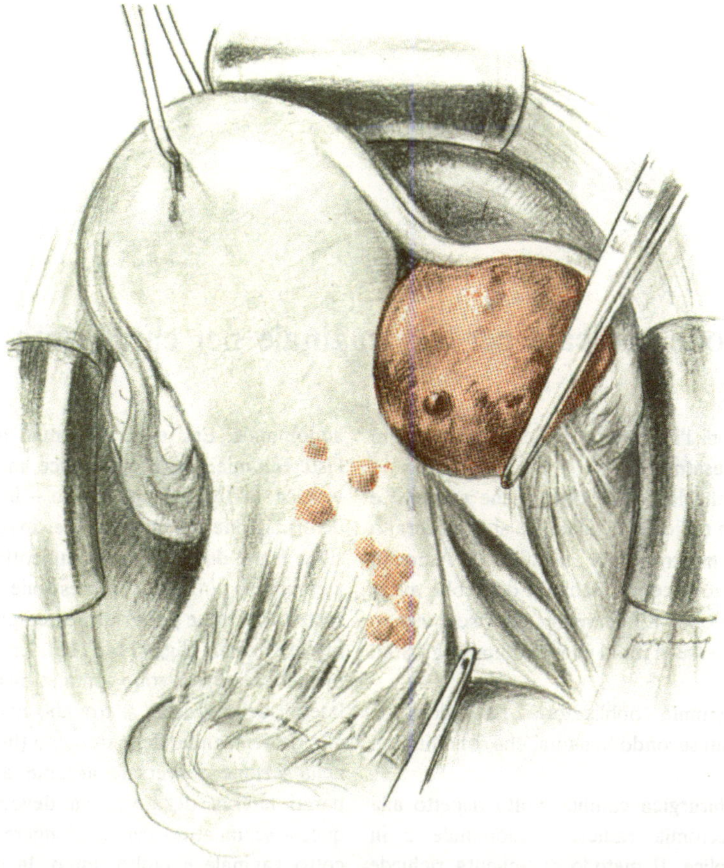

Fig. 111
Ricerca dell'uretere (come nella fig. 110) in caso di endometriosi

Operazione radicale per via vaginale nel carcinoma del collo

Per diverse ragioni l'intervento di Schauta al giorno d'oggi non è molto usato:

1. Non sono molte le scuole dove viene eseguito e insegnato l'intervento radicale vaginale. Se si considerano i risultati eccellenti dimostrati dalle statistiche di Amreich e Navratil, l'intervento secondo Schauta dovrebbe avere una maggiore diffusione. L'intervento sta riscontrando tuttavia un certo interesse in molti paesi, compresi gli Stati Uniti.

2. La linfadenectomia obbligatoria ha ridotto il numero degli interventi secondo Schauta, che sono limitati a singoli casi.

3. L'anatomia chirurgica cambia molto rispetto alla topografia nell'isterectomia radicale addominale e in quella vaginale semplice. Il metodo di Schauta richiede lunghi studi sul cadavere. Quando ci si è impadroniti della tecnica, l'isterectomia radicale vaginale è più facile di quella addominale. È più breve e comporta un indice minore di mortalità e morbilità.

4. Normalmente l'intervento causa emorragie. Oggi si cerca di evitarle legando i vasi prima di tagliarli. Ciò è reso difficile per le numerose anastomosi venose del paracolpo, ma noi vogliamo dimostrare come questo sia possibile.

Durante i tempi di questo intervento si ha una notevole variazione della topografia rispetto a quella dell'isterectomia vaginale semplice, dovuta alla trazione in basso della vescica, del retto e dei paracolpi che formano un manicotto vaginale. L'anatomia chirurgica varia secondo la lunghezza del manicotto. In genere si dovrebbe asportare circa un terzo della vagina (come nel caso dell'operazione radicale addominale). Le figure illustrano la situazione con o senza trazione e lo scollamento della vescica (figg. 112-116).

La localizzazione dei paracolpi differisce dalla topografia normale e da quella dell'operazione radicale addominale. Essi sono deformati a semicono, come nell'isterectomia vaginale semplice, ma coprono gli organi — vescica, uretere, vagina e retto — in modo diverso. Questa deformazione dei paracolpi è dovuta alla loro compressione fra le due pareti del manicotto. In basso, dove sono applicate le pinze, la compressione è maggiore che in alto. Anteriormente e posteriormente i paracolpi sono uniti alla fascia vaginale (figg. 114, 116). La vescica e il retto (raramente il Douglas) sono spinti in basso (fig. 115). Le pareti laterali della vescica si trovano nella scanalatura dovuta alla deformazione del paracolpo (figg. 116, 117, 128) che, nella sezione trasversale, assume la forma a semiluna. Le pareti laterali della vescica devono essere staccate da questa scanalatura per raggiungere gli ureteri. Se il manicotto vaginale è molto lungo, la dissezione richiede un tempo maggiore. La manovra è più facile se il paracolpo viene tagliato 1 cm ca. dal bordo vaginale, dove il pilastro vescicale discendente (prolungamento caudale del legamento vescicouterino) si unisce al paracolpo (figg. 113, 128). A questo punto la vescica scivola in alto con il restante paracolpo e poca parte di esso resta attaccata al pezzo operatorio. Se si cerca, secondo Amreich, di asportare il paracolpo bruscamente e per via smussa dal suo punto d'inserzione sulla parete del bacino (unendo così lo spazio paravescicale con quello rettale), non lo si stacca dal suo punto d'inserzione, bensì a metà oppure vicino alla vagina. Volendo asportare più paracolpo e resecandolo molto lateralmente senza suture (vedi sotto) si può avere una grossa emorragia dal suo plesso venoso. Lo scollamento delle pareti laterali della vescica e l'evidenziazione degli ureteri sono in tal caso notevolmente più difficili. In seguito dimostreremo come è possibile una estesa resezione del paracolpo senza notevole emorragia, tenendo presenti le modificazioni topografiche dovute all'intervento.

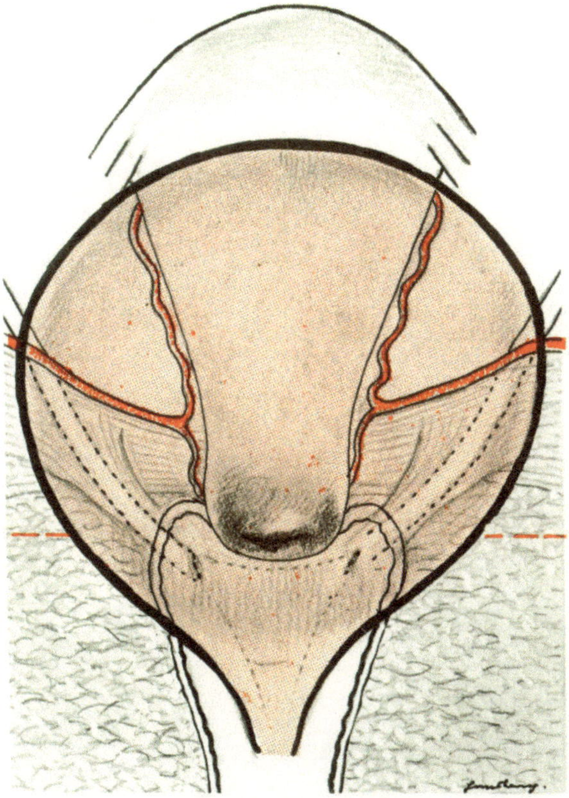

Fig. 112
Visione schematica anteriore. Topografia normale; linee tratteggiate: ureteri e trigono. Questo poggia sul terzo superiore della vagina. La vescica è rappresentata schematicamente in stato di riempimento

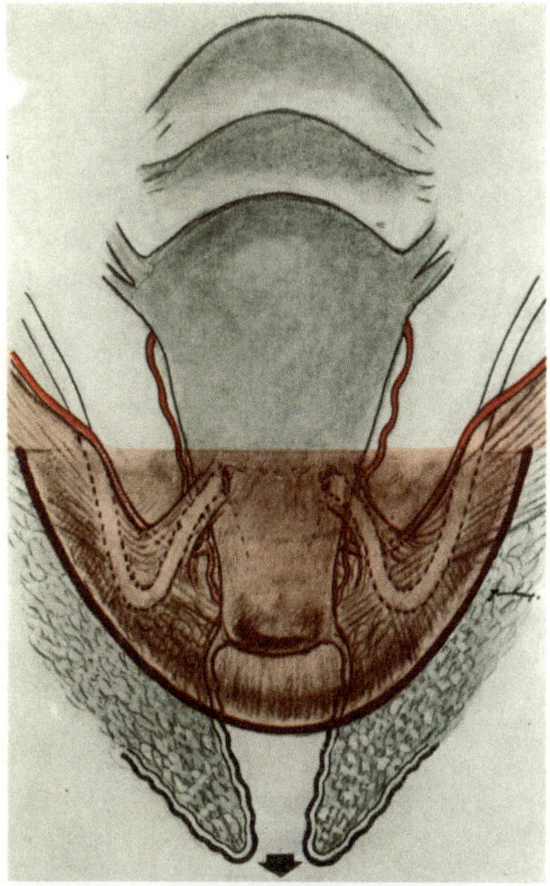

Fig. 113
Visione schematica anteriore. È stato formato il manicotto vaginale e la vescica è stata scollata dalla vagina e dal collo. Il trigono è ruotato verso l'alto per la pressione della valva. Sono così spostati verso l'alto pure i tratti prevescicali degli ureteri. Si è formato il ginocchio dell'uretere e l'arteria uterina comincia a scendere medialmente a esso, formando un'ansa. I legamenti vescicouterini contengono i tratti prevescicali dell'uretere e la loro continuazione caudale (legamenti vescicovaginali) fissa i tratti laterali della vescica al paracolpo.

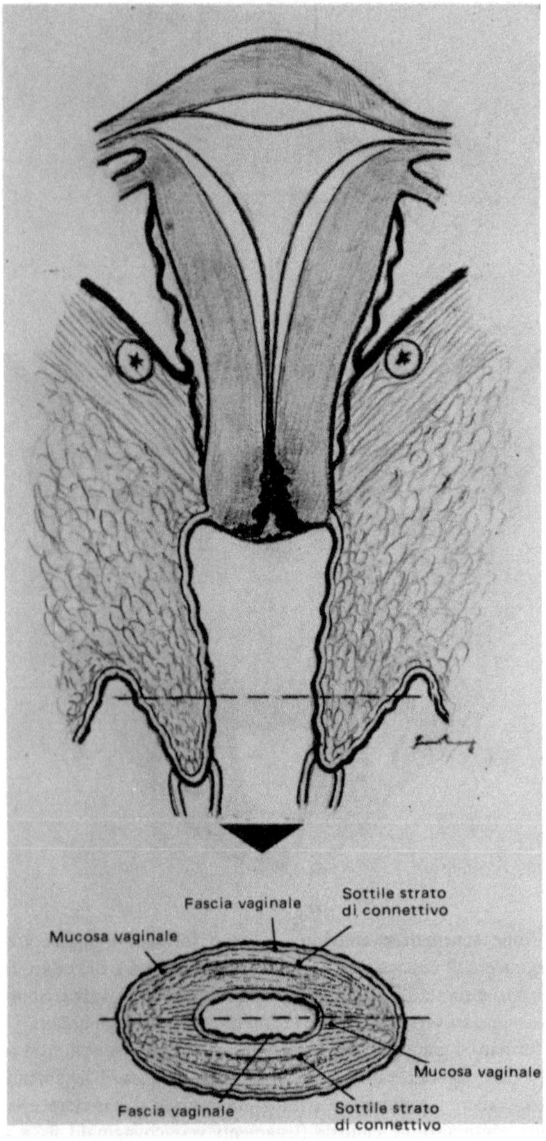

Fig. 114
La sezione orizzontale, sotto, mostra gli strati che corrispondono al piano raffigurato (con linea tratteggiata) nella sezione frontale. Le fasce vaginali si vedono soltanto anteriormente e posteriormente, perché lateralmente si irradiano nel paracolpo

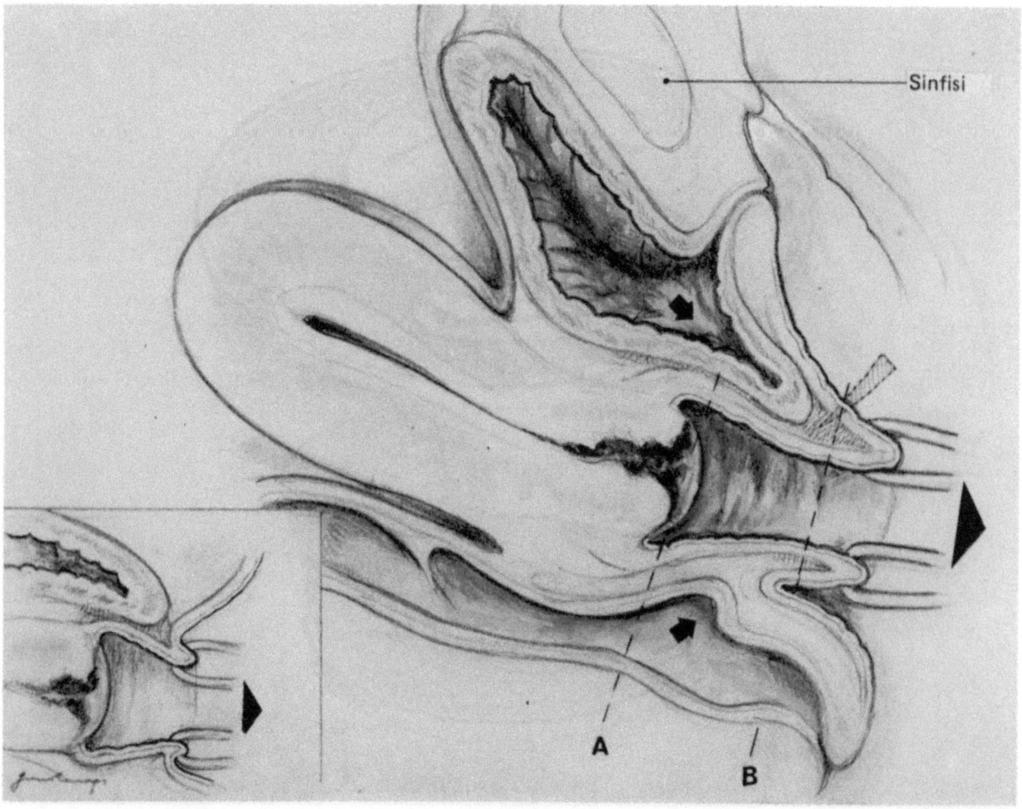

Fig. 115
La sezione sagittale mostra: 1.L'inclusione della vescica e del retto nel manicotto vaginale, in presenza di trazione più accentuata rispetto alla figura d'angolo. 2. Zona dell'incisione circolare (freccia anteriore). La punta della freccia indica l'esatto piano di scollamento del connettivo lasso

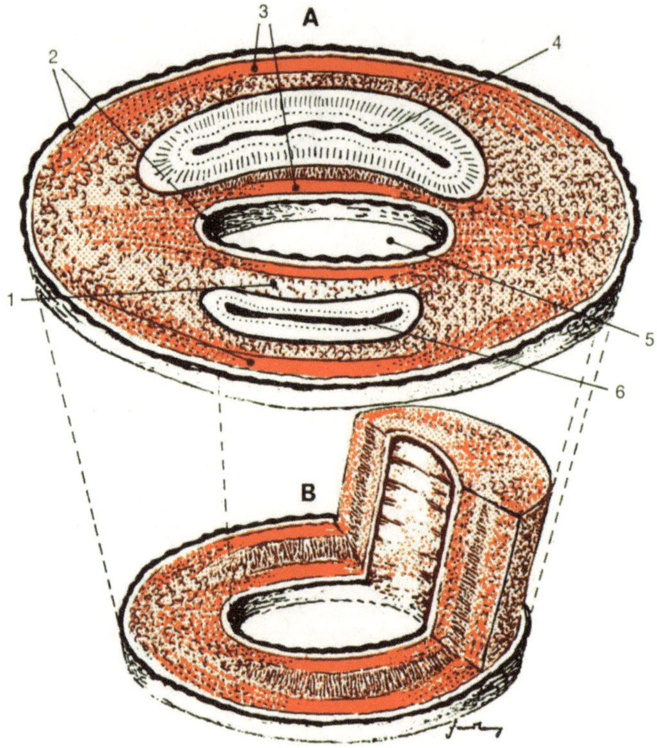

Fig. 116
Schema delle sezioni trasversali corrispondenti ai piani A e B della fig. 115. La parete vaginale (mucosa e fascia vaginale) è raddoppiata in seguito alla formazione del manicotto; le fasce vaginali si irradiano bilateralmente nel paracolpo (fascia vaginale e sua irradiazione sono in rosso). In A anche il retto è stato incluso nel manicotto vaginale (mentre nella fig. 115 è indicato soltanto con la freccia)

1. Tessuto adiposo
2. Mucosa vaginale
3. Fascia vaginale
4. Vescica
5. Vagina
6. Retto

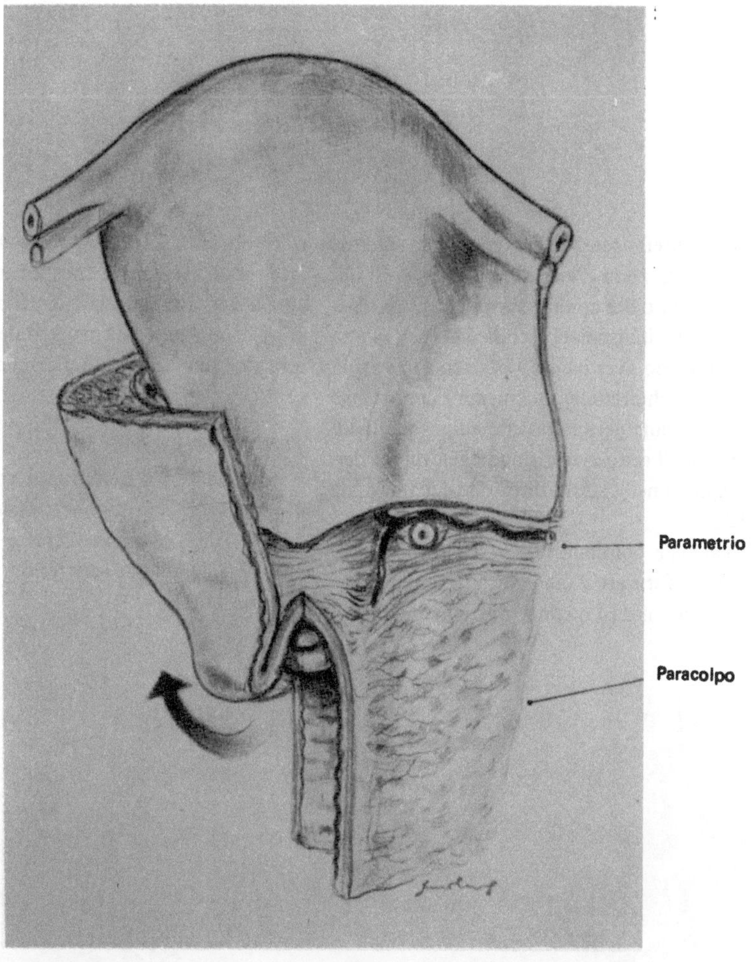

Fig. 117
Mostra in un preparato di Wertheim la localizzazione del paracolpo e del parametrio tra parete vaginale e collo, se la parete vaginale è tirata in alto formando un manicotto (freccia). La figura mostra le alterazioni topografiche del parametrio e del paracolpo all'interno del manicotto — come nell'intervento di Schauta

L'incisione di Schuchardt

Normalmente si preferisce l'incisione obliqua laterale sinistra, tenendo tesa la zona d'incisione (fig. 118). Si inizia a sinistra, a un dito dalla commissura posteriore, dirigendosi verso la tuberosità ischiatica come nel caso di una ampia episiotomia. Dopo aver inciso il perineo e la vagina si arriva nella fossa ischiorettale, facilmente riconoscibile per la struttura grossolana del suo tessuto adiposo. Quindi si sposta medialmente il retto evidenziando l'elevatore dell'ano che viene tagliato nella stessa direzione dell'incisione vaginale (fig. 122).

L'incisione vaginale continua verso la portio sino al punto in cui s'intende formare il manicotto. Una maggiore tensione dei tessuti con il dito o con le pinze facilita l'ulteriore procedimento (fig. 119). A questo punto la successiva mobilizzazione e spostamento mediale del retto anticipa a sinistra l'esposizione dello spazio pararettale e dalle parti caudali del pilastro rettale. Se è necessario, l'elevatore ora può essere ulteriormente tagliato (fig. 122).

Errori e pericoli

1. Se il taglio è effettuato troppo medialmente sussiste il pericolo di una lesione rettale.
2. L'incisione insufficiente dell'elevatore rende più difficile l'isolamento del retto.

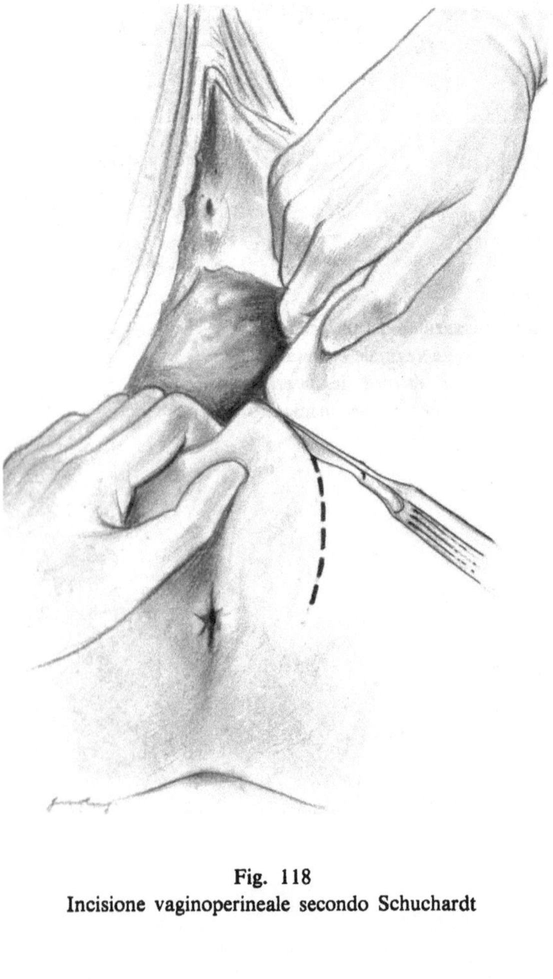

Fig. 118
Incisione vaginoperineale secondo Schuchardt

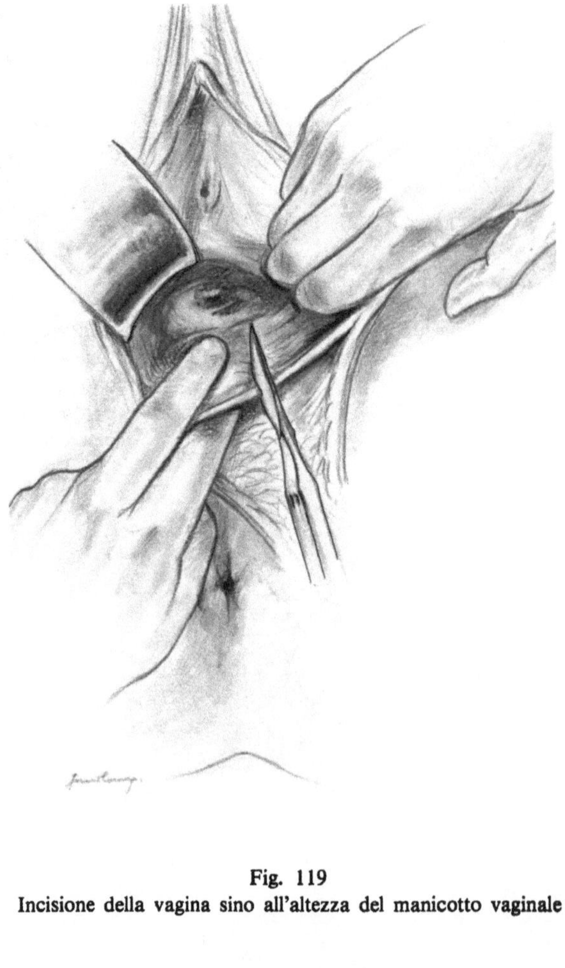

Fig. 119
Incisione della vagina sino all'altezza del manicotto vaginale

Formazione del manicotto vaginale

La vagina viene pinzata circolarmente lungo la linea prevista di asportazione (fig. 123), quindi tirata in basso e ripiegata. Questo manicotto che sotto trazione si allunga e si ingrossa verso l'alto è formato anteriormente e posteriormente dalle pareti esterna e interna della vagina (mucosa e fascia vaginale), lateralmente soltanto dalla mucosa vaginale e del paracolpo (figg. 114-116, 117). Nello spazio tra questi due strati si trova, anteriormente e posteriormente, connettivo lasso (anteriormente perivescicale, posteriormente perirettale). Tirando con le pinze questo manicotto scende soprattutto la vescica, ma scendono anche il retto e lateralmente i paracolpi (figg. 113-117). Nell'incisione circolare l'intero strato esterno della parete vaginale dev'essere reciso anteriormente e posteriormente, raggiungendo così lo strato, già descritto, di connettivo lasso (figg. 115, 124, 125, 126). Lateralmente, nell'incisione circolare, viene recisa solo la mucosa, mancando qui la fascia (figg. 116, 126). Incidendo più profondamente si arriva nel paracolpo, costituito superficialmente da un sottile strato connettivale a struttura compatta e profondamente da tessuto adiposo e da una ricca rete vascolare.

Di quanto, anteriormente la vescica e posteriormente il retto, vengono stirati in basso con il manicotto vaginale dipende dalla lunghezza del risvolto della parete vaginale e dalla consistenza del sottostante connettivo lasso. Se questo è più abbondante e più elastico allora è più facile scollare la vagina dagli organi vicini – vescica e retto – e ripiegarla (vedi fig. 115). Questi organi si troveranno quindi nel manicotto disposti più in alto. I bordi dell'incisione, rivolti in direzione delle pinze, vengono suturati, meglio se sopra un tampone di alcool oppure uniti con delle pinze a denti (fig. 126).

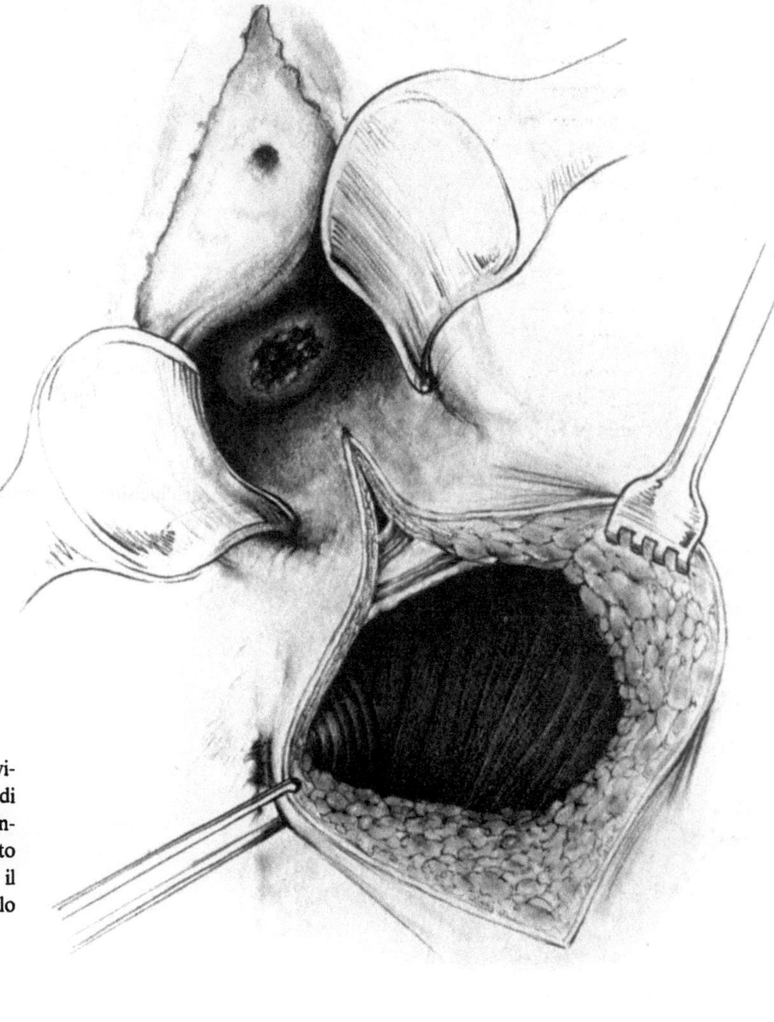

Fig. 120
Anatomia della muscolatura del pavimento pelvico al di sotto dell'incisione di Schuchardt. Medialmente si trova lo sfintere dell'ano, dietro e a destra di questo l'elevatore dell'ano, anteriormente il diaframma urogenitale con il muscolo trasverso e il bulbo cavernoso

Errori e pericoli

1. Una resezione incompleta della parete vaginale anteriormente e posteriormente impedisce la penetrazione nello spazio connettivale perivescicale e perirettale (figg. 115, 127, 138).

2. In caso di incisione troppo profonda la fascia dello strato interno della parete vaginale può essere lesa, il manicotto può riuscire troppo sottile ed essere aperto. In questo caso l'ulteriore scollamento sarà estremamente difficile e l'intervento non risulterà sufficientemente radicale.

3. Se l'incisione circolare avviene troppo lontana dalle pinze è possibile una lesione della vescica, se non si tiene conto della sua conformazione (vedi isterectomia vaginale).

4. Pericolo di emorragia del paracolpo, se lateralmente si incide oltre la mucosa vaginale, se quindi il paracolpo — come succede spesso — viene strappato o reciso senza legatura.

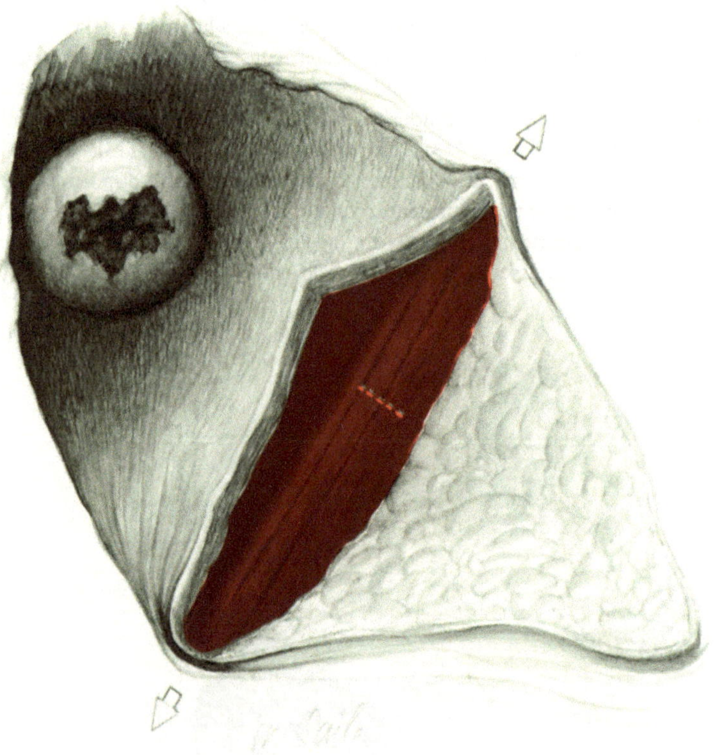

Fig. 121
La linea tratteggiata indica il punto dell'incisione del muscolo elevatore

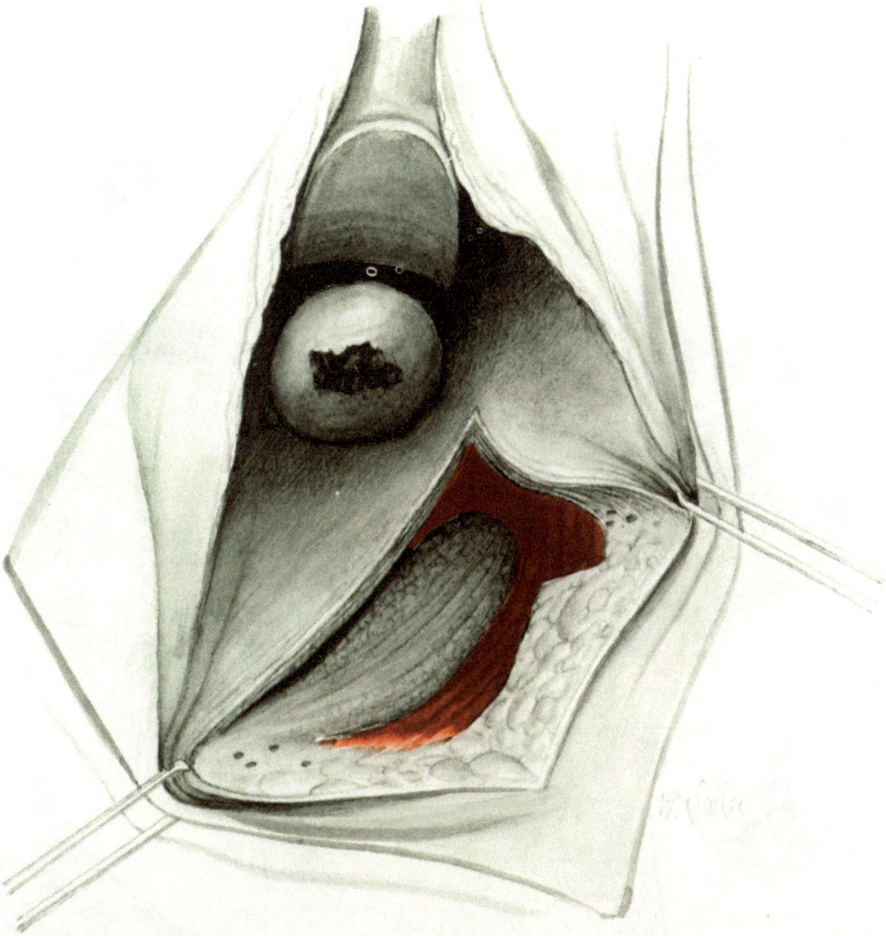

Fig. 122
Il muscolo elevatore dell'ano è parzialmente reciso. Il retto è coperto dalla sua fascia che spesso contiene lobi adiposi. La figura mostra pure come l'ulteriore incisione dell'elevatore può provocare una lesione del retto, se viene praticata troppo medialmente

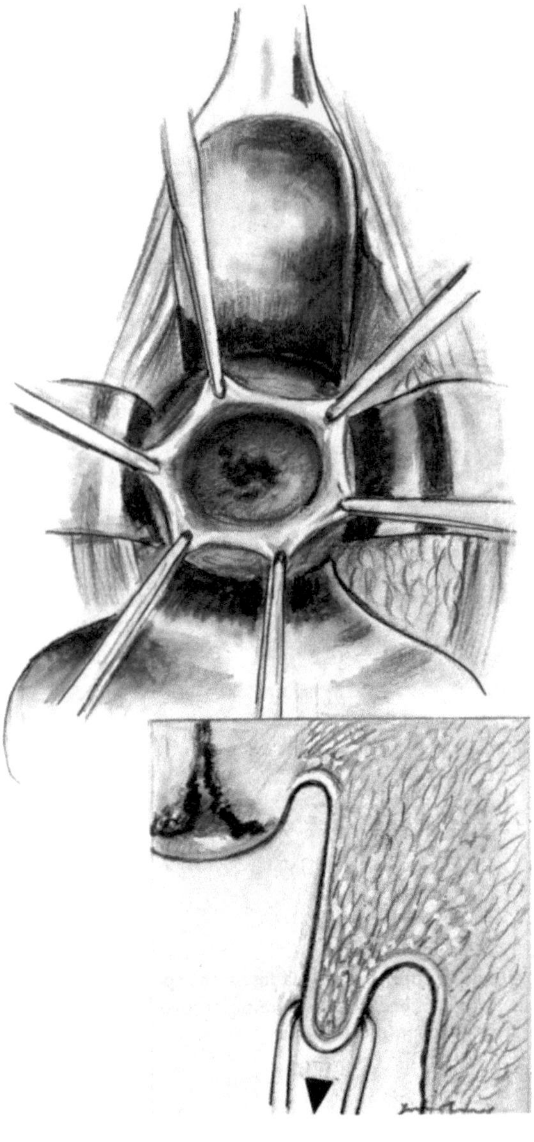

Fig. 123
Formazione di un manicotto vaginale e in sezione frontale

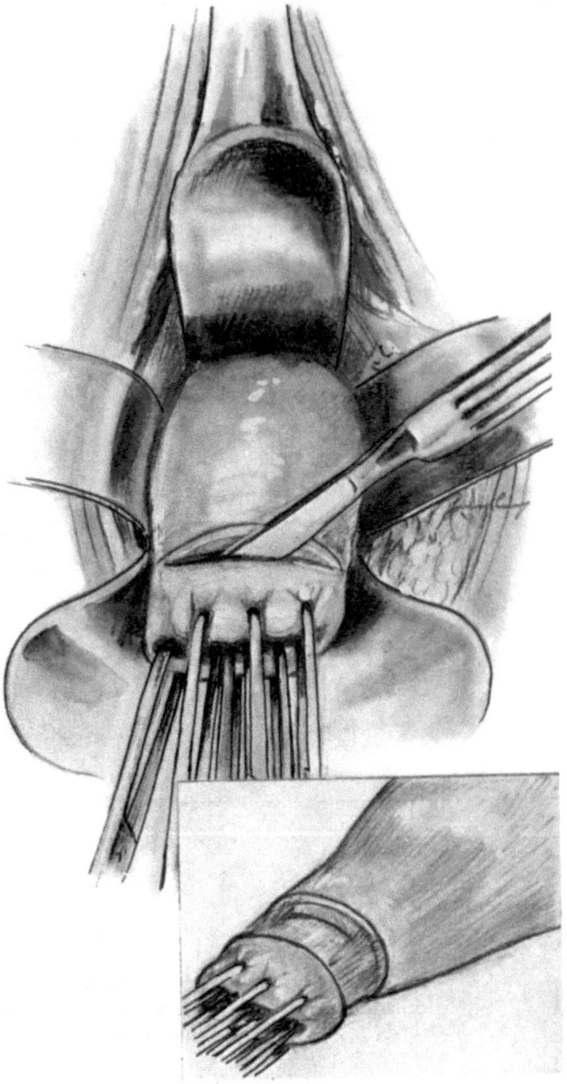

Fig. 124
Anteriormente è incisa l'intera parete vaginale (mucosa e fascia vaginale). Figura d'angolo: lateralmente viene resecata soltanto la mucosa vaginale

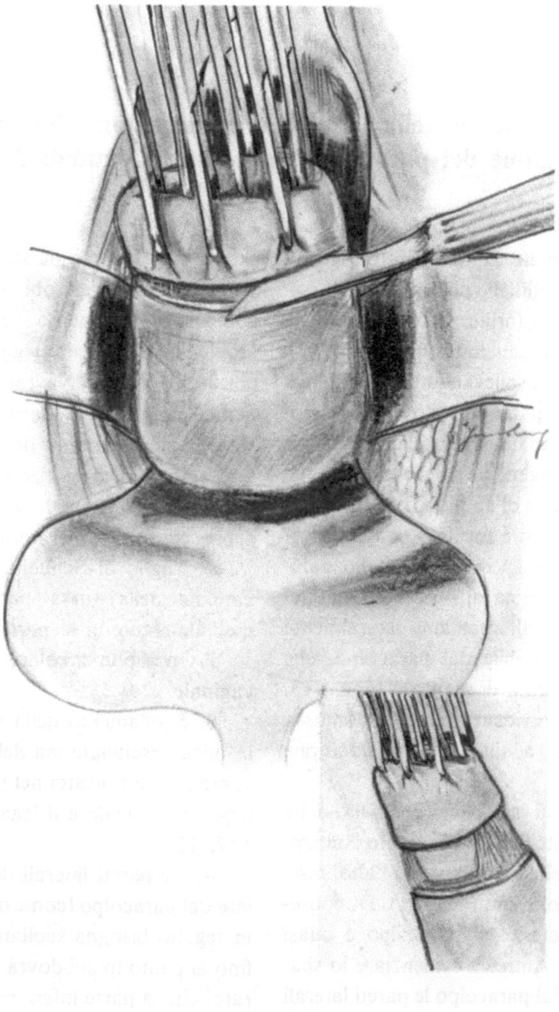

Fig. 125
Anche posteriormente all'incisione circolare viene recisa l'intera parete vaginale (mucosa e fascia vaginale). Figura d'angolo: lateralmente viene recisa solo la mucosa

Scollamento della vescica e preparazione dell'uretere
Resezione dei paracolpi e dei pilastri caudali del retto

Una volta incisa anteriormente l'intera parete vaginale sino al connettivo lasso non è difficile continuare la dissezione verso l'alto con bisturi o forbici, scollando così la vescica dallo strato interno del manicotto (figg. 115, 127). Ciò si fa con maggior sicurezza sollevando con una pinza chirurgica la vescica, che compare a questo punto, e isolandola nella parte mediale sino quasi alla plica vescicouterina (figg. 127, 128). Lateralmente la vescica non è situata, come nella Wertheim, su di un piano costituito dal paracolpo, bensì nel solco che si è formato con la deformazione del paracolpo in una specie di mantello coniforme (figg. 116, 117, 128). Prima di procedere all'ulteriore scollamento della vescica allontaniamo lateralmente la mucosa vaginale il più possibile dal paracolpo, che avvolge vescica e uretere a forma di mantello (figg. 113, 126). A questo punto è facile evidenziare per via smussa lo spazio pararettale aperto a sinistra con l'incisione secondo Schuchardt.

La tecnica chirurgica più semplice è quella della Scuola di Stoeckel, che consiste nello scollamento contemporaneo mediale e laterale della vescica verso l'alto, resecando il paracolpo allo stesso livello (fig. 131). Di conseguenza una resezione più estesa del paracolpo è quasi impossibile. È facile secondo Amreich evidenziare lo spazio paravescicale, scollando dal paracolpo le pareti laterali della vescica e recidendo i pilastri connettivi sagittali (la continuazione caudale dei legamenti vescicouterini), che decorrono a 1-2 cm dal bordo vaginale (parallelamente a esso). Questo tempo differenzia tra l'altro l'intervento secondo Schauta-Amreich dal metodo originale secondo Schuchardt-Schauta. Ora la parte del paracolpo situato più in alto può essere tagliata vicino alla parete del bacino con o senza legatura, riducendo così la distanza tra spazio paravescicale e pararettale (unione dei piani secondo Amreich). In questo modo è possibile resecare altrettanto paracolpo come nell'intervento radicale addominale (fig. 130). Per rendere più mobile il manicotto vaginale e l'utero si recide lo strato connettivale lasso perirettale, scollando così il retto dalla vagina e dai pilastri rettali (prolungamenti caudali dei legamenti uterosacrali), che bisogna resecare molto in alto, evidenziando lo spazio pararettale. Questo tempo può facilitare il successivo decorso operatorio se viene fatto prima dello scollamento della vescica e se i pilastri rettali sono tesi. La fossa pararettale viene aperta successivamente con una valva, unendo così la fossa paravescicale e pararettale (vedi fig. 132).

Esistono vari metodi per preparare l'uretere, alcuni dei quali sono illustrati nelle figg. 131, 133 e 134. Il metodo di Stoeckel e Halter è già stato menzionato. Amreich esegue un'incisione laterale obliqua tagliando il rimanente paracolpo e il legamento vescicouterino (figg. 131, 133). Högler ha modificato leggermente questo metodo e molti chirurghi, tra cui Navratil e noi stessi, tagliano il rimanente paracolpo e parte del legamento vescicouterino sotto la parete laterale della vescica (figg. 131-134). L'uretere e sotto di esso l'arteria vescicale superiore passano attraverso il legamento vescicouterino. Riassumiamo così il procedimento operatorio da noi usato:

1. Taglio di Schuchardt con esposizione della parte caudale della fossa pararettale sinistra, che confina medialmente con la parte caudale del pilastro rettale.
2. Incisione circolare dopo formazione del manicotto vaginale.
3. Scollamento della vescica fino a quando compare la plica vescicouterina del peritoneo. Questo comporta il vantaggio di portarci nel piano esatto, che si trova sotto il trigono vescicale e il legamento interureterale (figg. 113, 127, 128).
4. Le pareti laterali della vescica devono essere scollate dal paracolpo (come descritto sopra) (figg. 128, 129) e in seguito bisogna scollare da questo la mucosa vaginale fino al punto in cui dovrà essere reciso. Dobbiamo assicurarci che la parte inferiore della fossa pararettale sia veramente aperta.
5. Il paracolpo viene quindi legato e reciso fino alla fossa paravescicale, ora visibile, che viene aperta con una valva (figg. 128-130, 132).

Per evidenziare il legamento vescicouterino coperto ancora dal paracolpo, quest'ultimo dev'essere legato e tagliato cautamente (figg.132 linea tratteggiata, 133). In esso decorre l'arteria vescicale superiore aderente a esso; la parte restante del legamento vescicouterino viene tagliata con estrema cautela a piccoli tratti, in modo da lasciare l'uretere ricoperto soltanto da un sottile strato connettivale (fig. 133, d'angolo). A questo punto dell'intervento può essere palpato l'uretere. Un'incisione laterale obliqua (Amreich, fig. 133) può aiutare a preparare l'uretere. Medialmente e posteriormente all'uretere compare l'arteria uterina (fig. 134). Questa ha formato un'ansa essendo fissata all'utero la sua parte ascendente. L'arteria uterina viene legata. Si procede ora analogamente dall'altro lato (lato destro, fig. 135). Se liberiamo completamente l'uretere e lo scolliamo oltre il suo ginocchio a sinistra, la vescica si sposta verso il lato opposto rendendo molto più difficile lo scollamento a destra. Ora bisogna scollare sul lato destro la mucosa vaginale dal paracolpo, sino al punto dove quest'ultimo dev'essere resecato. A questo punto il procedimento più sicuro (se non l'abbiamo già fatto) è di separare il retto dal manicotto vaginale nella zona del connettivo lasso, esponendo così sulla destra i pilastri rettali caudali. La parte inferiore della fossa pararettale è quindi completamente aperta e legando il paracolpo come a sinistra non c'è pericolo di ledere il retto. Per evitare lesioni del retto o della vescica sono necessari normalmente due strati di suture (una superficiale, l'altra profonda) (vedi fig. 130). Legato il paracolpo viene aperta la fossa paravescicale. Si inserisce nuovamente una valva e si lega la parte restante del paracolpo, che ricopre ancora il legamento vescicouterino, tagliandolo insieme all'arteria vescicale superiore che decorre in esso. L'uretere viene isolato come a sinistra. D'ora in poi si procede in modo analogo d'ambo i lati. L'arteria uterina viene legata con legature ascendenti, che si eseguono tendendo i fili e scollando verso l'alto il ginocchio dell'uretere. Questo viene ulteriormente isolato e spinto verso l'alto. A questo punto bisogna tagliare, con o senza legature, l'ultima parte del paracolpo che lo ricopre ancora lateralmente (fig. 136). Si può evidenziare così il decorso dell'uretere e tagliare il

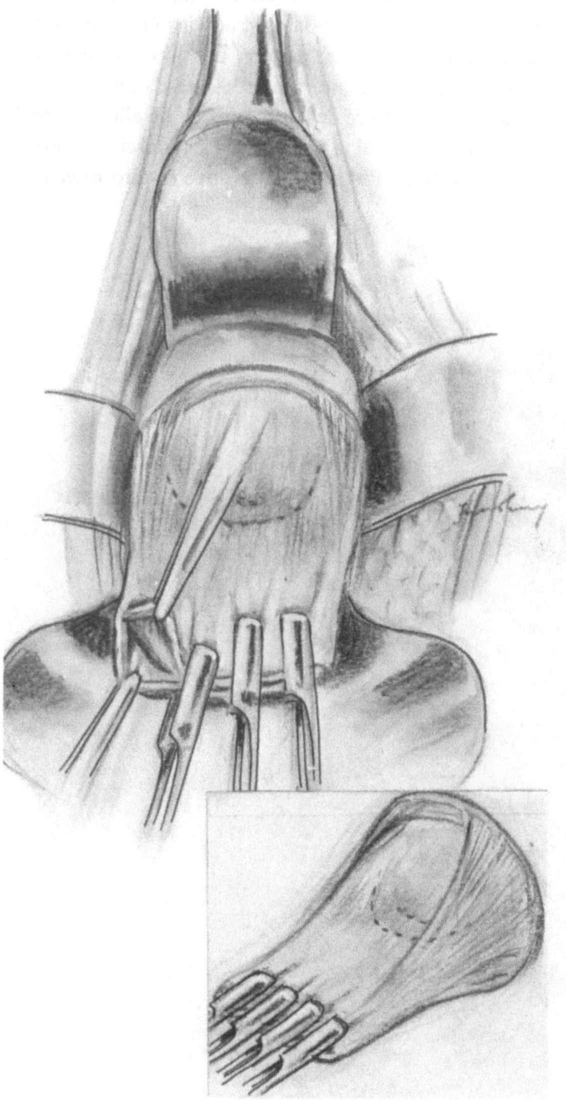

Fig. 126
Formazione del manicotto vaginale per mezzo di pinze. La linea tratteggiata indica la portio. Figura d'angolo: la fascia vaginale si irradia lateralmente nel paracolpo trasformato a ventaglio che forma lo strato esterno del pilastro vescicale

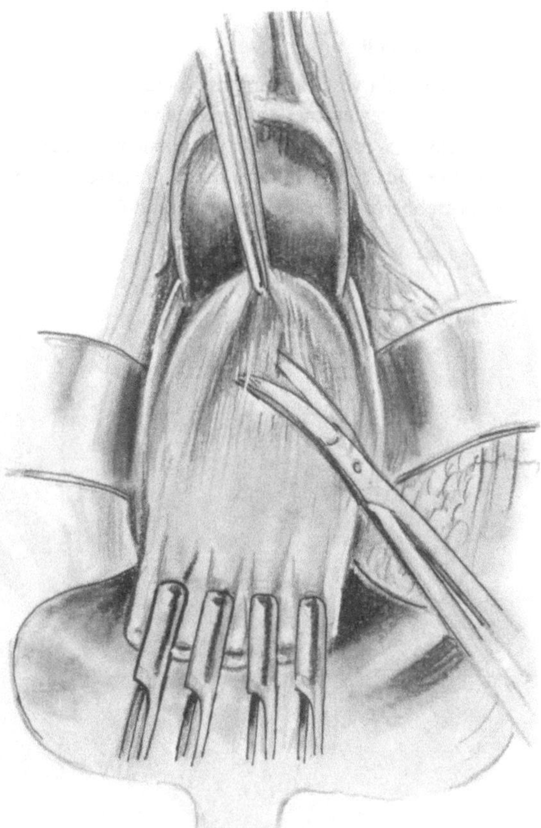

Fig. 127
Scollamento della vescica dallo strato interno del manicotto vaginale

paracolpo il più alto possibile. Di conseguenza l'arteria uterina può essere legata molto in alto e tagliata tra le due ultime legature.

Se non si trova l'uretere nella maniera su descritta esso può essere evidenziato usando il metodo di Amreich, praticando cioè un'incisione diagonale nell'ultima parte del paracolpo che ricopre l'uretere (figg. 131, 133 linea tratteggiata). In alcuni casi, per es. dopo conizzazione o altre operazioni, è più facile trovare prima l'arteria uterina e arrivare infine all'uretere mediante legature ascendenti. Se tuttavia non si riesce a trovare l'uretere si può usare anche il metodo di Kraul, che sarà descritto più tardi (fig. 140).

Errori e pericoli

1. Lesioni della vescica: a) si provocano — come già descritto — prevalentemente sulla parete laterale, specialmente in caso di formazione di un manicotto vaginale molto grande. Queste lesioni delle pareti preureterali della vescica potrebbero essere evitate separandola accuratamente dal paracolpo. Una lesione del tratto della vescica situato medialmente all'uretere si può evitare scollando verso l'alto l'intero fronte vescicale situato tra i legamenti vescicouterini (fig. 128). b) Lesioni vescicali mediane sono possibili in caso di errata dissezione dei tessuti (dopo precedenti operazioni), quando non si rispetta accuratamente l'anatomia.

2. Di per sè le lesioni dell'uretere non sono frequenti. Vengono provocate per lo più vicino al suo sbocco in vescica, dove l'uretere è più difficile a vedersi. L'accertamento cistoscopico preoperatorio della distanza degli osti ureterali permette di repertare l'uretere ed eseguire quindi l'incisione nel punto migliore (Högler) (fig. 137). Un errore relativamente frequente è dato da una insufficiente evidenziazione del decorso dell'uretere, che avviene quando il legamento vescicouterino viene resecato da un lato prima di evidenziare l'uretere dell'altro lato. Si ha allora il cosiddetto « battere le ali » della vescica (Amreich), cioè la vescica scivola in alto dalla parte dove è stato resecato il legamento.

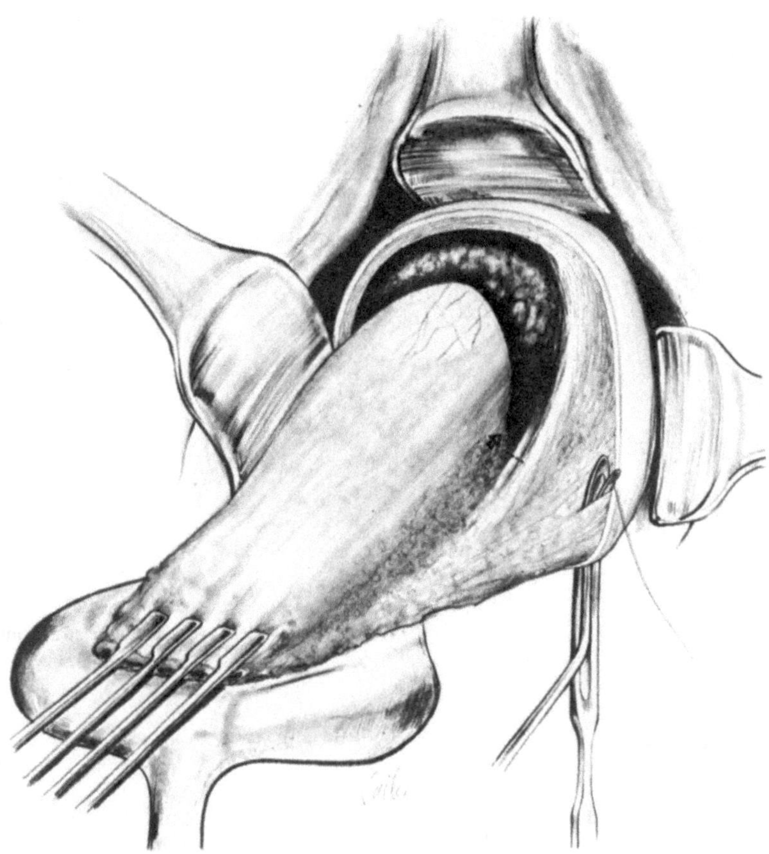

Fig. 128
La plica vescicouterina del peritoneo è riconoscibile per il suo colorito biancastro e i suoi vasi sottili che decorrono piuttosto longitudinalmente. Le pareti laterali della vescica devono ancora essere scollate. La mucosa vaginale è stata scollata molto lateralmente. Così anche il paracolpo può essere legato molto lateralmente. Per assicurare l'emostasi si fa una doppia legatura tagliando poi nel mezzo. La linea tratteggiata indica la resezione del legamento vescicovaginale (prolungamento caudale del legamento vescicouterino)

3. Lesioni dei vasi. L'arteria vescicale superiore spesso viene resecata senza legatura insieme al legamento vescicouterino. Se il taglio viene fatto troppo profondamente può essere lesa anche l'arteria uterina. Resecando (o pinzando) i pilastri discendenti del retto è possibile una lesione di rami dell'arteria emorroidale (rettale).

4. Retto. Anch'esso può essere leso, soprattutto se il manicotto vaginale è lungo — misconoscendo le alterazioni topografiche nei confronti dell'isterectomia vaginale semplice. Ciò può essere evitato scollando verso l'alto fra il retto e la vagina per evidenziare i segmenti caudali dei pilastri rettali.

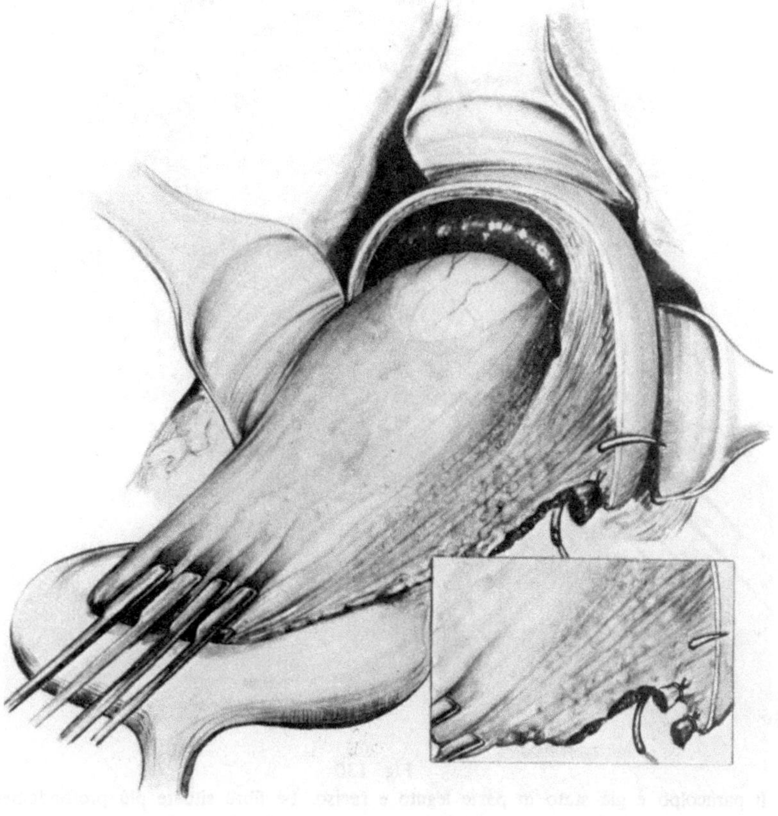

Fig. 129
Legatura graduale del paracolpo (in questo caso con l'ago)

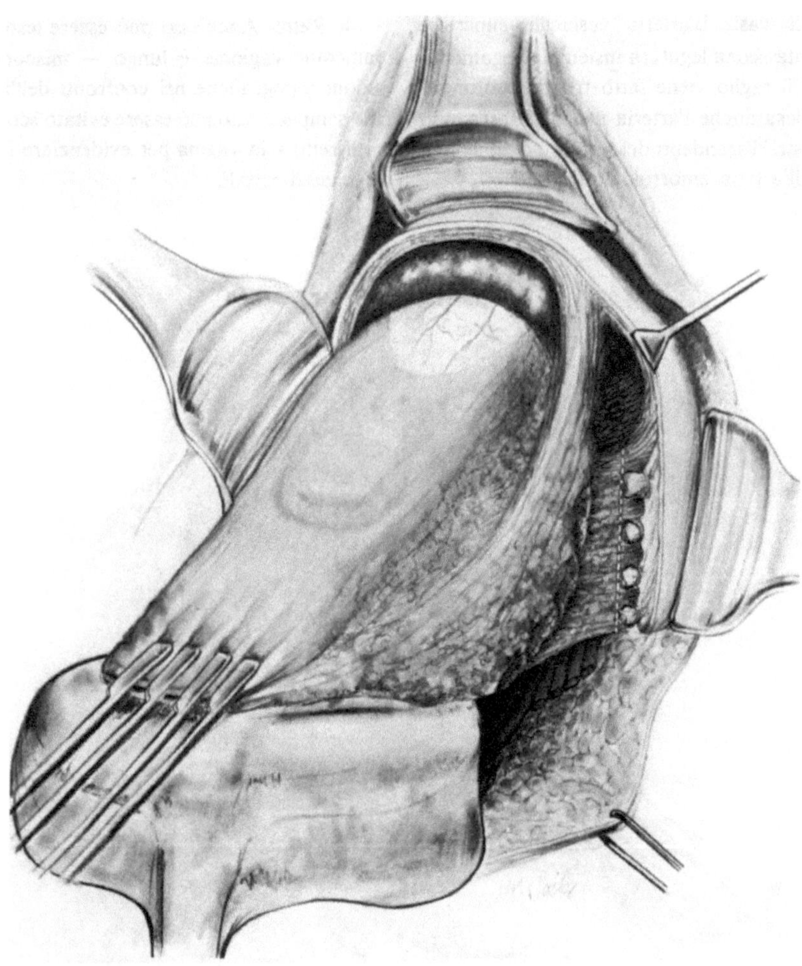

Fig. 130
Il paracolpo è già stato in parte legato e reciso. Le fibre situate più profondamente ricoprono ancora il parametrio. La linea tratteggiata indica la loro legatura e recisione. Il pilastro vescicale, che ricopre il legamento vescicouterino, è ancora intatto. Lateralmente a questo è raffigurato lo spazio paravescicale

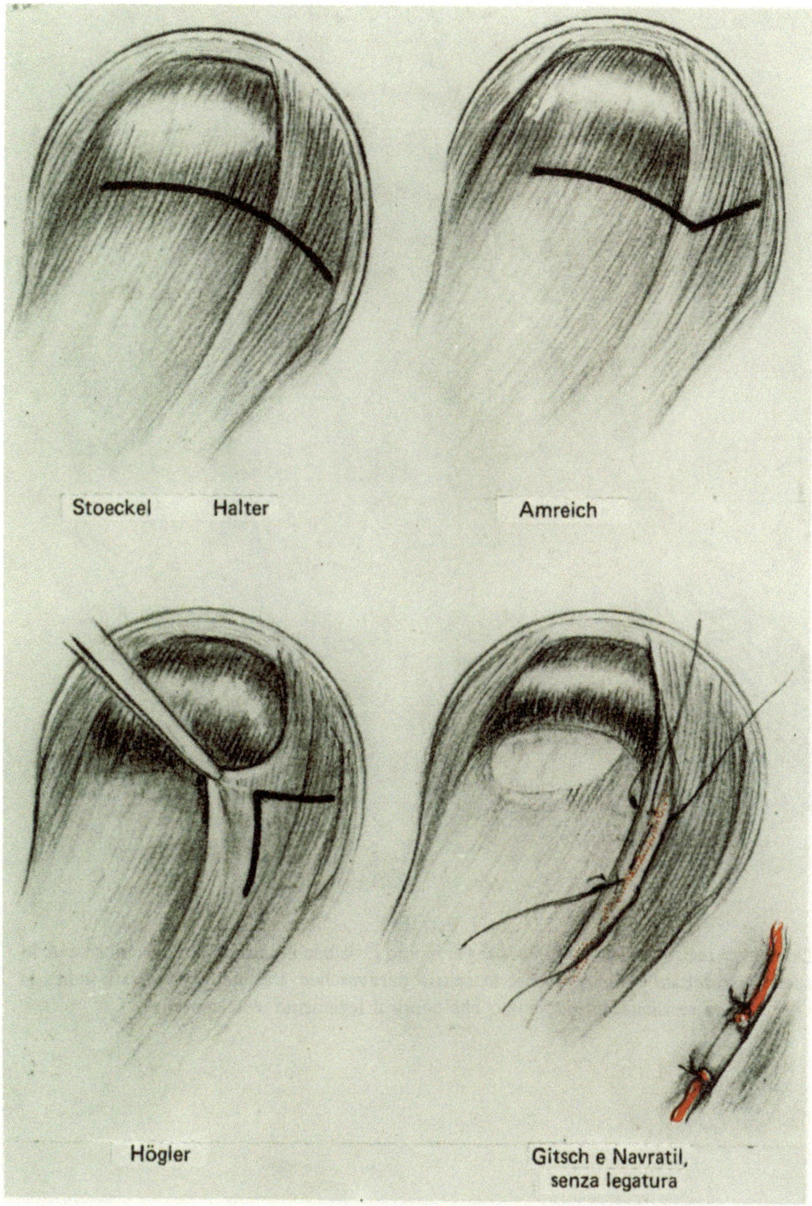

Fig. 131
Mostra le diverse modalità di incisione e le possibilità di repertare l'uretere. La figura in basso a destra mostra la resezione del tratto mediale del pilastro vescicale con legatura e incisione dell'arteria vescicale superiore (nella fig.: Gitsch con, Navratil senza legatura)

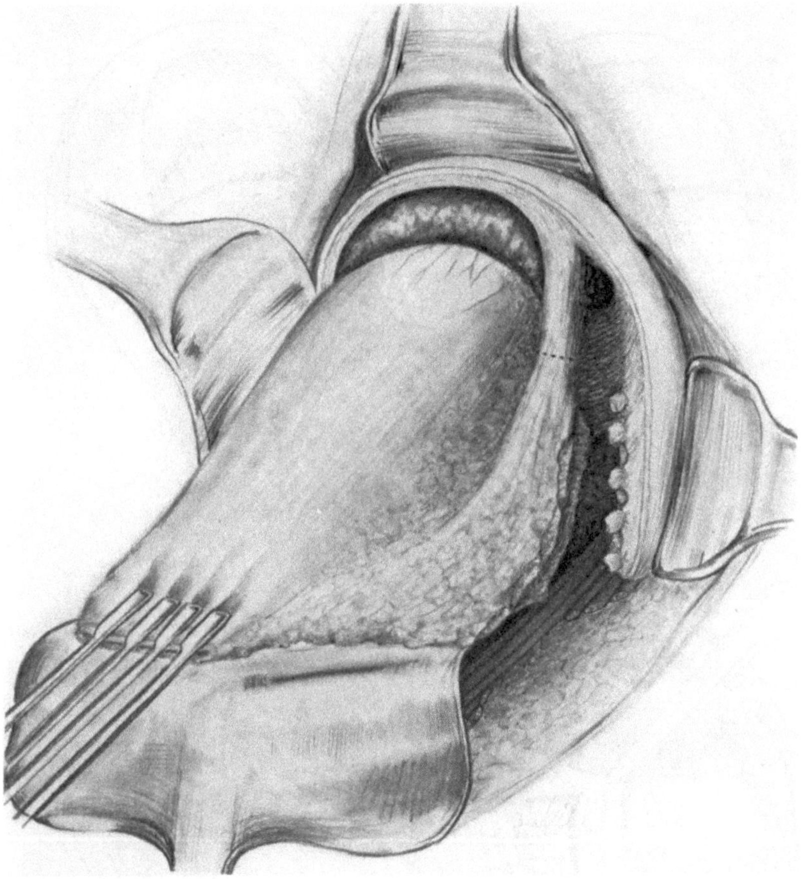

Fig. 132
Dopo aver reciso le fibre profonde del paracolpo è visibile il parametrio, posteriormente lo spazio pararettale e anteriormente lo spazio paravesciale. La linea tratteggiata indica la recisione del paracolpo che copre il legamento vescicouterino

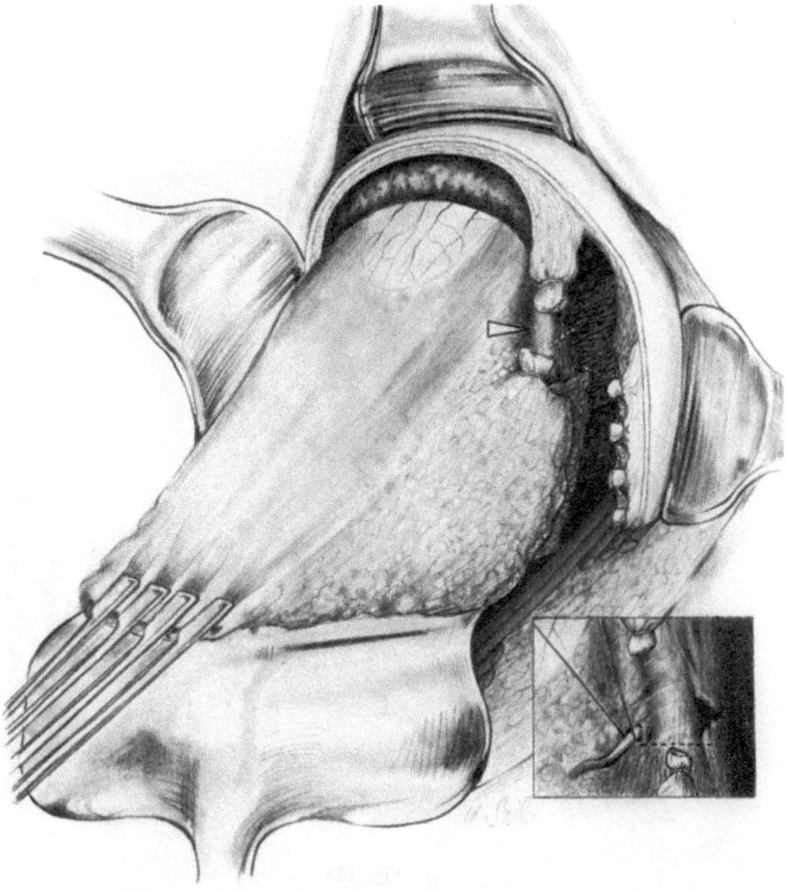

Fig. 133
È ora evidenziato il legamento vescicouterino. La linea tratteggiata indica il suo strato interno ed esterno, che ricoprono l'uretere e che devono essere recisi con molta cautela. A questo punto il più delle volte l'uretere può essere palpato. Figura d'angolo: ora l'uretere è ricoperto soltanto dalla sua avventizia e dalle restanti fibre del legamento vescicouterino. La linea tratteggiata indica il punto della loro recisione. L'arteria uterina è evidenziata e legata. Si tratta solo di una legatura di sostegno che serve per facilitare la separazione dell'uretere dall'arteria. In seguito l'arteria verrà legata sempre più in alto

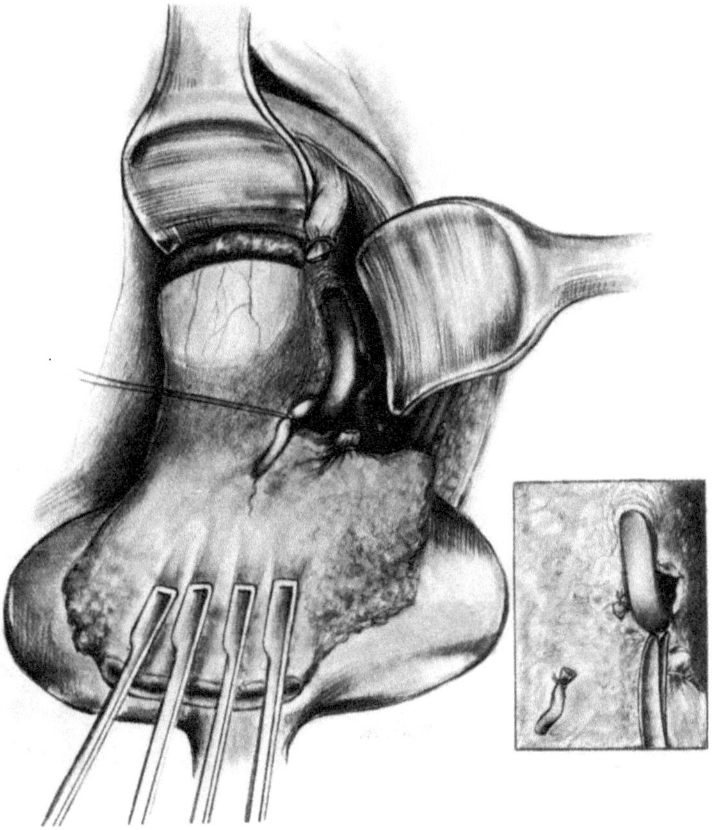

Fig. 134
Stirando leggermente la legatura provvisoria dell'arteria uterina, viene evidenziato l'uretere. In questo caso devono essere recise anche le restanti fibre del paracolpo che lo ricoprono. Figura d'angolo: s'inizia a evidenziare il ginocchio dell'uretere. L'arteria uterina, legata molto in alto, viene recisa solo quando i tempi su descritti sono stati eseguiti anche controlateralmente

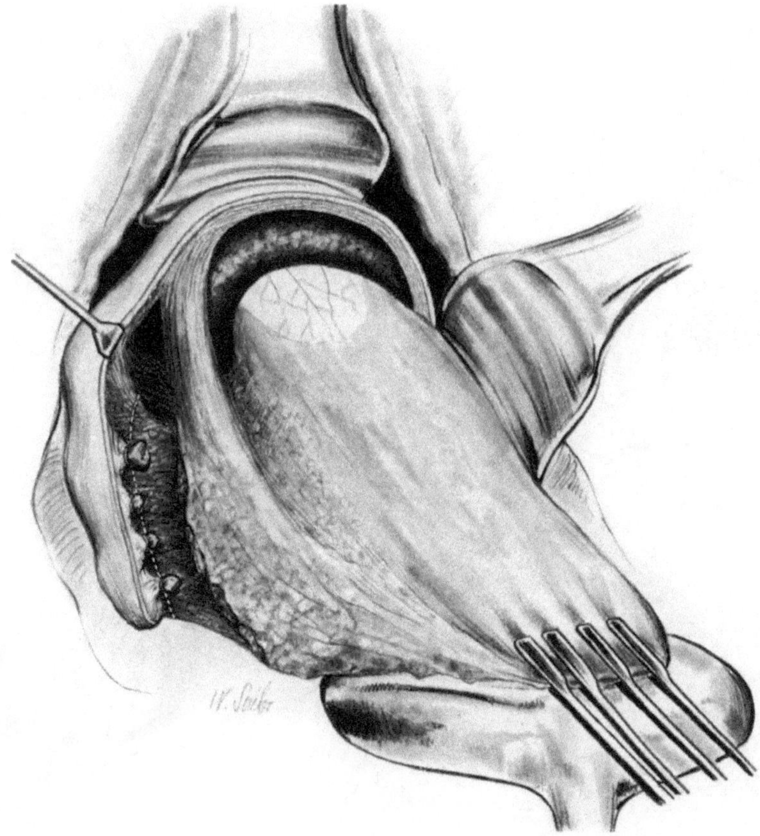

Fig. 135
Tutti i tempi operatori raffigurati vengono eseguiti sul lato destro, sino al punto illustrato nella fig. 134

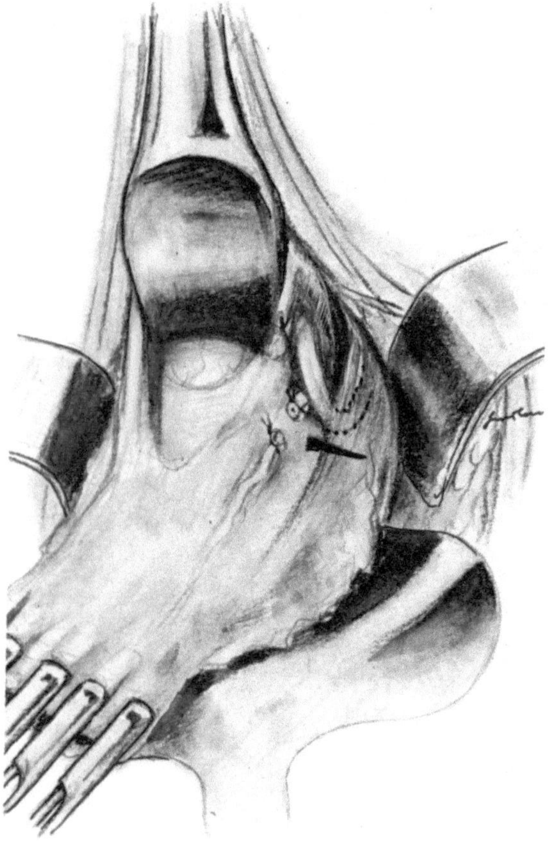

Fig. 136
Dopo legatura e recisione dell'arteria uterina si recide lateralmente il paracolpo evidenziando così l'intero ginocchio dell'uretere

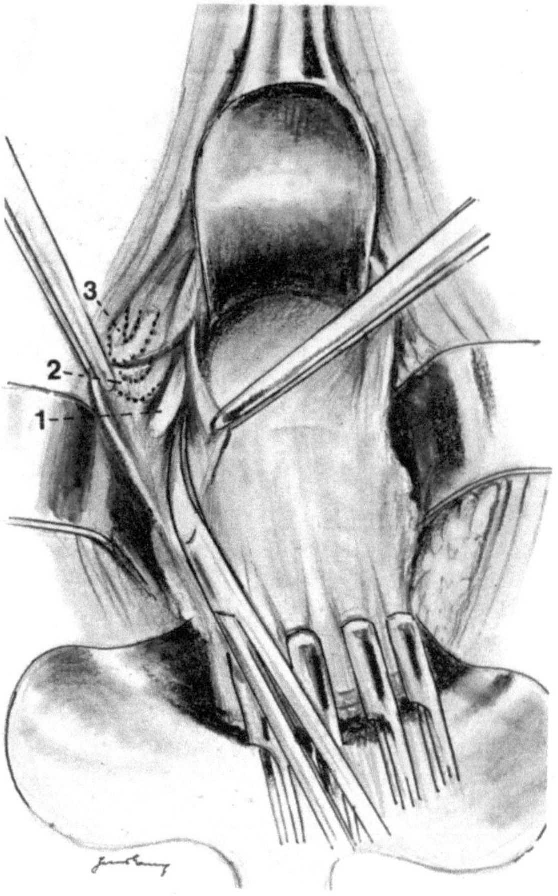

Fig. 137
L'uretere, come si vede, può trovarsi a diversi livelli, più medialmente o più lateralmente. Questo fatto può essere dovuto: a) alla diversa distanza degli ostii ureterali (accertata cistoscopicamente secondo Högler); b) alla diversa lunghezza del manicotto. La linea continua (1) indica la localizzazione mediale, quelle (2, 3) tratteggiate la laterale

Apertura del Douglas ed esposizione dei tratti craniali dei pilastri rettali

Se necessario, il retto viene ulteriormente isolato e il Douglas evidenziato e aperto (fig. 138). Ora possono essere introdotte delle valve lunghe nello spazio pararettale sinistro, già messo in evidenza, lateralmente al pilastro rettale (continuazione caudale del legamento uterosacrale), dal quale si scolla ulteriormente il retto. Questo pilastro si evidenzia in profondità sagittalmente (fig. 139), e può essere pinzato o semplicemente tagliato, facendo attenzione ai vasi che decorrono nel tessuto adiposo pararettale. Nello stesso modo si procede a destra esponendo prima lo spazio pararettale.

Si potrebbe quindi già recidere i legamenti uterosacrali ed i parametri dopo averli pinzati. È però più indicato farlo soltanto dopo il capitombolo dell'utero.

Errori e pericoli

1. Si può prevenire una lesione del retto e dei vasi eseguendo una dissezione esatta e sufficiente del tessuto adiposo pararettale dal proprio pilastro. Questo tessuto adiposo, che è di tipo lobato, si distingue dal tessuto del pilastro rettale che è invece a fibre longitudinali tese. Una lesione intestinale si può avere usando pinze curve per staccare i pilastri rettali, includendo così anche la parete intestinale.

2. In caso d'insufficiente esposizione dello spazio pararettale non è possibile una resezione abbondante del paracolpo e parametrio.

Apertura della plica

Preparata la vescica e gli ureteri (col vantaggio tra l'altro che non scivolano troppo verso l'alto e scompaiono) bisogna continuare a scollare la vescica medialmente verso l'alto per evidenziare la plica, riconoscibile dal colore bianco e dai sottili vasi leggermente serpeggianti che decorrono in superficie (figg. 128-130, 132-135).

Qualora non fosse stato possibile isolare gli ureteri secondo uno dei metodi descritti, si può seguire il metodo di Kraul. Dopo il capitombolo dell'utero in avanti e la legatura dei legamenti infundibolopelvici e rotondi (fig. 140), si ricercano le arterie uterine sotto il legamento largo (sul bordo superiore del parametrio) e si legano nel loro tratto ascendente. Stirandole si possono legare sempre più lateralmente, scollando verso l'esterno la vagina incisa circolarmente e i paracolpi, finché l'uretere diventa visibile per un breve tratto. Ora l'arteria uterina può essere legata e resecata medialmente vicino all'uretere e il parametrio può essere scollato come descritto sotto.

Errori e pericoli

Un'apertura della vescica nella sua parte mediale (e verso il fondo) è ancora più facile che non nell'isterectomia vaginale. Questo inconveniente può essere evitato sollevando con una pinza a denti sottili la vescica, di colorito giallo-rosso e di aspetto gelatinoso, e resecando le sottili fibre connettivali tese.

Asportazione del pezzo

Dopo il capitombolo in avanti del corpo dell'utero legheremo, se possibile, i legamenti infundibolopelvici (legamento sospensore dell'ovaio) e i legamenti rotondi (teres uteri) (come in caso di isterectomia vaginale con asportazione degli annessi) (fig. 141, 142). A sinistra vengono resecati il più lateralmente possibile i legamenti larghi, il legamento uterosacrale e il parametrio, proteggendo gli ureteri durante la resezione (figg. 143, 144). Ruotando il pezzo verso destra è più facile pinzare e tagliare il legamento uterosacrale destro (fig. 145). Riportando a sinistra l'utero, il parametrio destro (legamento cardinale di Mackenrodt) viene staccato nello stesso modo.

Errori e pericoli

1. Lesioni dell'uretere:

a) Legando i legamenti infundibolopelvici (prevenzione: sollevare gli stessi prima della legatura).

b) Resecando i parametri non avendo spinto l'uretere abbastanza verso l'alto al di sopra dell'arteria uterina.

c) In caso di non adeguata evidenziazione da parte dell'assistente che tiene la valva.

2. Lesioni dei vasi.

a) Se l'arteria uterina non è stata legata abbastanza in alto può essere lesa con la pinza parametrale.

b) Lesione di vene della parete pelvica. Resecando i parametri senza sutura o eseguendo l'intervento senza una visione chiara.

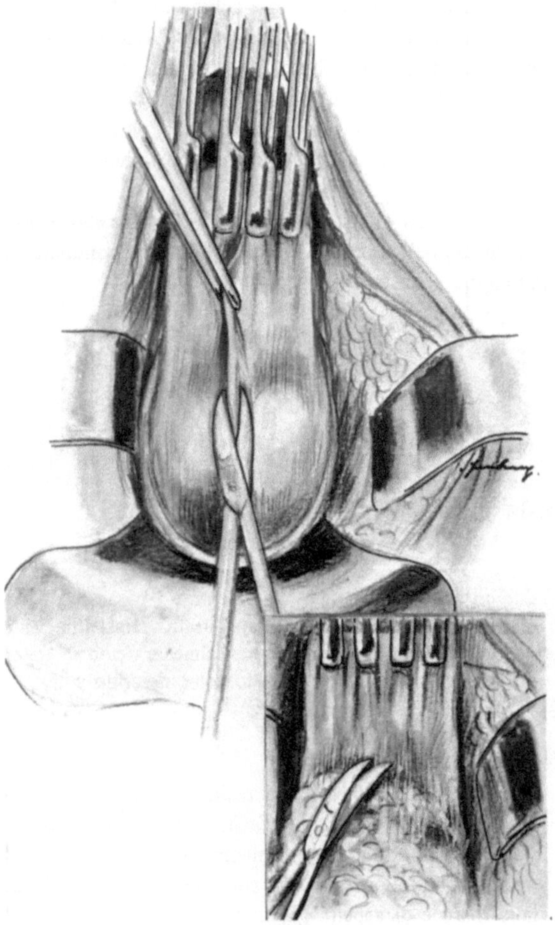

Fig. 138
Apertura del Douglas. Figura d'angolo: scollamento del retto resecando il connettivo lasso tra parete vaginale e la fascia rettale contenente tessuto adiposo

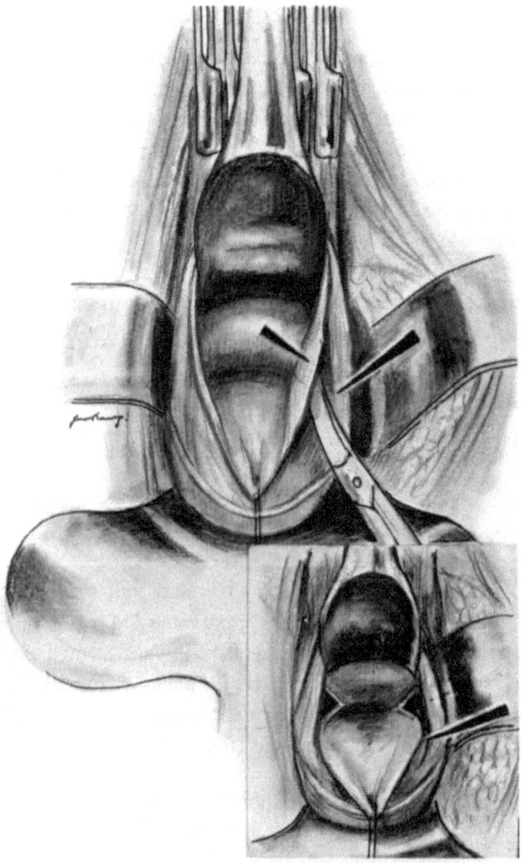

Fig. 139
La freccia a sinistra mostra il peritoneo laterale del Douglas, la freccia a destra il pilastro rettale discendente. Le forbici si trovano tra peritoneo e pilastro rettale. Lateralmente al pilastro rettale è visibile lo spazio pararettale. Figura d'angolo: incisione del peritoneo del Douglas nella zona indicata dalla piccola freccia nella figura principale. La freccia grande indica la resezione del pilastro rettale discendente

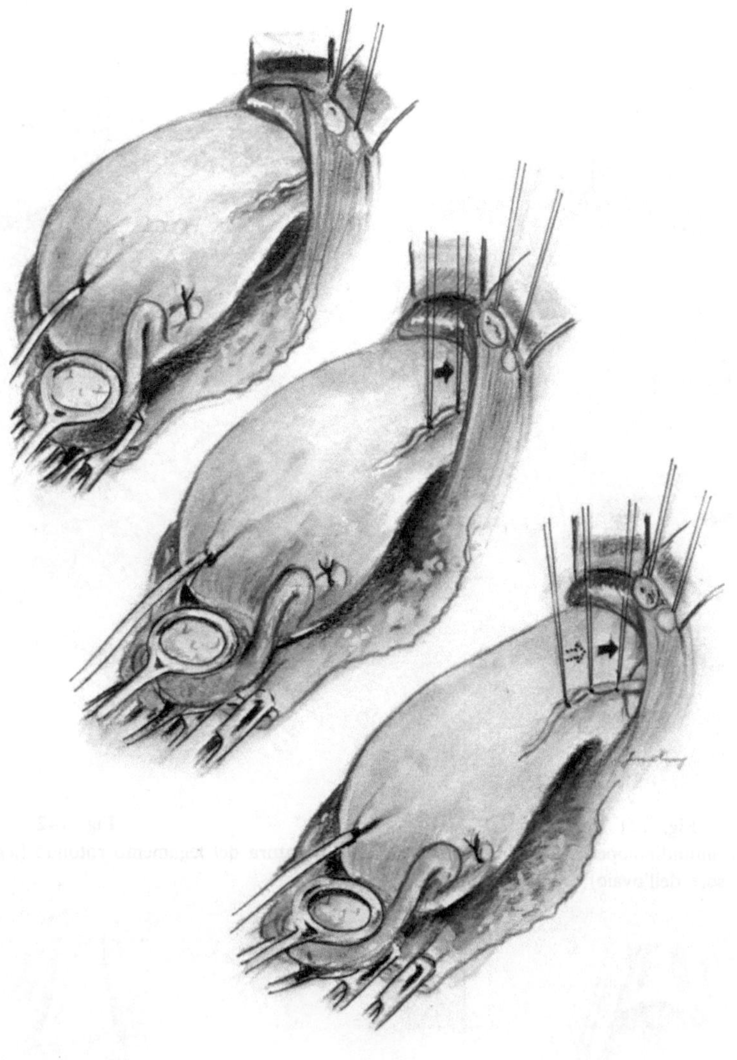

Fig. 140
Ricerca dell'uretere tramite legature ascendenti dell'arteria uterina secondo Kraul
(dopo capitombolo dell'utero)

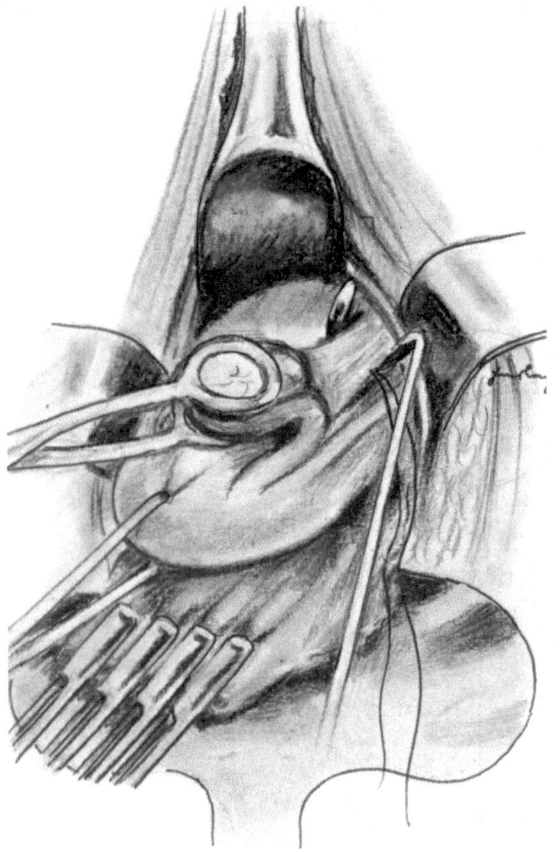

Fig. 141
Legatura del legamento infundibolopelvico (legamento sospensore dell'ovaio)

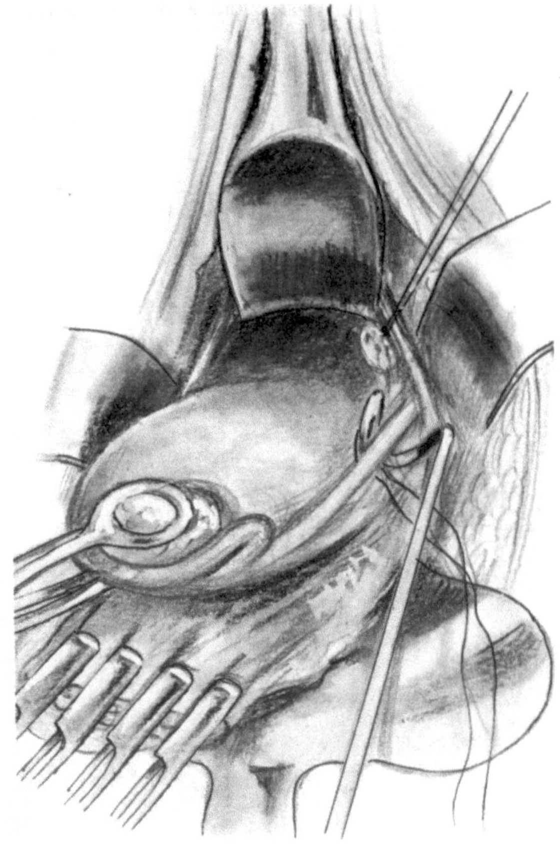

Fig. 142
Legatura del legamento rotondo (legamento teres uteri)

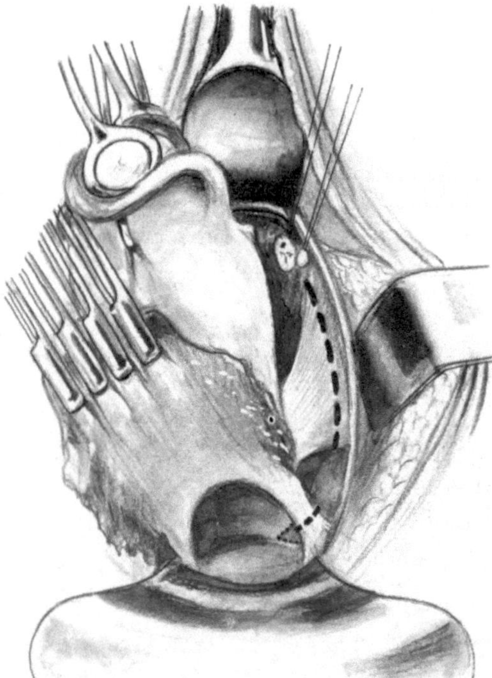

Fig. 143
Punto di asportazione del legamento uterosacrale e del legamento cardinale

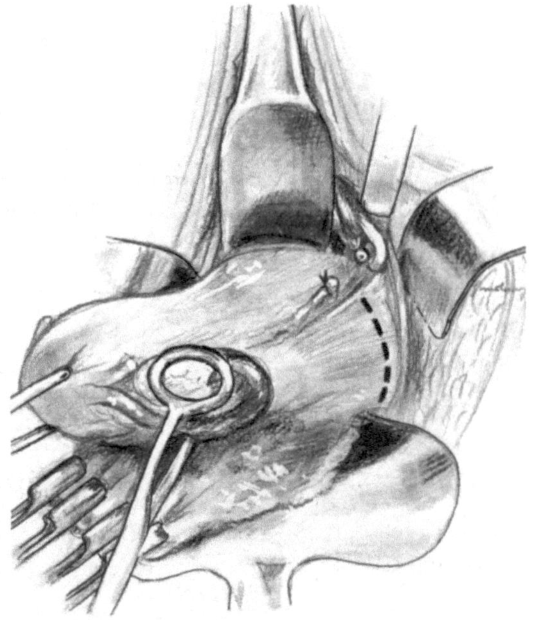

Fig. 144
La linea tratteggiata indica il punto di distacco del legamento cardinale (parametrio)

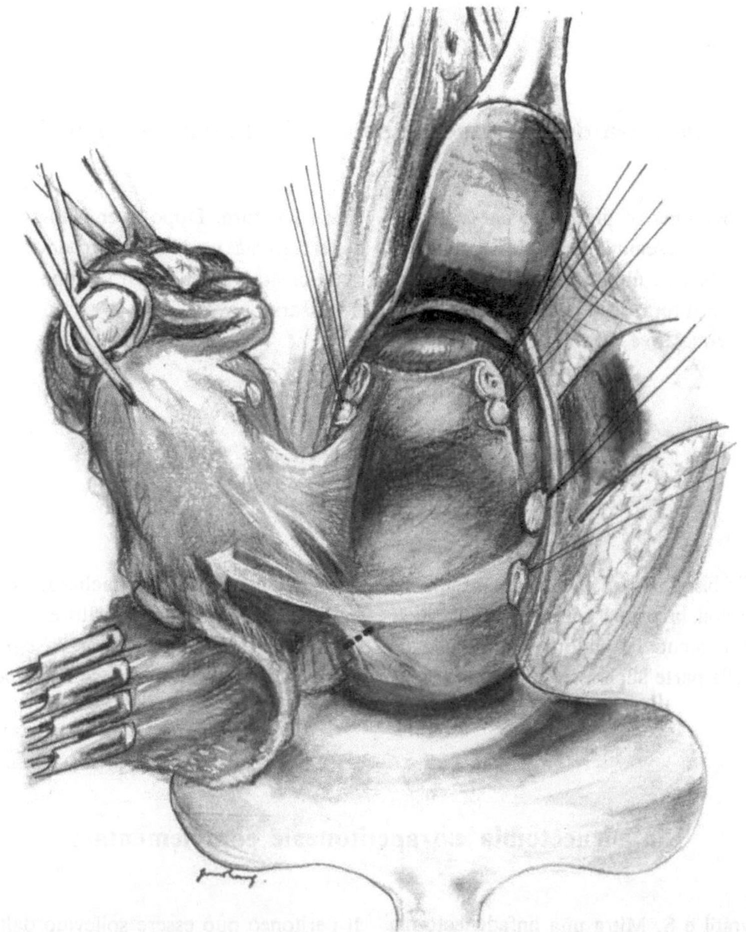

Fig. 145
L'utero, già liberato a sinistra, viene girato verso destra. Il punto di resezione del legamento uterosacrale è tratteggiato. A questo punto il pezzo è attaccato soltanto al parametrio destro che può essere pinzato e tagliato come nella fig. 144, dopo aver riportato l'utero a sinistra

Chiusura del peritoneo e sutura del moncone vaginale

La chiusura del peritoneo è più facile che nell'isterectomia semplice e viene eseguita nella stessa maniera (fig. 46). Non occorre temere un'inclusione degli ureteri, essendo questi liberi. La sutura della ferita richiede particolare attenzione nelle zone dove il tessuto è stato resecato senza legatura. Dopo aver suturato la vagina come nell'isterectomia vaginale s'introduce una striscia di garza nella cavità vaginale. Un tamponamento non è quasi mai necessario.

Sutura dell'incisione di Schuchardt

Suturando il taglio bisogna fare particolare attenzione a due punti. Primo: con la prima sutura vaginale deve essere incluso superficialmente l'elevatore, evitando così il deflusso di secreto dalla parte superiore della sutura nella zona dell'incisione di Schuchardt. In seguito bisogna eseguire la miorrafia dell'elevatore, evitando di *includere il retto o una delle sue arterie. Bisogna anche suturare la fossa ischiorettale senza lasciare spazi morti* (fig. 147).

Linfadenectomia extraperitoneale complementare

Secondo E. Navratil e S. Mitra una linfadenectomia extraperitoneale può essere eseguita partendo da due tagli laterali obliqui sulla parete inferiore dell'addome. Esistono diversi modi di fare il taglio. Quello mostrato da noi nella fig. 148 (simile a Nathanson) permette un facile accesso all'arteria e vena iliaca comune e ai vasi del piccolo bacino. L'aponeurosi del muscolo obliquo esterno viene tagliata in direzione craniale partendo dal pube. In seguito il muscolo obliquo interno e trasverso devono essere sollevati dal peritoneo e incisi nella stessa direzione (fig. 149). Il peritoneo può essere sollevato dall'osso iliaco in modo smusso, meglio se con le due mani (fig. 150). Ora è visibile il muscolo psoas e, dopo ulteriore scollamento del peritoneo, anche l'arteria e la vena iliaca. L'ulteriore preparazione avviene anche come illustrato più avanti nell'operazione radicale addominale (figg. 151, 167, 170). L'arteria uterina viene legata durante la linfadenectomia. Questo facilita la successiva operazione secondo Schauta-Amreich.

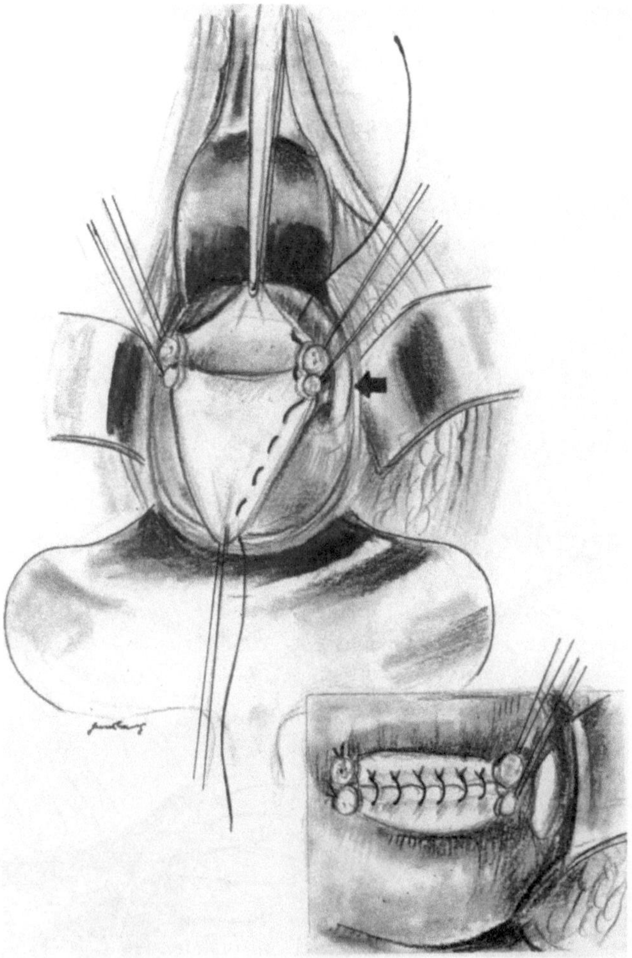

Fig. 146
Chiusura del peritoneo con suture angolari semicircolari a borsa di tabacco, suture a punti staccati al centro. Suture superficiali per proteggere l'uretere (freccia) e i vasi. (Per dimostrare il pericolo di lesione ureterale, questo è raffigurato più superficialmente di quanto non lo sia in realtà)

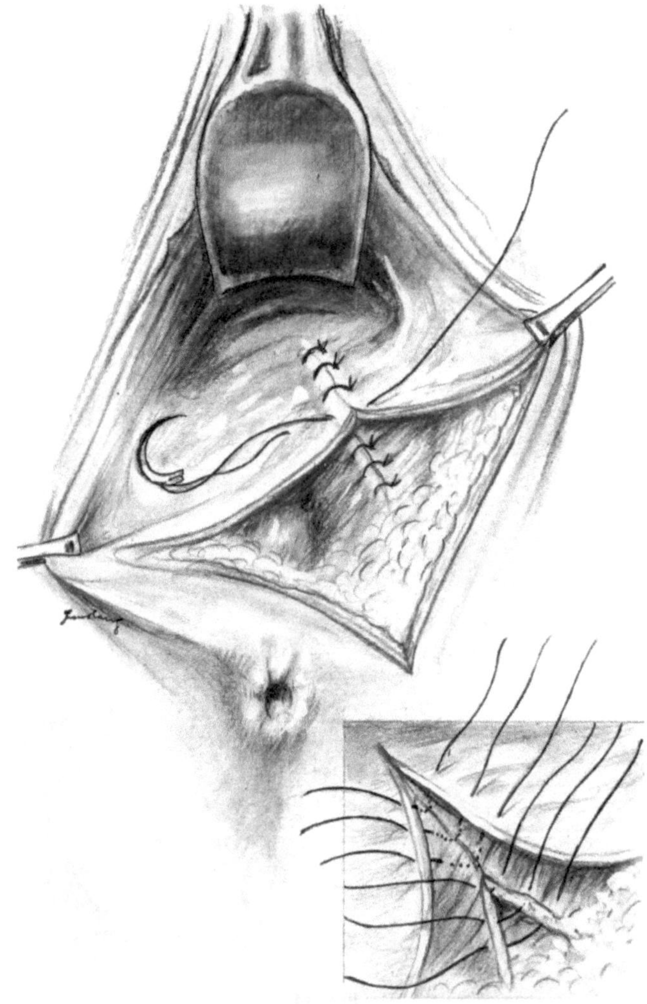

Fig. 147
Chiusura a strati dell'incisione di Schuchardt. Figura d'angolo: inclusione dell'elevatore nel tratto superiore della sutura

Fig. 148
Le incisioni partono circa a due dita sopra la fascia inguinale vicino all'anello inguinale esterno. Decorrono a forma d'arco lateralmente e cranialmente sino all'altezza dell'ombelico o leggermente sopra

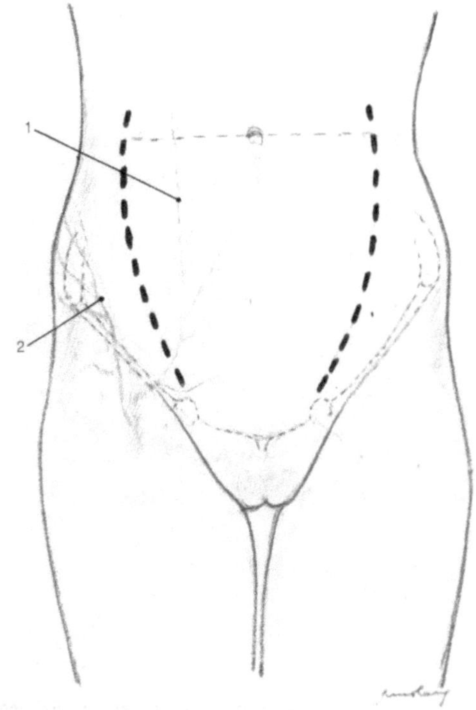

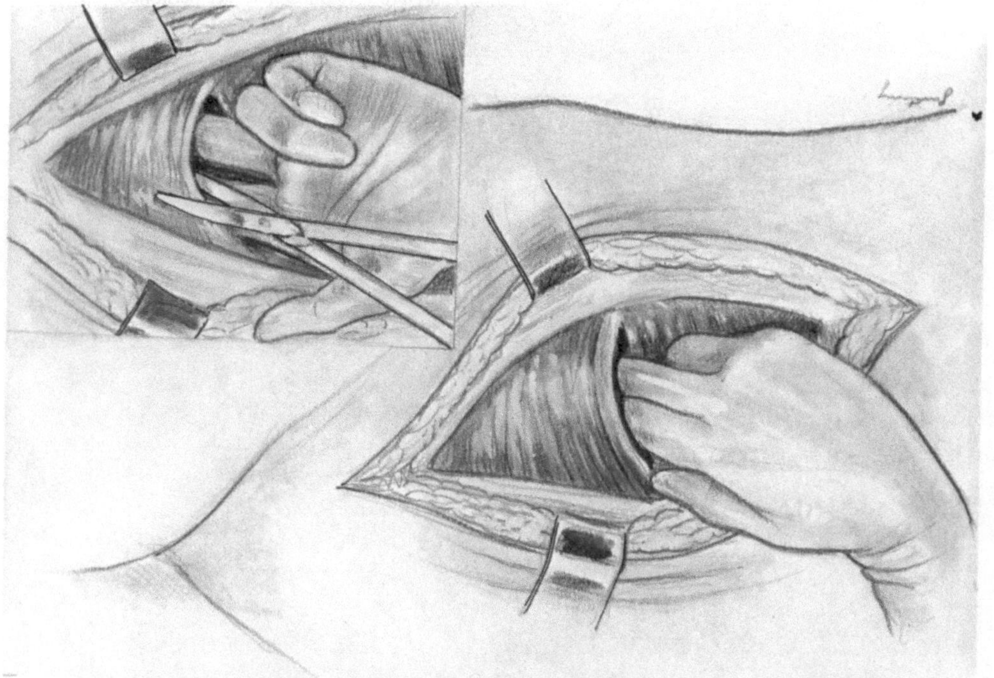

Fig. 149
L'aponeurosi del muscolo obliquo esterno è stata tagliata. Il muscolo obliquo interno e il muscolo trasverso sono resecati trasversalmente. La sierosa viene staccata col dito dalla parte posteriore della muscolatura e i due muscoli vengono tagliati cranialmente e caudalmente

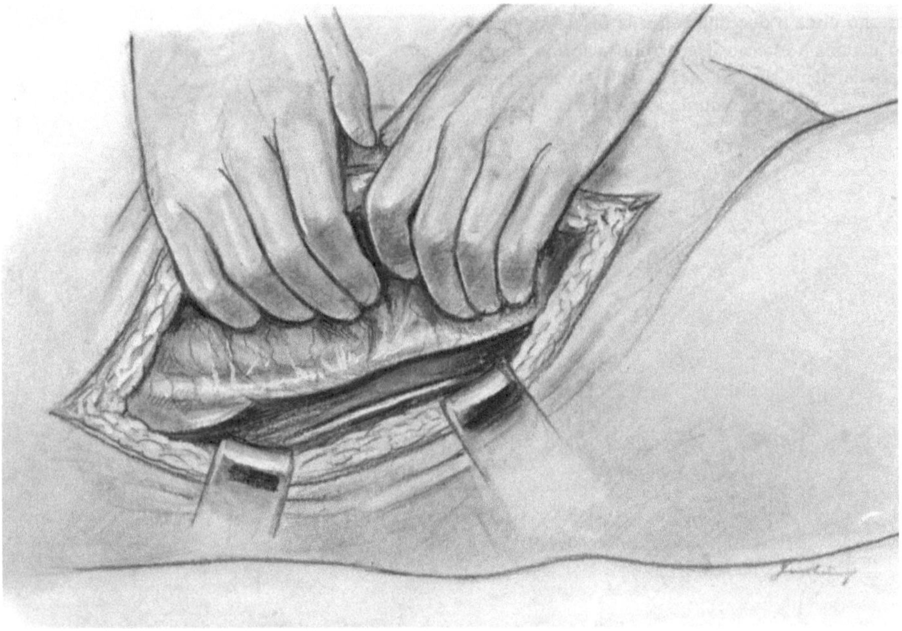

Fig. 150
Il peritoneo viene ora staccato medialmente e cranialmente. L'uretere è riconoscibile nel peritoneo

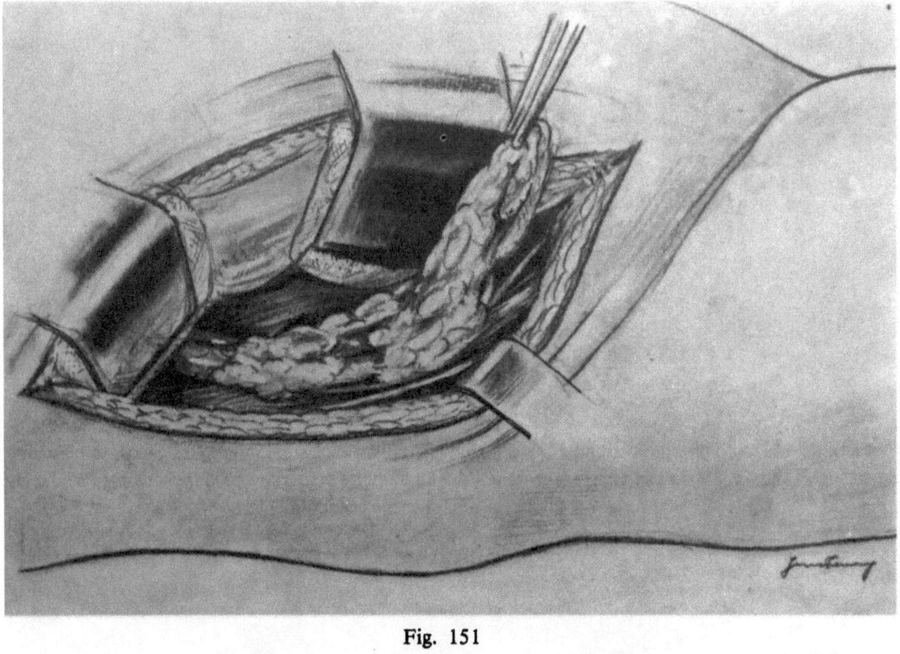

Fig. 151
Il peritoneo viene spostato medialmente e cranialmente con valve larghe. Il tessuto adiposo dei linfonodi è isolato in parte dai vasi iliaci e dal muscolo psoas

Isterectomia radicale addominale

Introduzione e generalità

Contrariamente all'eviscerazione pelvica totale, la cosiddetta operazione radicale addominale del carcinoma del collo è, dal punto di vista anatomico, un metodo piuttosto complicato. La vescica, il retto e gli ureteri devono restare intatti, mentre bisogna asportare il connettivo pelvico, il tessuto adiposo linfonodale e un terzo della vagina (fig. 152). Dal punto di vista anatomico il problema principale è quello di non ledere gli ureteri, che decorrono abbastanza vicino al collo attraverso il parametrio, dove può diffondersi il carcinoma, e raggiungono la vescica passando sopra i paracolpi e la vagina, che sono pure essi zone potenziali d'infiltrazione carcinomatosa. Per quanto riguarda i grossi vasi (le vene e arterie iliache comuni) bisogna ricordare che linfonodi metastatizzati possono trovarsi vicino e anche dietro di loro (fig. 153).

In seguito descriveremo quali tessuti devono essere scollati, quali spazi aperti, e — cosa molto importante — come a causa della trazione viene modificata la topografia in ogni tempo operatorio.

La linfadenectomia richiede soltanto la conoscenza dell'anatomia normale e topografica. Eccetto i linfonodi che si trovano dietro le vene iliache comuni, ipogastriche (iliache interne) e le loro ramificazioni, essa può essere eseguita quasi completamente usando la marcatura con isotopi (vedi operazione radicale con isotopi radioattivi). Poiché i singoli tempi operatori sono differenti nei vari metodi, appare necessario descrivere brevemente le principali modificazioni topografiche dovute alla trazione.

La legatura dei legamenti infundibolopelvici (sospensori dell'ovaio) e dei rotondi (teres uteri) avviene come nell'isterectomia addominale. L'evidenziazione della fossa paravescicale secondo Latzko ha notevoli vantaggi, se si esegue prima la linfadenectomia, e a essi accenneremo più tardi. Dal punto di vista anatomopatologico si possono avere delle eccezioni, per esempio se in base alla cistoscopia non si può escludere un'infiltrazione della vescica. Allora pare opportuno incidere prima il peritoneo vescicale e tentare di preparare la vescica come viene fatto anche nel metodo originale di Wertheim.

Il secondo tempo consiste per lo più nello scollamento della vescica dalla parte superiore della vagina e dal paracolpo, laterocaudalmente ai legamenti vescicouterini (fig. 159). Lo scollamento vescicale può anche essere posposto. Nella Wertheim originale, come successivo atto operatorio, si ha la preparazione dell'uretere; nelle tecniche radicali moderne l'uretere viene intanto lasciato aderente al foglio mediale del legamento largo. L'arteria uterina può essere legata al punto d'incrocio sopra l'uretere o, come nelle tecniche più radicali, all'origine dell'ipogastrica (iliaca interna).

Nella Wertheim originale il retto viene pinzato assieme al parametrio dopo averlo separato dai pilastri rettali; al giorno d'oggi viene invece staccato dal legamento cardinale, dopo esposizione della fossa pararettale; (fig. 152) tecnica che viene sempre seguita negli interventi più radicali. Alcuni aprono anche lo spazio retrorettale e lo svuotano. Il parametrio viene reciso separatamente. A questo punto, o già prima, la vescica dev'essere scollata dal paracolpo dopo aver separato l'uretere dal foglio posteriore del legamento largo e legato il legamento vescicouterino. Questo tempo è uno dei più difficili e viene descritto successivamente.

Se il peritoneo del Douglas non è stato ancora reciso lo si fa adesso. Il retto viene scollato dalla vagina e dai pilastri rettali discendenti (continuazione dei legamenti uterosacrali). È ora possibile una resezione radicale.

Infine si pinzano i paracolpi vicino alla base del bacino e si recide la vagina al suo terzo superiore.

Tra le varie possibilità di trattare chirurgicamente il carcinoma del collo in modo radicale vogliamo citare solo i tipi d'intervento oggi maggiormente in uso e riconosciuti come metodi standard, le loro basi anatomiche e le loro differenze. Accanto al metodo originale usato e rielaborato da Wertheim, riassumendo più lavori precedenti (Freund e Schüler, Ries, Rumpf, Clark, e altri), bisogna citare l'intervento più radicale secondo Latzko, Okabayashi e Meigs, alla cui base sta il metodo originale secondo Wertheim. Anche questi metodi sono stati più volte modificati.

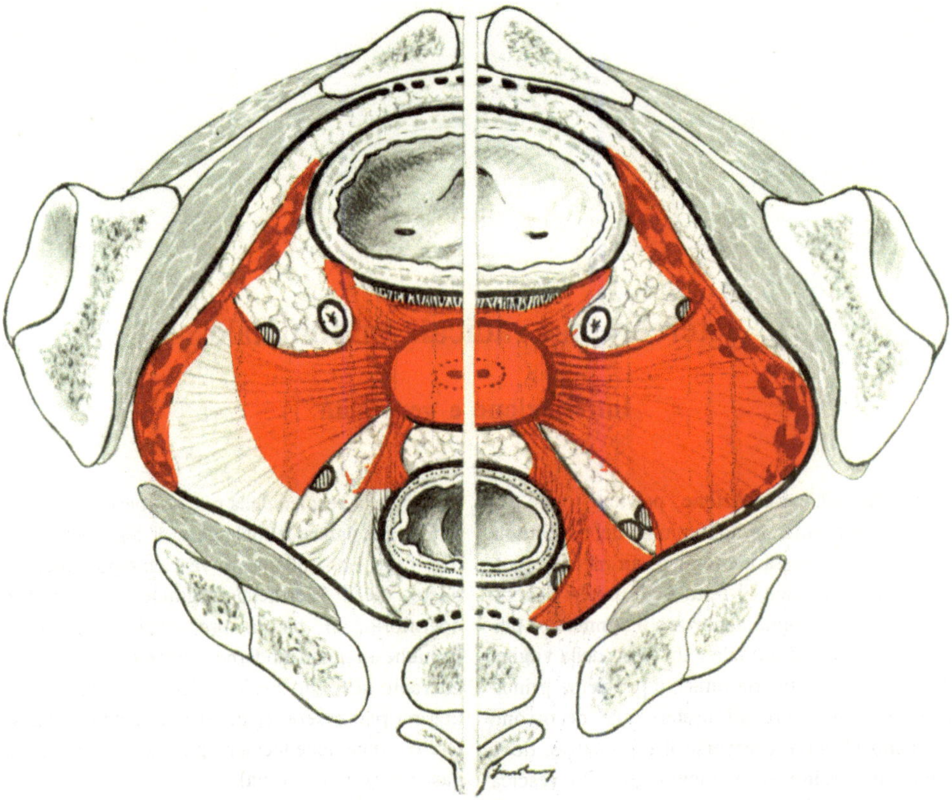

Fig. 152
Apparato connettivale di sostegno e di sospensione dell'utero, linfonodi e spazi connettivali del piccolo bacino. A sinistra le parti di tessuto che vengono asportate nel metodo originale secondo Wertheim. A destra il tessuto da asportare nell'operazione addominale secondo Latzko e le sue varianti

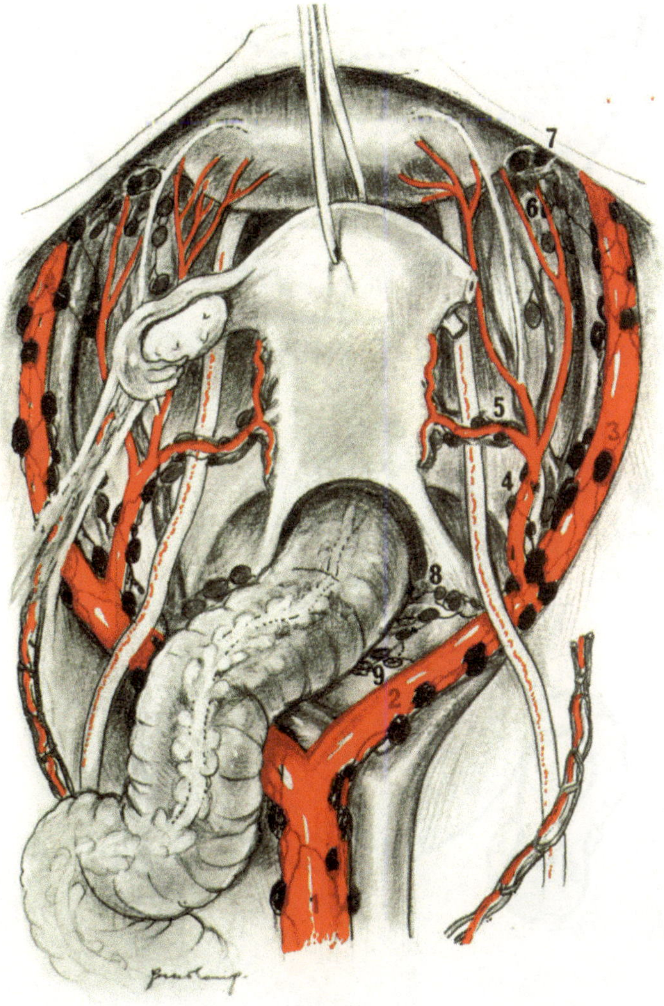

Fig. 153
Localizzazione dei linfonodi del piccolo bacino

1 = Lnn. aortici
2 = Lnn. iliaci communes
3 = Lnn. iliaci esterni
4 = Lnn. iliaci interni (ipogastrici) (I linfonodi glutei caudali non sono visibili in quantocché localizzati dorsalmente e caudalmente rispetto ai vasi ipogastrici)
5 = Lnn. uterini
6 = Lnn. obturatorii
7 = Lnn. Rosenmülleri
8 = Lnn. sacrales
9 = Lnn. promontorii (subaortici)

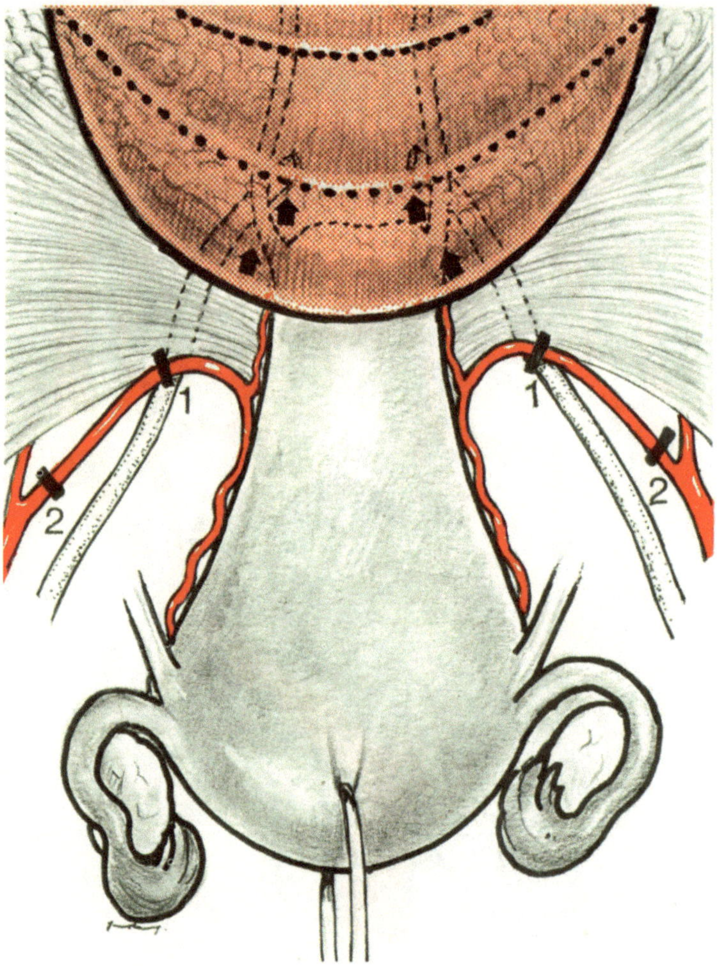

Fig. 154
Con la trazione craniale dell'utero viene stirata più in alto la parte superiore del parametrio provocando cosi un decorso leggermente convesso dell'uretere all'altezza dell'arteria uterina. La preparazione della vescica raffigurata schematicamente in due stadi di riempimento, vedi frecce). I tempi del suo distacco sono segnati con linea punteggiata. Importante è da notare che la vescica è accollata lateralmente al paracolpo. Punto di legatura dell'arteria uterina: 1. secondo Wertheim, 2. secondo Latzko

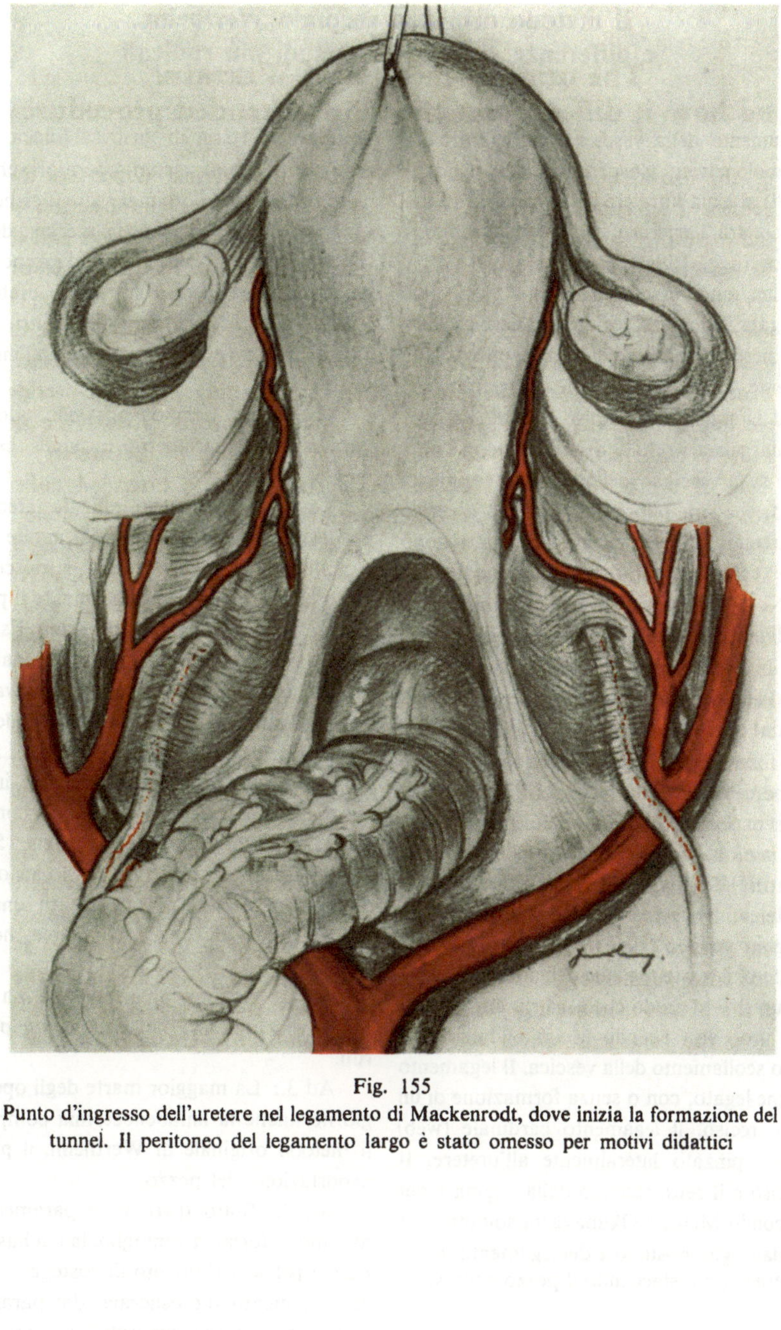

Fig. 155
Punto d'ingresso dell'uretere nel legamento di Mackenrodt, dove inizia la formazione del tunnel. Il peritoneo del legamento largo è stato omesso per motivi didattici

Il metodo originale secondo Wertheim e differenze rispetto ai metodi più radicali

Dopo lo scollamento della vescica e la legatura dei legamenti infundibolopelvici (sospensore dell'ovaio) e rotondi (teres uteri) si isola l'uretere e si forma un tunnel medialmente a esso, tra l'arteria uterina e il parametrio situato più in basso (figg. 158-161).

L'arteria uterina può essere raggiunta attraverso questo tunnel e legata insieme al legamento vescicouterino al suo punto d'incrocio con l'uretere. In seguito si isola l'uretere lateralmente, scollandolo anche dal parametrio e dal paracolpo; il Douglas viene inciso e il retto scollato dalla vagina e dai pilastri rettali. Si procede con l'ulteriore preparazione della vescica e dell'uretere lateralmente sopra il paracolpo, che ora può essere pinzato e reciso medialmente all'uretere. Il pezzo viene asportato dopo incisione circolare della vagina tra il terzo medio e il terzo superiore. Normalmente la linfadenectomia viene eseguita, in caso di linfoghiandole palpabili, dopo asportazione dell'utero. Nell'intervento secondo Latzko-Okabayashi-Meigs, la linfadenectomia viene eseguita dopo legatura e recisione del legamento infundibolopelvico, esposizione della fossa paravescicale secondo Latzko e legatura e recisione del legamento rotondo. L'arteria uterina dovrebbe essere legata alla sua origine dall'arteria ipogastrica (iliaca interna). Ora viene scollato l'uretere con il suo meso (avventizia) dal foglio posteriore del legamento largo (secondo Meigs invece momentaneamente ciò non viene fatto). In seguito vengono esposte le fosse pararettali e isolato, verso l'utero, il tratto mediale dell'arteria uterina, passando sopra l'uretere in modo che essa rimanga attaccata al pezzo. Si procede (secondo Meigs all'inizio dell'intervento) con lo scollamento della vescica. Il legamento vescicouterino viene legato, con o senza formazione di un tunnel ureterale e reciso, il legamento cardinale (web) viene evidenziato e pinzato lateralmente all'uretere. Il Douglas viene inciso e il retto scollato dalla vagina e dai pilastri rettali. Secondo Meigs e Okabayashi soltanto ora si scolla l'uretere dal foglio posteriore del legamento largo, pinzando poi il paracolpo e staccando il pezzo della vagina.

L'essenziale differenza anatomica tra il metodo originale di Wertheim e il metodo allargato secondo Latzko-Okabayashi-Meigs consiste nei seguenti punti:

1. Nel primo il parametrio va pinzato medialmente all'uretere; nel secondo quasi sempre lateralmente a esso.
2. Nel metodo originale secondo Wertheim l'arteria uterina viene legata al suo punto d'incrocio con l'uretere, in quello di Latzko-Meigs e sue varianti vicino alla sua origine dell'arteria ipogastrica (iliaca interna). In questo modo procedono alcuni operatori che seguono, per il resto, il metodo originale di Wertheim. D'altra parte Meigs permise che l'arteria uterina, dopo averla isolata, venisse legata al suo punto d'incrocio con l'uretere in modo da proteggere il suo ramo ureterale.
3. La linfadenectomia (vedi sotto) nell'intervento radicale allargato va eseguita sempre all'inizio. Vantaggi: vedi sotto.
4. Secondo Latzko è possibile suddividere e caricare il paracolpo e il parametrio e quindi resecarlo più radicalmente.

Ad 1.: Il parametrio, pinzato lateralmente all'uretere, può essere resecato vicino alla parete pelvica. Anche nel metodo originale di Wertheim si riesce a isolare l'uretere tanto lateralmente da poter pinzare il paracolpo e il parametrio vicino alla parete del bacino. Esso però deve essere isolato totalmente nel suo tratto distale (se non si usa il metodo paraureterale descritto più avanti) perdendo così uno dei vantaggi del metodo originale di Wertheim.

In entrambi i metodi, comunque, bisogna fare attenzione a lasciare integra l'avventizia intorno all'uretere e circa 1-2 cm del suo rivestimento connettivale dorsale e ventrale (meso- e paraureterе) (figg. 156-158, 175). In tal modo si risparmiano i vasi che lo accompagnano longitudinalmente e questo rappresenta una profilassi anatomochirurgica di una sua fistola necrotica (Halter e Platzer).

Ad 2.: Assieme all'arteria uterina vengono asportati anche vasi linfatici ed eventualmente piccoli linfonodi uterini.

Ad 3.: La maggior marte degli operatori esegue oggigiorno anche la linfadenectomia complementare secondo il metodo originale di Wertheim, il più delle volte dopo asportazione del pezzo.

Ad 4.: Sotto trazione il parametrio e il paracolpo assumono forma a ventaglio, la cui base è inserita lungo la parete pelvica. Il tessuto di sostegno — rappresentato qui dal legamento uterosacrale, dal parametrio e dal paracolpo, che vengono separati e caricati — può essere pinzato più facilmente e più vicino alla parete pelvica. Wertheim stesso ha ammesso (Zentralblatt 43: 716, 1919) che in questo modo è possibile asportare più parametrio. Come già accennato, sussistono inoltre notevoli differenze tra i due metodi principali e le loro varianti per quanto riguarda la successione dei tempi operatori e quindi delle singole situazioni anatomotopografiche.

Vantaggi della linfadenectomia primaria

a) Asportazione delle vie linfatiche sino ad arrivare in tessuto sano.

b) Evidenziazione dei linfonodi metastatizzati fissi che rendono impossibile un'operazione radicale.

c) Possibilità di una migliore evidenziazione degli spazi connettivali e delle inserzioni dei parametri.

Modificazione anatomica del metodo originale di Wertheim per evitare lesioni urologiche

Dopo incisione del peritoneo vescicale (figg. 87, 88) la vescica viene scollata come nell'isterectomia addominale semplice (figg. 89, 90) fino a dove è possibile senza emorragia. Legato e reciso il legamento infundibolopelvico (vedi figura nell'isterectomia), l'uretere può essere evidenziato sul foglio posteriore del peritoneo separando il connettivo lasso tra i due fogli del legamento largo. Nelle pazienti obese, se non lo si reperta subito, si consiglia di scollare cranialmente il foglio posteriore del legamento largo parallelamente all'infundibolopelvico (fig. 110). In questo modo si arriva direttamente sull'uretere. Questo passo facilita anche la ricerca dei linfonodi dell'iliaca comune e di quelli paraortici (fig. 153). Il legamento rotondo viene legato e reciso, mentre il connettivo del legamento largo viene inciso ulteriormente e spinto in basso fino ad arrivare ai vasi uterini.

Errori e pericoli

Vedi isterectomia addominale e operazione secondo Latzko con le sue modificazioni.

Preparazione dell'uretere

Alterazioni della topografia dell'uretere sono causate dalla trazione sull'utero e dallo scollamento della vescica (figg. 79-83, 154). Nella Wertheim originale l'uretere viene isolato dalla parete laterale del foglio posteriore del legamento largo e seguito poi in avanti fino al punto d'incrocio con l'arteria uterina. Dal 1958 alla I Clinica Ginecologica Universitaria di Vienna la preparazione dell'uretere avviene nel modo seguente (la frequenza di fistole è scesa rapidamente da 7,3% all'1%, da K.G. Ober a Erlangen a meno dell'1%). Metodo: il peritoneo del foglio posteriore viene teso con una pinza (figg. 157, 158). Il rivestimento connettivale meno elastico e talvolta giallastro dell'uretere (originariamente indicato come mesouretere, però da un punto di vista anatomico e linguistico sarebbe più indicato il termine « para »-uretere) si retrae di circa 1 cm e viene pinzato. Tra questo e il peritoneo si trova del connettivo lasso areolare (fig. 156). In questo strato il meso(para-)uretere viene separato dal peritoneo con le forbici, in parte per via cruenta, in parte per via smussa (figg. 157, 158). Infine la punta delle forbici raggiunge la parete pelvica. Il meso-(para-)uretere assieme all'uretere viene ora separato verso l'alto e verso il basso dal peritoneo. Davanti (in basso), dove l'uretere entra nel parametrio, è meno visibile. Si può riconoscere qui una piega concava dietro la quale sparisce l'uretere (figg. 155, 158, 159). Tra questa piega concava e l'uretere (quindi medialmente a esso) bisogna entrare con le forbici curve e spingerlo lateralmente con delicatezza (fig. 158).

Questo è l'inizio del canale ureterale. La piega concava viene tagliata fino ai vasi uterini (fig. 158 d'angolo) e il tunnel, formato artificialmente, viene allargato fino a che non è pervio al dito. A questo punto si tira di nuovo cranialmente l'utero e si continua lo scollamento della vescica dal collo e dalla vagina. La vescica deve essere scollata dal paracolpo anche laterocaudalmente al legamento vescicouterino (fig. 159). Entrando ora nuovamente col dito (oppure con una pinza curva) nel tunnel dell'uretere e curvando la sua punta medialmente e cranialmente (fig. 160) rimane su di esso solo un sottile strato di connettivo avascolare sotto un arco di vasi venosi del legamento vescicouterino. Questa membrana connettivale avascolare si può facilmente aprire sopra la punta del dito con una pinza anatomica e, sulla sua guida, passare con un Déchamps un filo attraverso il tunnel dell'uretere (fig. 161). Per i motivi sopra citati è più indicato liberare l'arteria uterina e separarla dal fascio di vasi inclusi nel filo. Il tessuto situato sull'arteria uterina, contenente talvolta dei linfonodi, viene spinto medialmente e resta infine attaccato al pezzo (fig. 161 d'angolo). L'arteria uterina può essere legata separatamente sopra il punto d'incrocio con l'uretere (in casi d'invasione tumorale massiva anche all'uscita dell'arteria ipogastrica, cioè iliaca interna) (fig. 162). A questo punto si devono ancora legare i tratti caudali del legamento vescicouterino, che possono contenere pure dei vasi, facendo però attenzione a non includere insieme parte del paracolpo. L'ulteriore continuazione caudale del legamento vescicouterino (legamento vescicovaginale secondo Latzko), cioè il pilastro connettivale sagittale, è una membrana avascolare che deve essere isolata e recisa d'ambo i lati (fig. 163).

Errori e pericoli

1. Dissezione errata degli strati nella zona del cosiddetto meso(para-)uretere e quindi lesione dei suoi vasi longitudinali (fig. 164A).
2. Possibilità di lesione dell'uretere isolandolo lateralmente dalla vescica (fig. 164B).
3. Legature nella zona dell'avventizia dell'uretere.

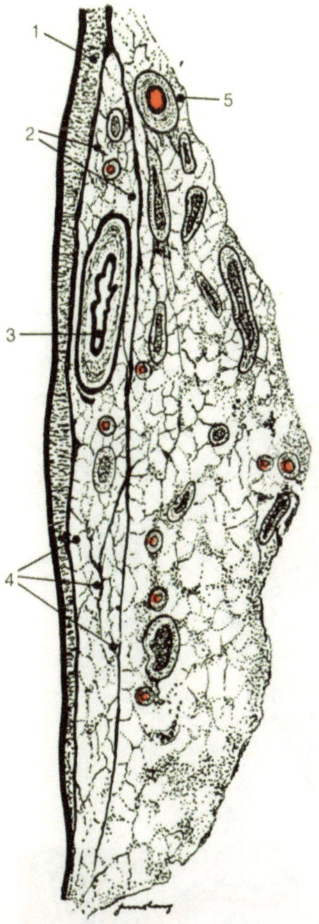

Fig. 156
Sezione orizzontale. Ingrandimento dell'uretere e parauretere

1 = Connettivo lasso tra peritoneo (sin) e parauretere (dx)
2 = Parauretere ventrale
3 = Uretere
4 = Parauretere dorsale
5 = Arteria uterina

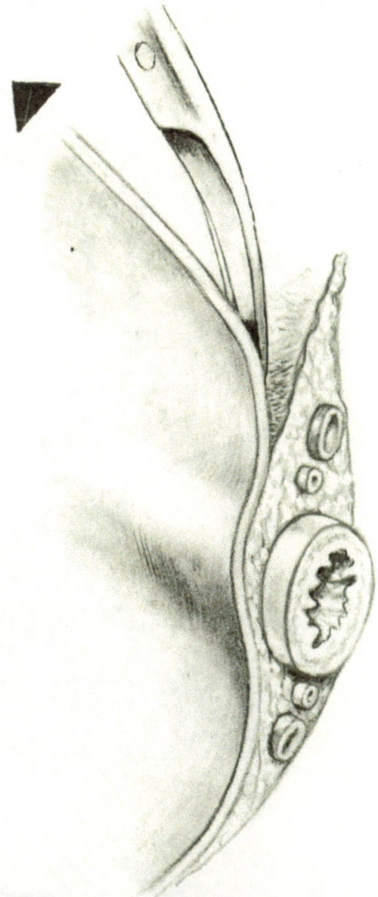

Fig. 157
Schema secondo la fig. 156. Ingresso nel piano esatto (tra peritoneo e parauretere)

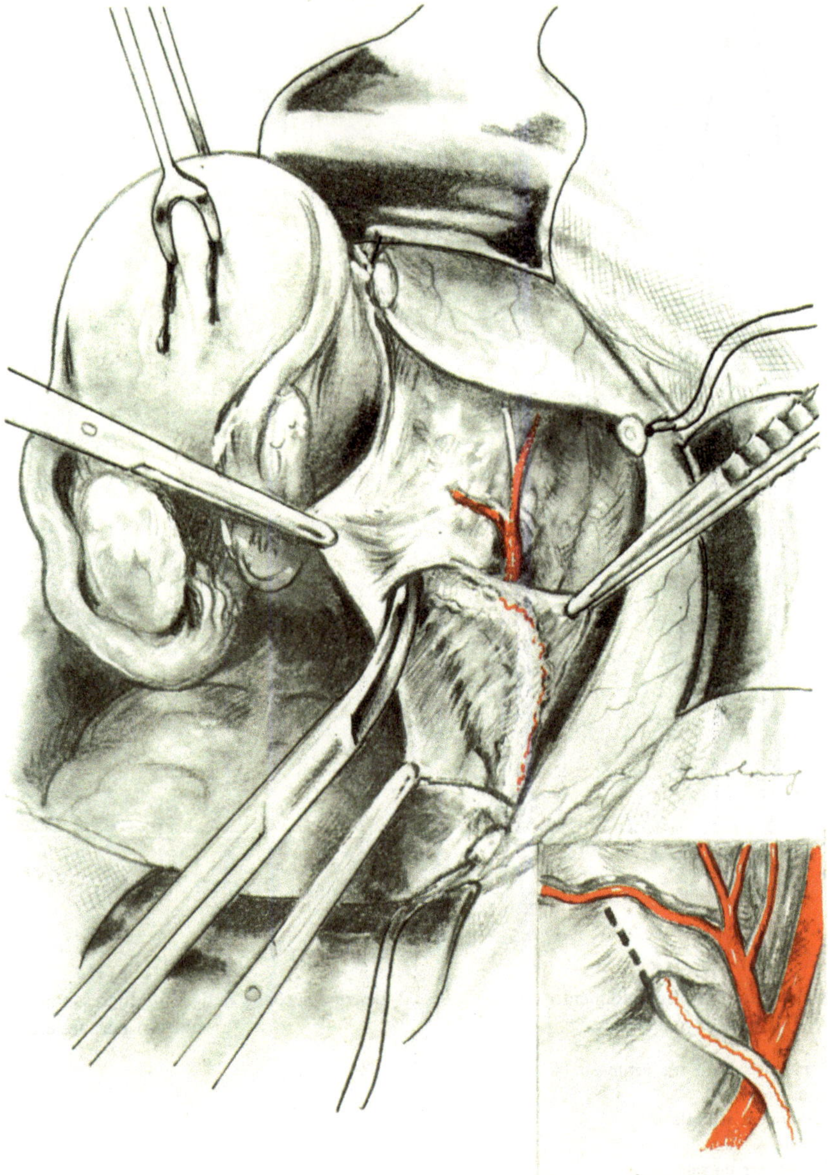

Fig. 158
Uretere e parauretere scollati in parte dal peritoneo. La piega concava, dietro la quale scompare l'uretere, deve essere recisa fino ai vasi uterini (figura d'angolo: linea tratteggiata)

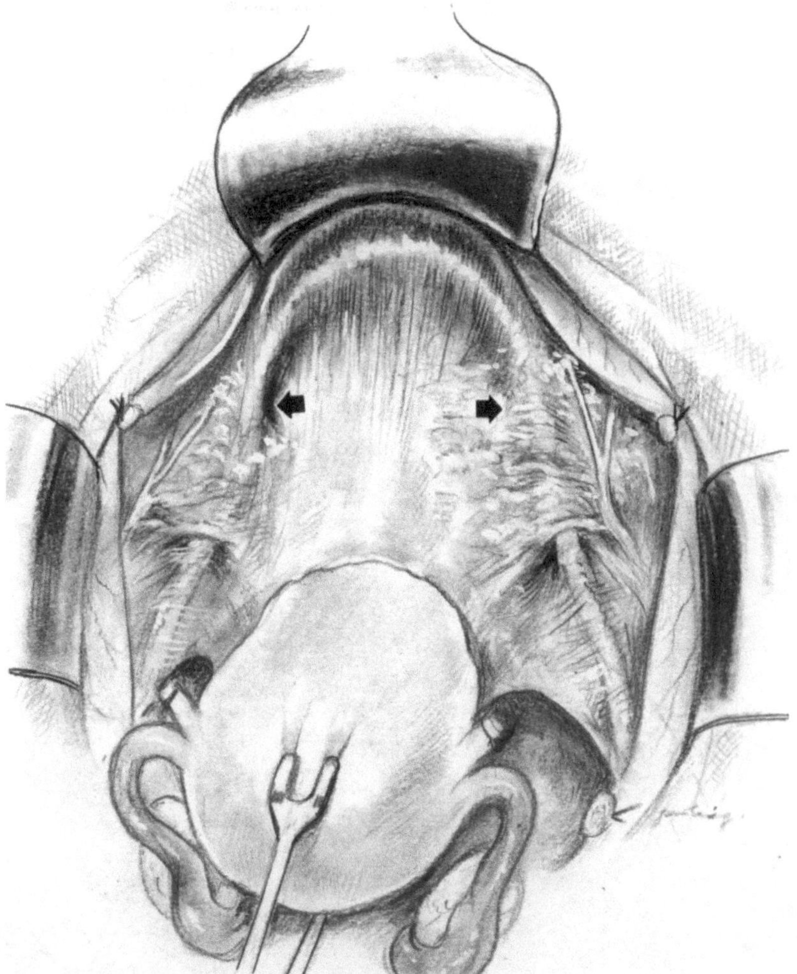

Fig. 159
La vescica è parzialmente scollata, le fibre perivescicali sono tese. Le frecce indicano la direzione della dissezione della vescica caudalmente al legamento vescicouterino, lateralmente e sopra al paracolpo. L'uretere si dirige in avanti sotto l'arteria uterina nel legamento vescicouterino

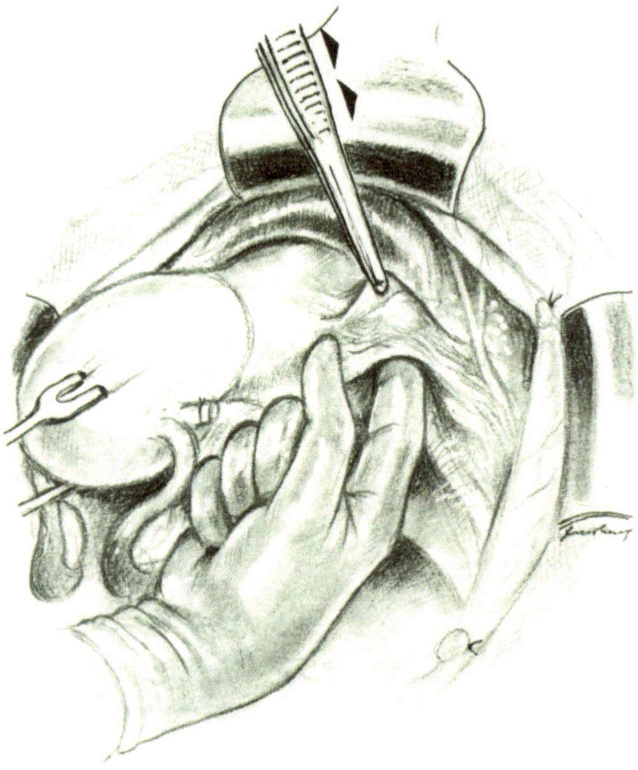

Fig. 160
Penetrazione nel tunnel artificialmente allargato, medialmente all'uretere. Si pinza il tessuto avascolare sotto il pilastro vescicale, lo si tira lateralmente (freccia) e lo si apre

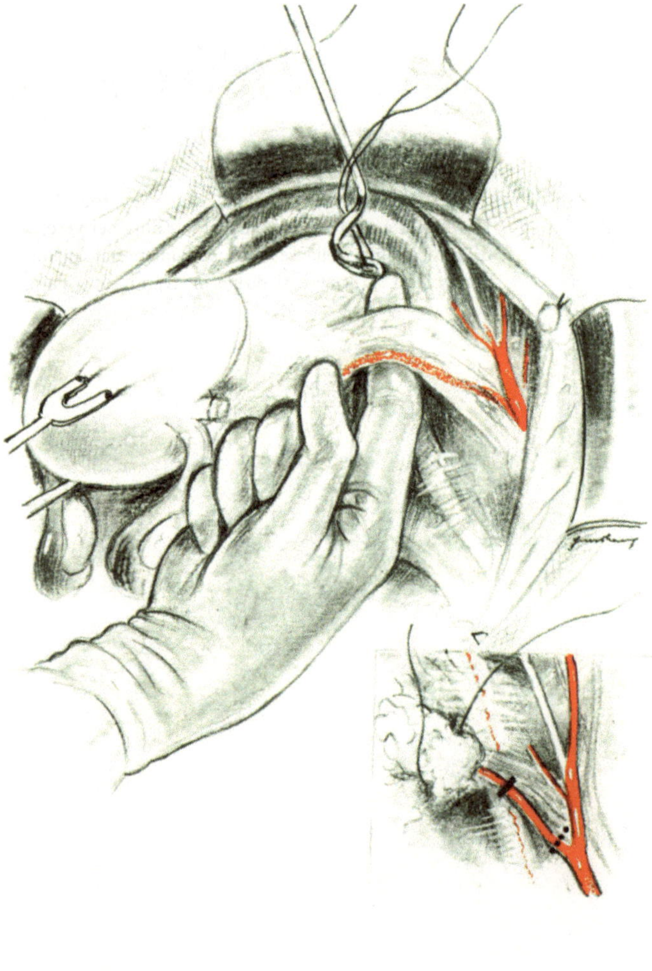

Fig. 161
Passaggio di un filo attraverso il tunnel ureterale. Sul dito sono caricati il legamento vescicouterino e l'arteria uterina. Figura d'angolo: l'arteria ipogastrica (iliaca interna) e l'arteria uterina sono state liberate, il tessuto adiposo linfonodale è stato staccato medialmente verso l'utero. Possibili punti di legatura dell'arteria uterina isolata. Con il filo libero viene poi legato separatamente il legamento vescicouterino

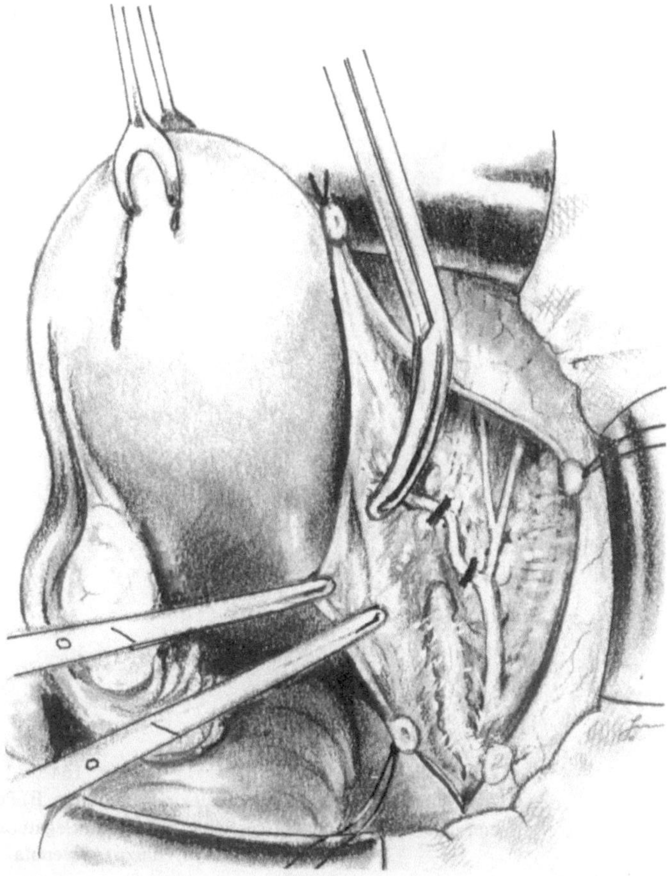

Fig. 162
Dopo aver staccato e liberato l'arteria iliaca interna e la corda ombelicale, il parauretere ventrale è stato stirato medialmente verso il peritoneo per mostrare più chiaramente la situazione anatomica dei possibili punti di legatura dell'arteria uterina

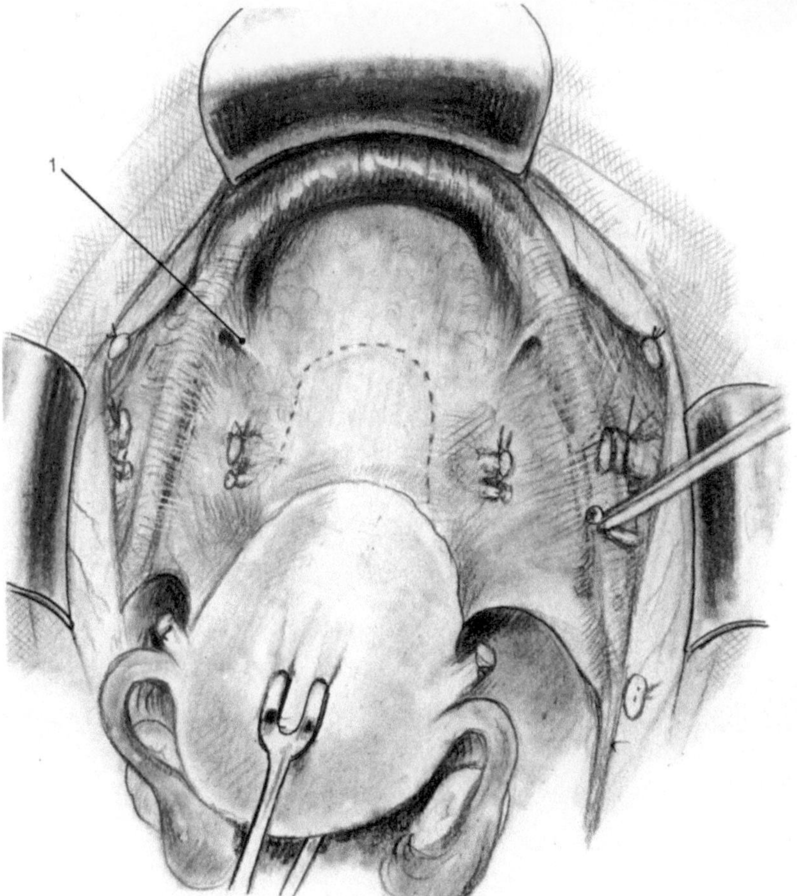

Fig. 163
Sono legati l'arteria uterina e il legamento vescicouterino. Una membrana avascolare, continuazione caudale del pilastro vescicale, deve ancora essere separata dal paracolpo; ciò viene fatto isolando ulteriormente la vescica. 1 = Continuazione caudale del pilastro vescicale

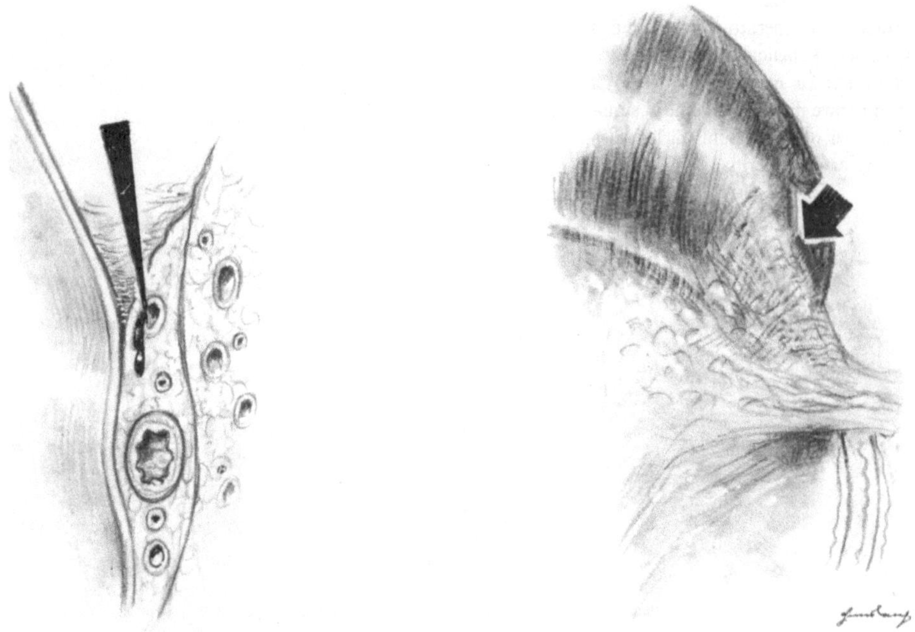

A B

Fig. 164
A) Lesione di un vaso longitudinale del paraueretere. B) Pericolo di lesione per i vasi dell'uretere entrando lateralmente tra vescica e uretere. La legatura del legamento vescicouterino non è ancora avvenuta

Apertura del Douglas e preparazione del retto

Si solleva e si incide la sottile piega del peritoneo circa 2 cm al di sotto del punto di fissazione del Douglas al collo (fig. 165). Si arriva così nel tessuto lasso tra il retto e la parete vaginale. Si continua la dissezione caudalmente con movimenti di taglio e spinta delle forbici. La vagina è riconoscibile per le sue numerose vene, mentre il retto si riconosce per il tessuto adiposo perirettale (fig. 165). Ora si taglia il peritoneo che ricopre i legamenti sacrouterini, il retto viene pinzato e separato dai pilastri rettali. Anche qui si trova del connettivo lasso (il più delle volte contenente tessuto adiposo). Tagliandolo delicatamente, oppure spingendo il retto medialmente con le forbici leggermente aperte, compaiono i pilastri avascolari, che il più delle volte contengono tessuto adiposo. Questi pilastri si possono assottigliare seguendo la tecnica descritta e recidere. In questa maniera si può avanzare senza emorragia sino al muscolo elevatore dell'ano, riconoscibile per il suo colorito rossastro.

Errori e pericoli

1. Se la dissezione avviene o troppo vicino alla vagina o troppo vicino al retto (invece che nel connettivo lasso tra i due organi) le conseguenze sono:

a) emorragie dal plesso venoso vaginale e scarsa radicalità;

b) emorragie dai vasi rettali (emorroidari) e possibile lesione della parete intestinale.

2. Una dissezione troppo vicina alla base dei pilastri rettali o nel tessuto adiposo pararettale provoca delle emorragie.

Ulteriore scollamento della vescica e degli ureteri

Poiché vi è del tessuto connettivale a fibre corte tra l'avventizia dell'uretere e il paracolpo, come pure tra vescica e paracolpo, si può operare senza notevole emorragia. È più opportuno sollevare con sottili pinze a denti l'avventizia dell'uretere alla sua base (fig. 166). Le fibre su descritte vengono così tese e sono facili da resecare, come quelle tra la parete subureterale della vescica e il paracolpo. Questa dissezione si può continuare quasi sino alla parete pelvica. Può essere interrotta dalla presenza di una vena che deve essere legata vicinissima al parauretere (fig. 166 d'angolo). Ora è possibile staccare il parametrio e il paracolpo direttamente dalla parete pelvica. La vagina viene incisa anteriormente all'altezza desiderata e pinzata (meglio dopo aver eseguito un test di Schiller all'inizio dell'operazione e dopo aver messo delle pinze di Kocher 2 cm oltre l'inizio del tessuto indenne). Il pezzo viene asportato recidendolo sopra delle pinze curve poste lateralmente.

Errori e pericoli

1. Lesione dei vasi che accompagnano l'uretere.

2. Emorragia dal paracolpo. Questa deve essere immediatamente arrestata con pinze e legature. Se da un lato la dissezione non è molto facile è meglio procedere dall'altro lato e operare in una zona dove l'anatomia è chiara. Ritornando all'altro lato sarà più facile trovare i piani esatti.

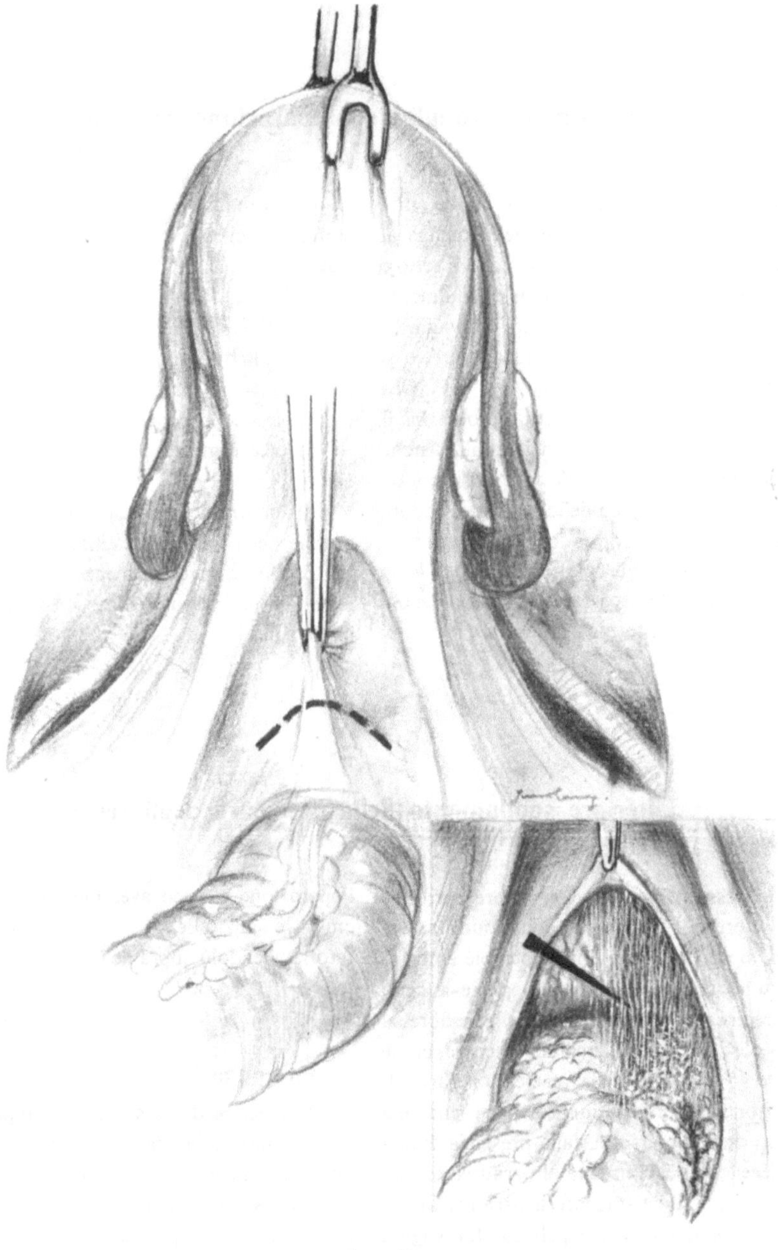

Fig. 165
Punto di recisione del peritoneo del Douglas. Figura d'angolo: le sottili fibre connettivali tra la fascia vaginale e il tessuto adiposo perirettale sono già in parte recise a sinistra. La freccia indica lo strato esatto della dissezione. Lateralmente s'intravvede il pilastro rettale con le sue inclusioni di tessuto adiposo a piccoli lobi. Medialmente si vede il tessuto adiposo a grandi lobi della fascia rettale, nel mezzo l'esatto piano di scollamento

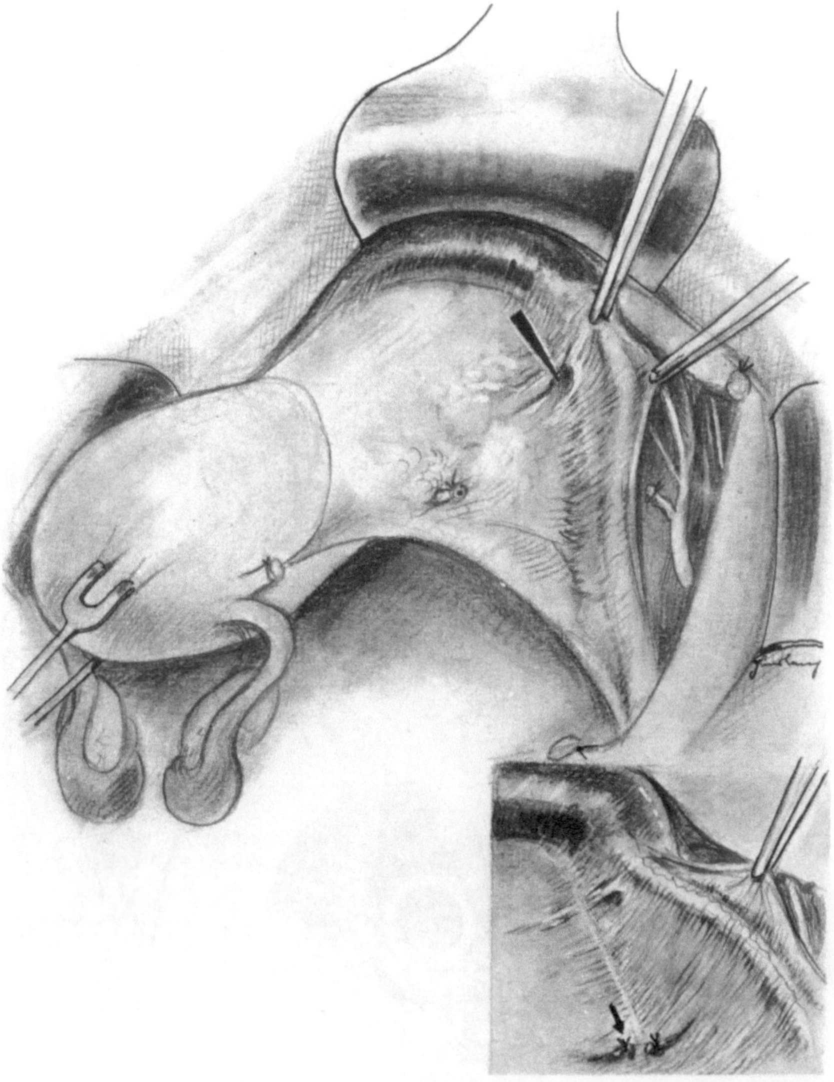

Fig. 166
Ulteriore preparazione dell'uretere e del para-(meso)-uretere dal paracolpo. Si presenta nuovamente (come continuazione della figura 163) la membrana connettivale del pilastro caudale della vescica. Questa deve essere recisa (freccia). Figura d'angolo: il parauretere dorsale è stato scollato molto lateralmente dal paracolpo. Si intravvede una vena che nella resezione radicale del paracolpo deve essere legata e recisa

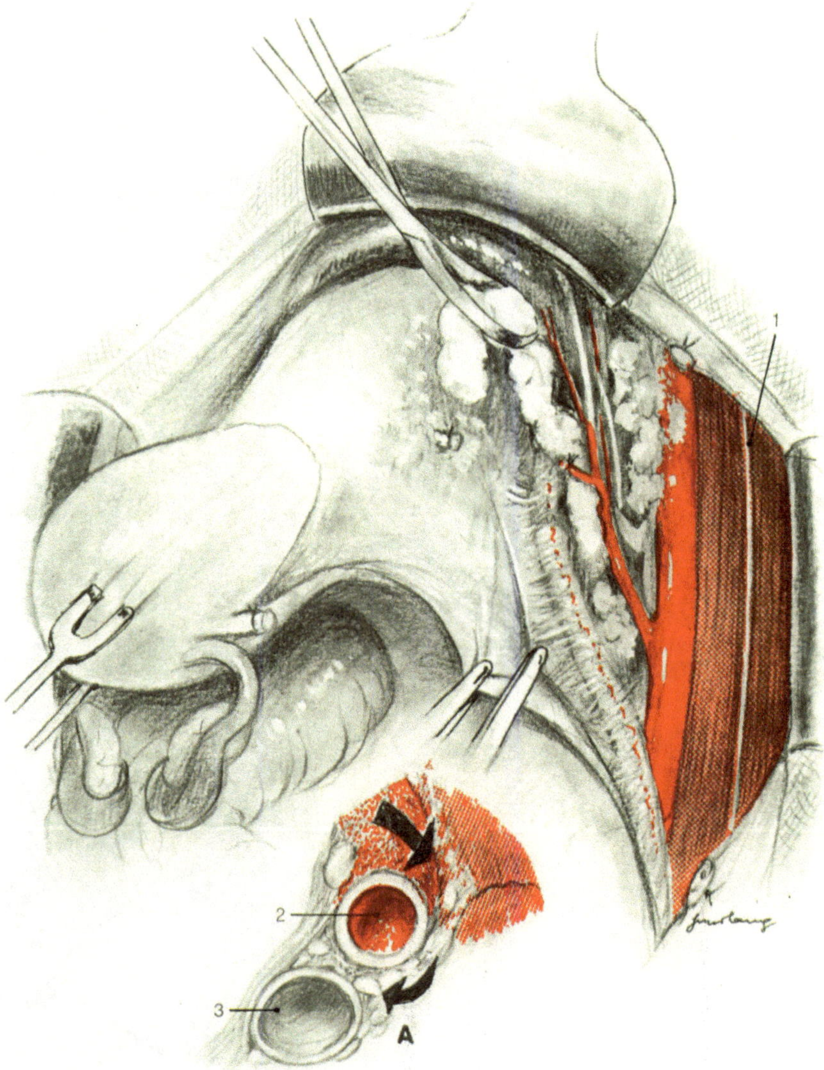

Fig. 167
È già stata eseguita la linfadenectomia nell'area dei vasi iliaci esterni (indicati dalla lettera A) e del muscolo psoas. Il parauretere è stato spostato verso il foglio posteriore del legamento largo e la linfadenectomia è stata continuata verso la fossa otturatoria

Linfadenectomia

Se la linfadenectomia non è stata eseguita inizialmente la si può fare ora.

L'asportazione dei linfonodi inizia a livello del muscolo psoas e può essere eseguita anche prima dell'asportazione dell'utero – prima o dopo legatura dei vasi uterini. L'intero tessuto connettivo, i noduli adiposi e linfatici, vengono staccati dirigendosi medialmente verso l'arteria iliaca esterna. Sul muscolo psoas e sull'arteria compaiono rami del nervo genitofemorale, che devono essere possibilmente risparmiati, mentre il connettivo situato sopra l'arteria viene asportato (fig. 167A). Il tessuto situato lateralmente deve essere scollato laterocaudalmente assieme a quello isolato dallo psoas, quello che si trova tra le arterie iliache deve essere invece scollato medialmente tenendosi molto vicino alle loro pareti. Nella stessa maniera ci si comporta con la vena. Il tessuto adiposo linfonodale può, secondo Latzko, restare unito al preparato oppure essere asportato separatamente a seconda della regione.

Proseguendo verso il pube si continua ad asportare il tessuto adiposo dei linfonodi lungo l'arteria e la vena iliaca esterna e tra queste fino all'origine dell'arteria e vena epigastrica inferiore, vicino al punto d'ingresso del legamento rotondo nel canale inguinale (fig. 168). In questa zona il linfonodo di Rosenmüller può essere isolato in maniera smussa e asportato (fig. 168 d'angolo), operazione che può essere difficoltosa per le anastomosi con i vasi del plesso otturatorio. Talvolta compaiono le arterie e le vene circonflesse iliache profonde, che uniscono i vasi iliaci lateralmente e ventralmente ai vasi epigastrici.

Bisogna legare un piccolo ramo venoso che si trova molte volte sotto e vicino alla vena iliaca estêrna. Più raramente una vena uterina sbocca direttamente nella vena iliaca esterna. Si osservano anche sottili rami venosi provenienti dal muscolo psoas. Si continua quindi la dissezione in profondità sino al nervo otturatorio, tenendosi molto vicino alla parete pelvica. Anche sopra il nervo otturatorio il tessuto adiposo linfonodale deve essere scollato, stirandolo al di sotto di esso e asportandolo (figg. 167, 169, 170).

Poi si prosegue lungo l'arteria iliaca comune sino in vicinanza della biforcazione dell'aorta e per facilitare ciò si tende il bordo peritoneale mediale, avendo cura dell'uretere. Arrivando all'origine dell'arteria ipogastrica (iliaca interna) bisogna spostare medialmente l'uretere e risparmiare un piccolo vaso ureterale che origina un centimetro sotto di essa (figg. 169, 170). Il tessuto adiposo linfonodale viene scollato in avanti sopra l'arteria ipogastrica (iliaca interna). Ora si raggiunge facilmente l'origine della corda ombelicale e dell'arteria uterina di cui è rimasto soltanto un moncone, se l'utero è già stato asportato. Queste formazioni non possono essere scambiate con altre, perché i restanti vasi sono situati più profondamente, l'arteria uterina invece decorre in avanti e medialmente, la corda ombelicale in avanti e lateralmente (fig. 169). Anteriormente, all'inizio della vena ipogastrica (iliaca interna), spesso vi è una piccola vena anastomotica con la vena iliaca esterna.

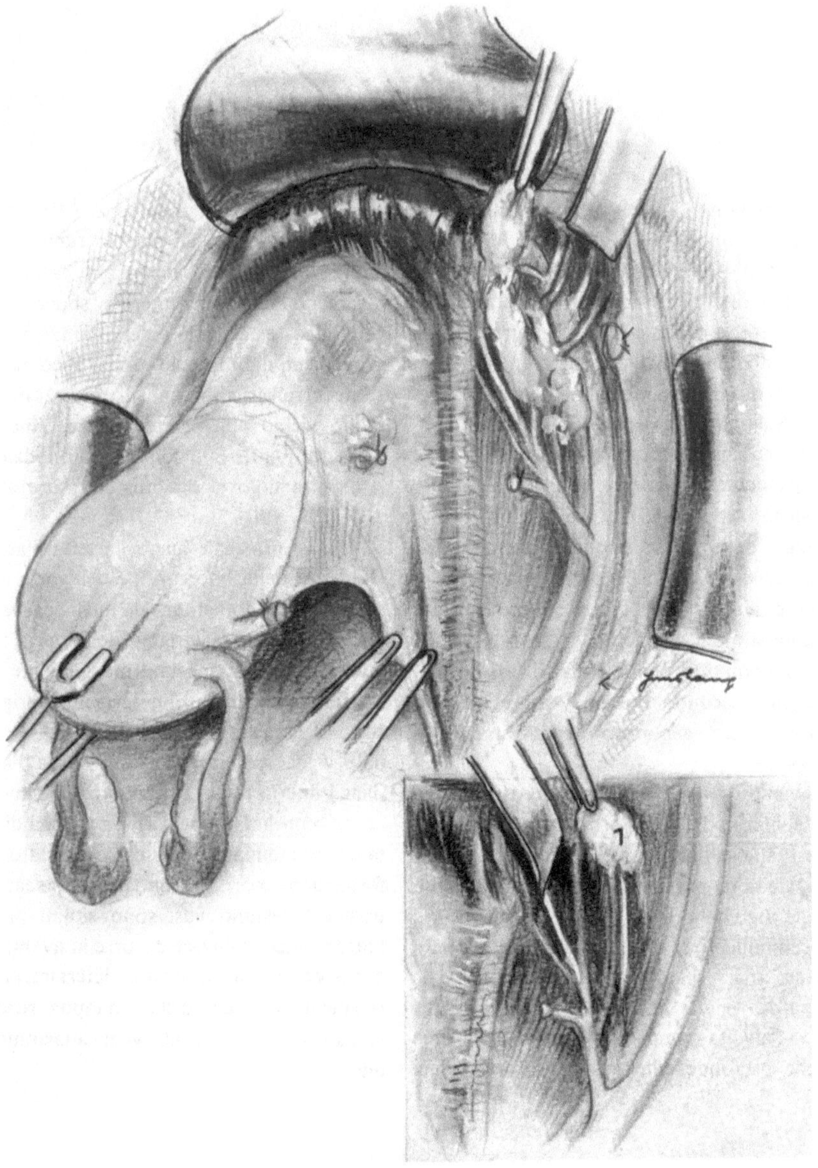

Fig. 168
Linfadenectomia. Il tessuto adiposo dei linfonodi viene scollato in avanti sopra i vasi iliaci, la corda ombelicale e la fossa otturatoria. Figura d'angolo: linfonodo di Rosenmüller (1)

L'esatta anatomia topografica

L'arteria ipogastrica (iliaca interna) si divide normalmente in due grandi rami, uno dorsale che solitamente non si visualizza e uno ventrale. Il primo ramo che nasce dall'arteria ipogastrica ventrale, talvolta già dal tronco principale, è la corda ombelicale. Essa contiene una o più (solitamente due) arterie vescicali superiori (fig. 169).

Una ventrale che decorre verso l'avanti con la corda ombelicale e si può risparmiare assieme a questa. Questo vale anche per quella dorsale che si dirama caudalmente dalla corda ombelicale e si trova insieme a questa in un unico fascio connettivale (fig. 170). Stirando la corda ombelicale si evidenzia meglio la superficie della vescica. Dal ramo ventrale dell'arteria ipogastrica (iliaca interna) originano l'arteria uterina e una o più arterie vaginali, di cui una può dirigersi alla vescica come arteria vescicale inferiore (fig. 169). Una (o due) vene uterine, che nella Wertheim originale vengono legate insieme all'arteria uterina sboccano in un ramo anteriore della vena ipogastrica poco prima dell'origine dell'arteria uterina.

Le arterie e le vene otturatorie possono essere legate, le vene naturalmente con doppia legatura; però così viene a mancare l'irrorazione della testa del femore, assicurata dall'« arteria femoralis capitis », ramo dell'arteria otturatoria. Questa legatura non è però necessaria, perché è possibile svuotare la fossa otturatoria asportando il tessuto adiposo linfonodale situato più profondamente, senza ledere questi vasi. La fossa otturatoria si svuota stirando medialmente la corda ombelicale con due strumenti. In questa maniera si tende la fascia connettivale della corda ombelicale (fig. 170). Quando sotto il nervo otturatorio compaiono i vasi otturatori e medialmente a essi il plesso vescicovaginale, si asporta il tessuto adiposo linfonodale relativo al plesso e al fascio connettivale teso della corda ombelicale. Volendo avanzare fino al plesso lombare, secondo la proposta di Navratil e Reifenstuhl, bisogna fare attenzione ai vasi che vi decorrono sopra e trasversalmente. Talvolta si possono evitare le legature se questo spazio è stato liberato fino al plesso allontanando lateralmente i grossi vasi. Se si sospettano ancora linfonodi vicino o sotto i tronchi principali dell'arteria e della vena ipogastrica (iliaca interna), i rami venosi devono essere legati. Se questi rami sono però corti bisogna legare singolarmente i vasi che entrano nell'ipogastrica, come la vena glutea inferiore, la vena pudenda interna, le vene vaginali ecc. Anteriormente è necessaria una progressiva legatura del plesso pudendo vescicale. Se si trovano linfonodi sospetti nel bacino è indicato (vedi sopra) liberare anche l'arteria e la vena iliaca comune sino all'aorta. (Linfonodi paraortici palpabili all'inizio dell'operazione devono essere asportati ed esaminati al congelatore). Da quando è stata introdotta nella I Clinica dell'Università Ginecologica di Vienna l'operazione radicale con isotopi radioattivi siamo costretti ad asportare i rimanenti tessuti radioattivi anche nella regione delle arterie e vene iliache comuni e a livello della biforcazione dell'aorta (vedi appendice).

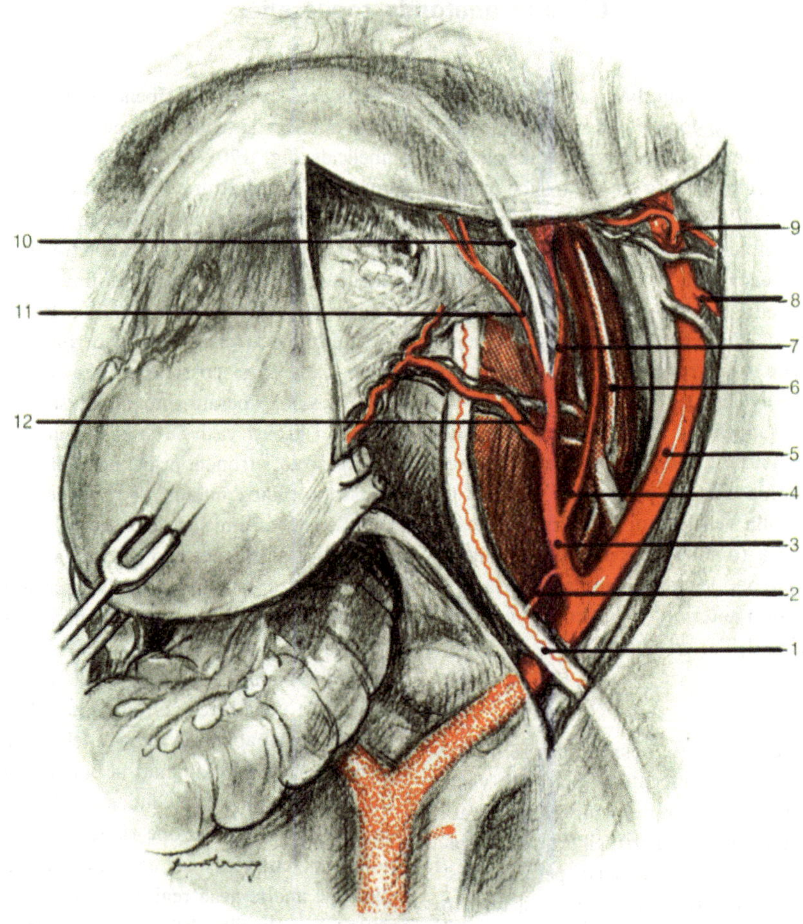

Fig. 169
Visione anatomotopografica delle formazioni del piccolo bacino senza tessuto adiposo linfonodale. L'uretere è rappresentato senza paraureter, per mostrare il suo vaso longitudinale ventrale

1 = uretere con A. uretericae
2 = A. ureterica
3 = A. iliaca interna (a. hypogastrica)
4 = A. obturatoria
5 = A. iliaca externa
6 = N. obturatorius
7 = A. vescicalis caudalis (inf.)
8 = A. circumflexa ilium profunda
9 = A. epigastrica caudalis
10 = Chorda a. umbilicalis
11 = A. vescicalis cranialis (sup.)
12 = A. uterina

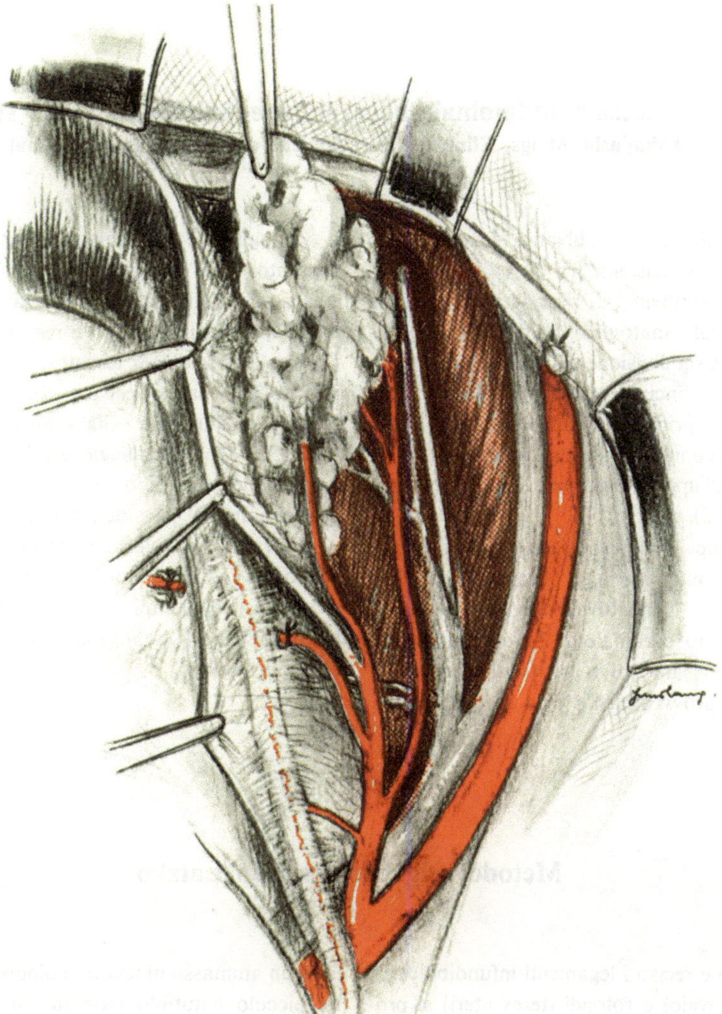

Fig. 170

Tensione della corda ombelicale e scollamento del restante tessuto adiposo linfonodale dal suo fascio connettivale. Le arterie vescicali craniali, che decorrono qui, formano un ramo ureterale

L'operazione radicale addominale allargata secondo Latzko e le sue varianti
(Okabayashi, Meigs, Cliniche Ginecologiche dell'Università di Vienna)

All'inizio di questo capitolo abbiamo già accennato alle differenze principali esistenti fra questi metodi e il metodo originale di Wertheim. Ci riserviamo ora un più preciso approfondimento anatomico. La differenza fondamentale consiste nella suddivisione del parametrio e paracolpo in tre porzioni principali. Questo riesce più facilmente: 1) se si esegue prima la linfadenectomia; 2) se si evidenziano gli spazi connettivali che si trovano tra le formazioni principali dell'apparato sospensore e di sostegno dell'utero (figg. 8, 152).

Dopo questi tempi vengono isolati anteriormente il legamento vescicouterovaginale secondo Latzko-Schiffmann (il pilastro connettivale sagittale secondo Armreich), il legamento cardinale di Mackenrodt (web secondo Meigs) e il legamento sacro (retto)-uterino. Il vantaggio di questo provvedimento è la facile apertura a ventaglio de paracolpo e parametrio e il distacco separato delle singole parti, garantendo una legatura sicura dei tratti dorsali e laterali. Senza tali provvedimenti quest'ultimo tempo è reso più difficile, trovandosi: 1) queste porzioni di tessuto a diversi livelli, 2) essendo inserite alla parete pelvica con una larga base che si restringe sull'utero e sulla vagina (Latzko e Schiffmann) (fig. 152). Quanto maggiore è la distinzione fra le varie porzioni del paracolpo e parametrio, tanto più facile riesce la resezione del parametrio vicino alla parete pelvica.

I principi di questo metodo sono stati descritti per primo da Latzko e poi più volte modificati da altri. La sequenza dei tempi operatori è diversa nelle varie modificazioni (Okabayashi, Meigs, Navratil, Novak, Natsume e altri).

Metodo originale secondo Latzko

Dopo aver legato e reciso i legamenti infundibolopelvici (sospensori dell'ovaio) e rotondi (teres uteri) si procede alla linfadenectomia, simile a quella descritta sopra. A differenza del metodo originale di Wertheim questa viene eseguita all'inizio dell'intervento. Di conseguenza si vede l'arteria uterina che inizia dall'ipogastrica (iliaca interna) ed è quindi possibile legarla alla sua origine. Successivamente viene isolato l'uretere. Si passa ora allo scollamento della vescica dal collo e dal tratto superiore della vagina e si isola il tratto parametrale dell'uretere, recidendo per via cruenta parte del legamento vescicouterino (legamento vescicale laterale secondo Latzko). Si evita così la legatura in massa del legamento vescicouterino e dell'arteria uterina secondo Wertheim. Appaiono quindi le strutture connettivali compatte che si estendono dalla vescica al tratto inferiore del collo e della vagina (secondo Amreich al paracolpo e al parametrio) (legamento vescicovaginale secondo Latzko).

Latzko: « Se si sposta lateralmente la vescica a livello di queste fibre connettivali esse appaiono più lasse verso il fondo del bacino. Nel caso di donne obese traspare tra le fibre un ammasso di tessuto adiposo. In questo punto, con un piccolo batuffolo montato, si può penetrare in una cavità (la fossa di Latzko) (fig. 171), delimitata verso il basso dal muscolo elevatore dell'ano (fig. 172) ».

In seguito questa fossa paravescicale è stata evidenziata già prima o dopo legatura del legamento rotondo (teres uteri, vedi sotto). Poi si lega e si recide il legamento vescicovaginale molto vicino all'uretere, che qui non viene liberato dalle sue connessioni. Latzko: « Si recide ora il peritoneo del Douglas e si scolla ampiamente il retto, sia al centro che lateralmente ». Mentre si sposta lateralmente il tratto pelvico dell'uretere, liberato da tutte le connessioni, il dito entra lateralmente al legamento uterosacrale sino alla faccia anteriore dell'osso sacro. Su questa guida si recide il pilastro rettale e compare il parametrio; il legamento di Mackenrodt (web) è ora isolato e viene asportato dalla parete laterale pelvica, come successivamente suggerì Meigs. Infine anche il paracolpo viene asportato dal pavimento pelvico. Il distacco del pezzo della vagina si fa come nel metodo originale di Wertheim.

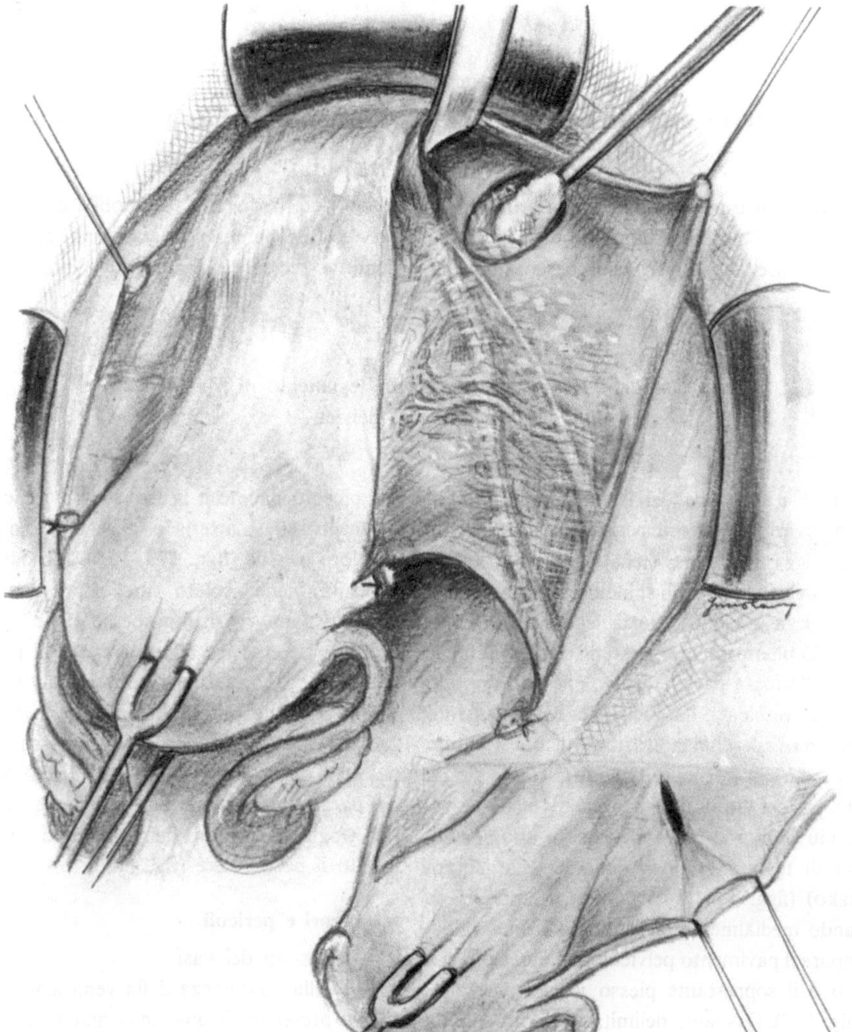

Fig. 171
Dopo la legatura del legamento infundibolopelvico (sospensore dell'ovaio) e rotondo (teres uteri) si evidenzia la fossa paravescicale (Latzko). Per motivi didattici sono accennati la diramazione dell'arteria iliaca interna e l'uretere. Figura d'angolo: tecnica in uso presso la I. Clinica Ginecologica dell'Università di Vienna per evidenziare la fossa paravescicale: dopo doppia legatura del legamento teres uteri, stiramento in alto dello stesso. Incisione della piega peritoneale tesa. Partendo da questo punto si procede come sopra

Modificazione in atto presso le Cliniche Ginecologiche dell'Università di Vienna

Il principio del nostro metodo consiste in primo luogo nella resezione di quelle parti dell'apparato di sospensione e di sostegno che s'inseriscono nel bacino osseo. In questo modo l'utero diventa più mobile e il restante connettivo pelvico (legamento vescicouterino, pilastro rettale discendente) si recide più facilmente e quindi più radicalmente.

I. Linfadenectomia, isolamento del legamento di Mackenrodt e dell'uretere pelvico

Dopo legatura e recisione del legamento infundibolopelvico (sosp. ovarii) si apre il peritoneo sino al legamento rotondo (teres uteri), che viene legato con doppia legatura. Tirando verso l'alto i fili si incide obliquamente il peritoneo vescicale a 2-3 cm sotto la legatura (fig. 171, d'angolo). Tirando ulteriormente questi fili riesce più facile entrare di lato nella fossa paravescicale, che non dopo lo scollamento della vescica e la recisione del legamento rotondo (teres uteri), perché la trazione di quest'ultimo non altera la topografia normale. Quindi si recide prima per via cruenta, poi per via smussa il connettivo subperitoneale e quello più profondo entrando così in uno spazio, sovente colmo di tessuto adiposo dalla base argentata (fossa di Latzko) (figg. 171, 172). Questo tempo viene facilitato stirando medialmente la vescica con una valva. In ultimo compare il pavimento pelvico con il muscolo elevatore dell'ano e il soprastante plesso vasale paravaginale (cave!) (fig. 172). Ora sono delimitati chiaramente da un lato anteriormente il parametrio, dall'altro lateralmente la vescica. Il legamento rotondo (teres uteri) va reciso fra due legature e il connettivo sottostante viene spostato medialmente.

Dopo aver eseguito lo stesso procedimento dall'altra parte si passa alla linfadenectomia come sopra descritta. Riteniamo *necessario* separare ora l'arteria e la vena iliaca esterna denudata per asportare il tessuto che si trova tra queste. Nell'operazione con isotopi radioattivi questo tessuto mostra una radioattività relativamente alta (in 0,2 g di questo tessuto sono stati misurati valori fino ad 80.000 impulsi). Inoltre riusciamo a mobilizzare direttamente sino al margine superiore del pube il tessuto adiposo linfonodale della parte laterale della fossa otturatoria (figg. 167, 172, 173).

Continuiamo l'ulteriore linfadenectomia (come descritta nel metodo originale) asportando il fascio connettivale del legamento ombelicale laterale, mantenendo quest'ultimo integro (fig. 173). Così il sistema vascolare del piccolo bacino e la fossa paravescicale sono in gran parte liberati. L'arteria e la vena uterina vengono legate alla loro origine (figg. 173, 174). Il moncone mediale dell'uterina viene isolato fino sopra l'uretere (fig. 174). Questa manovra risulta spesso difficile essendo l'arteria uterina aderente sia all'uretere che al parametrio lateralmente a esso, oppure per la presenza di un secondo ramo dell'arteria che passa sotto l'uretere (fig. 174B). Ora si procede all'esposizione per via smussa dello spazio connettivale dietro il legamento cardinale di Mackenrodt (spazio pararettale), quindi l'uretere viene scollato dal peritoneo (foglio posteriore del legamento largo), mantenendo intatto il parauretere (fig. 175).

Errori e pericoli

1. Lesioni dei vasi:

a) Alla confluenza della vena iliaca esterna e interna per la presenza di una linfoghiandola aderente.

b) Arteria e vena otturatoria, in caso di svuotamento brusco della fossa otturatoria.

c) Arterie e vene epigastriche caudali, estirpando in maniera smussa il linfonodo di Rosenmüller; lateralmente: arterie e vene circonflesse iliache profonde.

d) Plesso paravaginale, in caso di preparazione troppo mediale delle fosse di Latzko.

2. Lesioni dei nervi:

a) Nervo otturatorio, tralasciando la dissezione del tessuto adiposo linfonodale della fossa e cercando di asportarlo in toto.

b) Nervo genitofemorale. La lesione dei due nervi non ha conseguenze di rilievo.

3. Lesioni della vescica, nel tentativo di evidenziare troppo medialmente le fosse paravescicali.

4. Lesione dell'uretere e della sua avventizia e quindi dei vasi che vi decorrono longitudinalmente se il suo isolamento non viene eseguito come sopra.

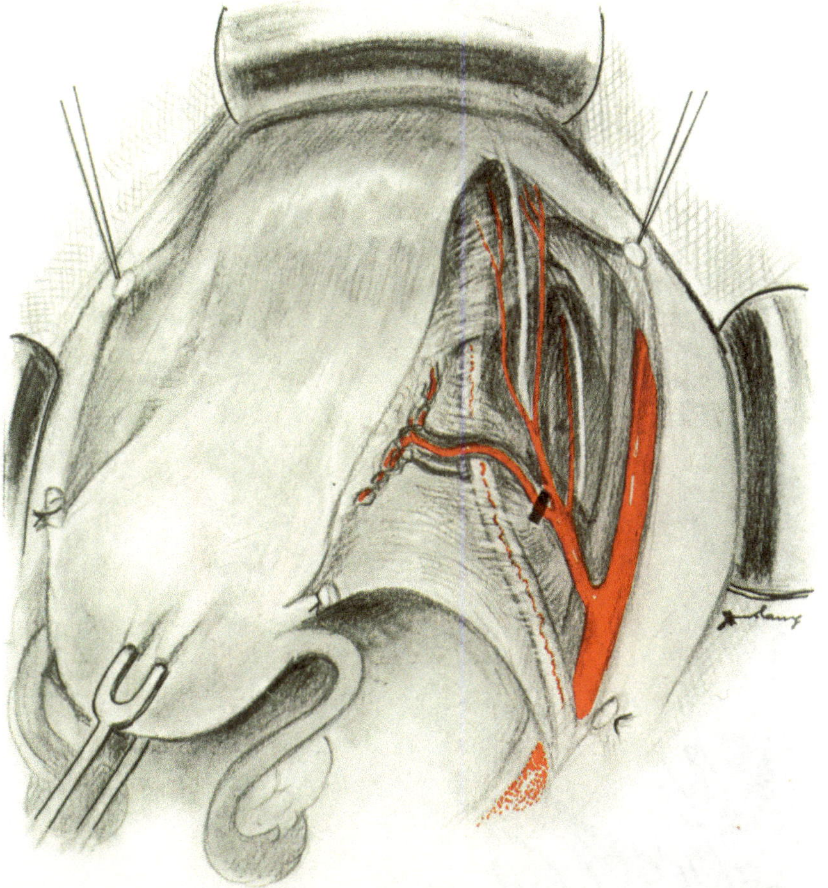

Fig. 172
La fossa paravescicale (fossa di Latzko) è evidenziata con la sua base muscolare (elevatore) e le vene paravaginali

II. Dissezione del parametrio e paracolpo, scollamento del retto dalla vagina

Tirando anteriormente l'utero viene sollevato dal sacro anche il sigma-retto che non è ancora staccato dalla vagina e dal collo (fig. 176). In questo modo si tende il bordo superiore del legamento uterosacrale nel punto d'inserzione sull'osso sacro. Incidendo ora il peritoneo parallelamente e medialmente al bordo superiore del legamento uterosacrale (fig. 176), tra l'osso sacro e il retto, si arriva facilmente, con le forbici chiuse, da una parte nel tratto posterolaterale dello spazio rettovaginale e dall'altra nello spazio pararettale, lateralmente al legamento uterosacrale (Peham-Amreich, Pernkopf) (fig. 177).

Avanzando in direzione mediale nello spazio retrorettale, parallelamente al retto, il legamento uterosacrale viene evidenziato e isolato alla sua origine sacrale (fig. 178), pinzato e reciso, cosicché gli spazi retrorettale e pararettale vengono uniti e la parete posteriore del legamento di Mackenrodt (web) appare ancora più estesa (fig. 179).

Resecando i legamenti uterosacrali alla loro origine spesso si evidenzia spontaneamente l'intero spazio retrorettale. Questo contiene tessuto connettivale lasso e linfatico, asportabile spesso senza difficoltà. Così si libera il retto dal sacro (Brunschwig, Navratil).

Successivamente è facile pinzare a tappe il parametrio fino al pavimento pelvico e legarlo preferibilmente con legature libere (figg. 179, 180), per evitare di ledere con la punta dell'ago i vasi che decorrono in vicinanza dell'osso. Resecando l'intero parametrio il pezzo diventa molto mobile e si lascia notevolmente stirare in alto favorendo l'ulteriore dissezione (retto, vescica e legamento vescicouterino). Si incide trasversalmente il peritoneo del Douglas fino ai bordi laterali dell'incisione precedente al di sopra dei legamenti uterosacrali. È ora più facile scollare il retto, prima dalla vagina e poi laterodorsalmente dai pilastri rettali (figg. 177, 181). Per quanto sopra detto e anche per la maggiore mobilità dell'utero dopo la rese-

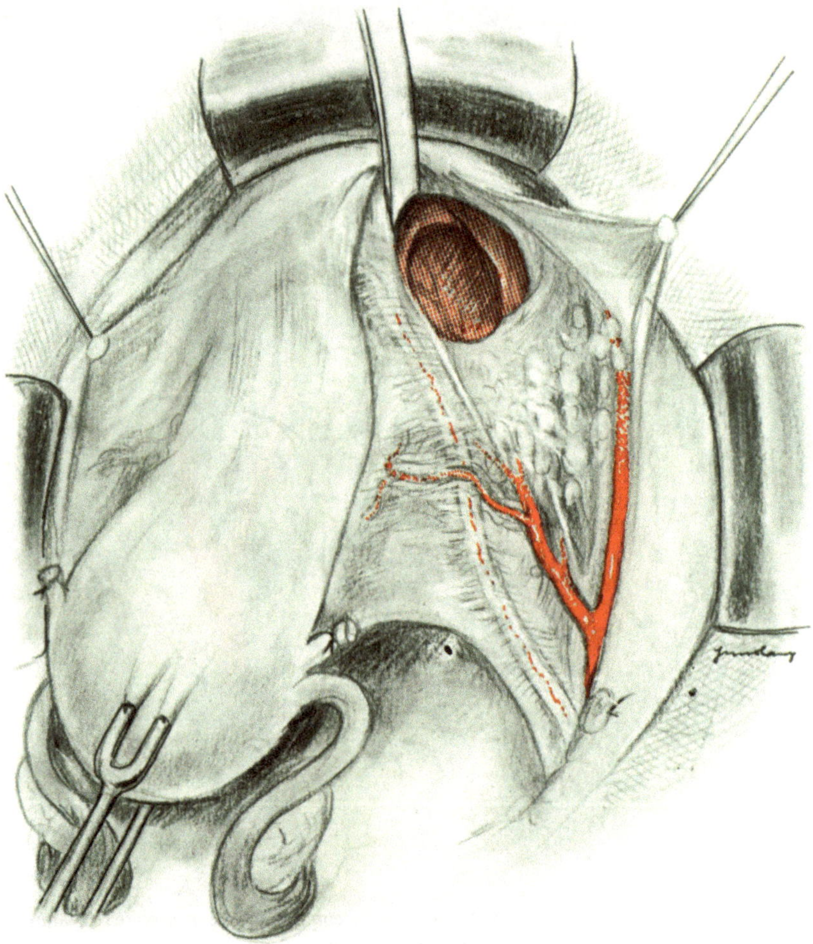

Fig. 173
Punto di recisione dei vasi uterini

Fig. 174
Separazione del moncone mediale dell'arteria uterina passando sopra l'uretere. Figure d'angolo: B) anomalie vascolari dei vasi uterini: arterie e vene uterine superiori e inferiori divise dall'uretere. A) un'arteria vaginale origina spesso dall'arteria uterina prima del punto d'incrocio

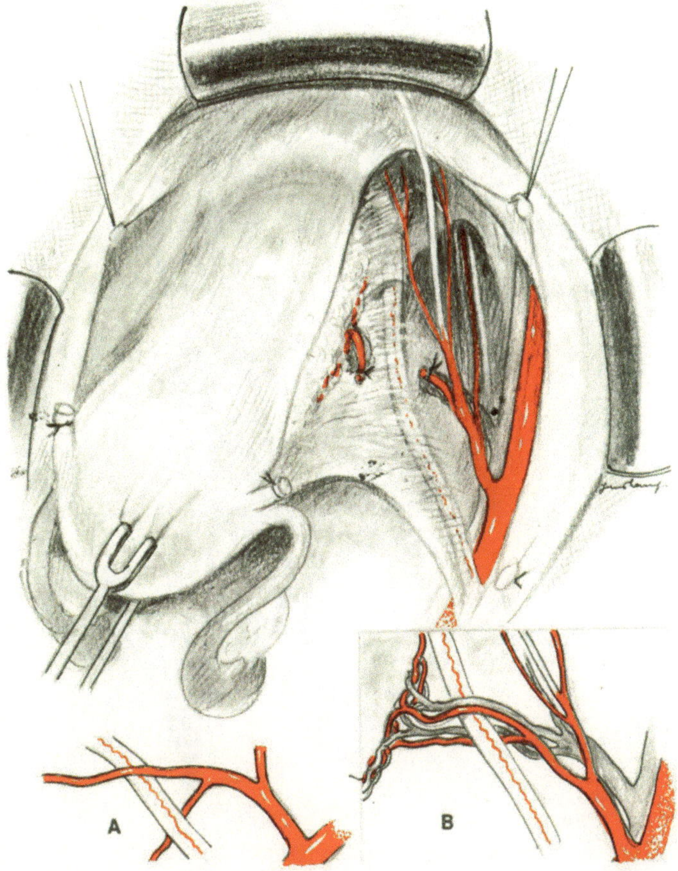

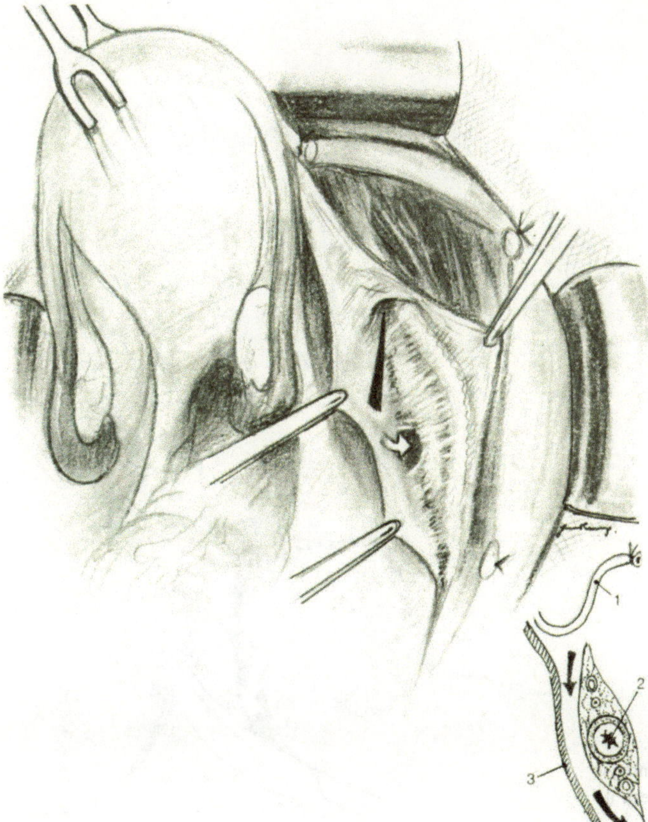

Fig. 175
Dopo scollamento del paraureterе dal foglio posteriore del legamento largo esso viene perforato a distanza di 1-2 cm dall'uretere. Figura d'angolo: disegno schematico dell'isolamento dell'uretere e paraureterе con il moncone mediale dell'uterina sollevato. 1) Moncone dell'uterina. 2) Uretere con paraureterе. 3) Peritoneo

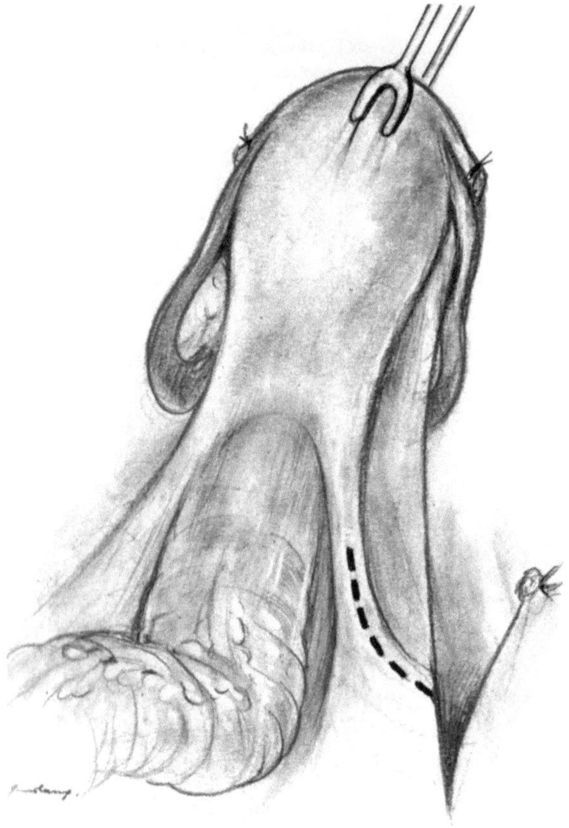

Fig. 176
Stirando l'utero in avanti e in alto si tende l'inserzione del legamento uterosacrale (SUL) sull'osso sacro. La linea tratteggiata indica il punto di incisione del peritoneo

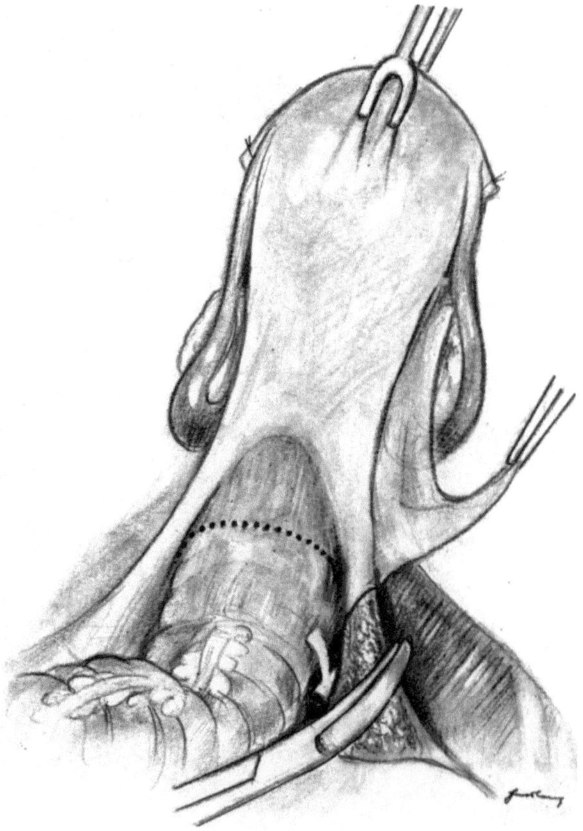

Fig. 177
La freccia indica l'entrata nello spazio retrorettale. La punta delle forbici si trova nello spazio pararettale. Punteggiata la linea lungo la quale, successivamente, si inciderà il peritoneo del Douglas

Fig. 178
Il legamento uterosacrale (SUL) (il tratto craniale del pilastro rettale) viene sollevato e pinzato all'inserzione sull'osso sacro

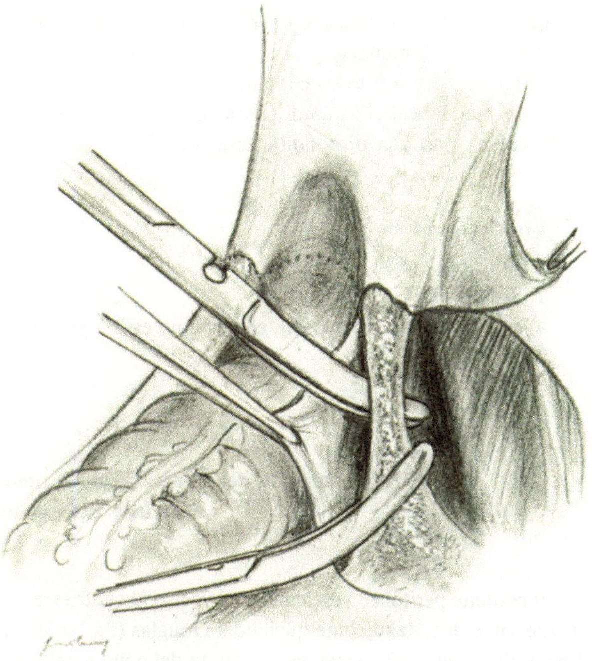

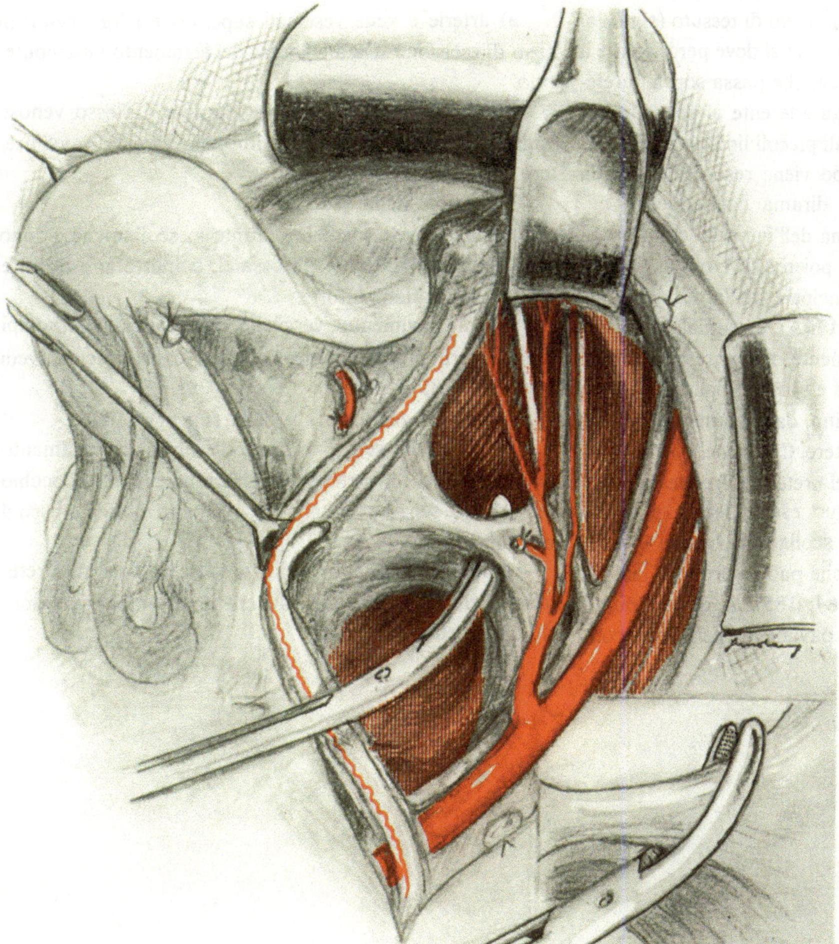

Fig. 179
L'uretere rivestito dal parauretere viene stirato medialmente, le fosse paravescicale e pararettale sono divise dal legamento cardinale. Questo viene ora delicatamente sollevato con una pinza curva, in modo che (figura d'angolo) possa essere pinzata la sua parte superiore

zione del legamento cardinale (web), i tratti posteriori dei pilastri rettali (continuazioni caudali dei legamenti uterosacrali) possono essere evidenziati meglio, isolati e resecati in modo più radicale. È quindi possibile separare il retto dalla vagina fino alla profondità desiderata.

Errori e pericoli

Lesioni (fig. 182):

1. Vasi:

a) Vasi rettali (emorroidari), che devono essere prima legati nel caso che si operi molto vicino al retto.

b) Vasi vicini al sacro, la cui emostasi è particolarmente difficile esponendo lo spazio retrorettale.

c) Vasi della parete laterale pelvica, dove è difficile controllare le lesioni delle vene che a quel livello non hanno valvole, α) in caso di distacco troppo vicino alla parete pelvica; β) in caso di sutura.

2. Retto: pinzando un pilastro rettale, in caso di insufficiente isolamento (fig. 182c).

3. Uretere: in caso d'insufficiente protezione da parte dell'assistente.

III. Scollamento della vescica, esposizione dell'uretere nel suo tratto prevescicale e resezione del legamento vescicouterino

Il restante peritoneo vescicale viene inciso al centro tra le due fosse di Latzko come quello del Douglas (fig. 183). La vescica viene sufficientemente scollata dal collo e dalla vagina, tagliando il connettivo lasso perivescicale (fig. 185). Anteriormente, nel tratto prevescicale, si cerca di conservare attorno all'uretere un cono di tessuto (simile al tettuccio di Novak) (fig. 185). Prima si deve però isolare il tratto mediale dell'arteria uterina, che passa sopra l'uretere, in modo che questa rimanga aderente al pezzo, con i relativi vasi linfatici ed eventuali piccoli linfonodi (fig. 185 d'angolo). Spesso questo tempo viene reso difficile dalla presenza di un'arteria che si dirama caudalmente, iniziando dall'arteria uterina prima dell'incrocio con l'uretere. Questa deve essere legata, poi recisa e quindi isolata verso l'utero con il ramo principale dell'arteria uterina, passando sopra l'uretere (fig. 174A). Eventuali vene uterine vengono legate separatamente. All'ingresso dell'uretere in vescica il cono descritto è formato dalla parte laterale del legamento vescicouterino, dal legamento vescicovaginale e dalla guaina dell'uretere. Conviene, a volte, sondare la parte mediale del tunnel ureterale. In questo modo il legamento vescicouterino può essere legato e reciso vicino all'uretere. Ora bisogna scollare la vescica e l'uretere dal paracolpo già reciso, che può essere teso lateralmente con una pinza (figg. 184, 185). A questo punto appaiono occasionalmente sul pavimento pelvico ancora residui del paracolpo da recidere. Il pezzo viene ora staccato in modo simile al metodo originale di Wertheim.

Errori e pericoli

1. Lesioni dei vasi:

a) arterie e vene vescicali superiori e i loro rami, in caso di recisione senza legatura del legamento vescicouterino.

b) arteria e vena vescicale inferiore e plesso venoso vaginale, durante lo scollamento della vescica e dell'uretere dal paracolpo.

2. Lesioni della vescica:

a) sulla parete mediale durante lo scollamento, dopo precedenti operazioni (tagli cesarei, colporrafie e altre) e infiltrazioni infiammatorie.

b) sul pavimento vescicale, pinzando i paracolpi senza averli precedentemente isolati dalla vescica (vedi figg. 184, 185 d'angolo).

3. Lesioni dell'uretere e della sua avventizia:

a) recidendo senza legatura le fibre del legamento vescicouterino, che ricoprono lateralmente il ginocchio dell'uretere, senza avere sondato prima in modo smusso il suo tunnel.

b) in caso di legature nella zona dell'avventizia ureterale: eventuale lesione dei vasi che lo accompagnano longitudinalmente.

Fig. 180
Schema di forcipressura in tempi successivi (legamento cardinale e paracolpo). La separazione avviene in direzione cranio-caudale (la punta della pinza è libera per la legatura)

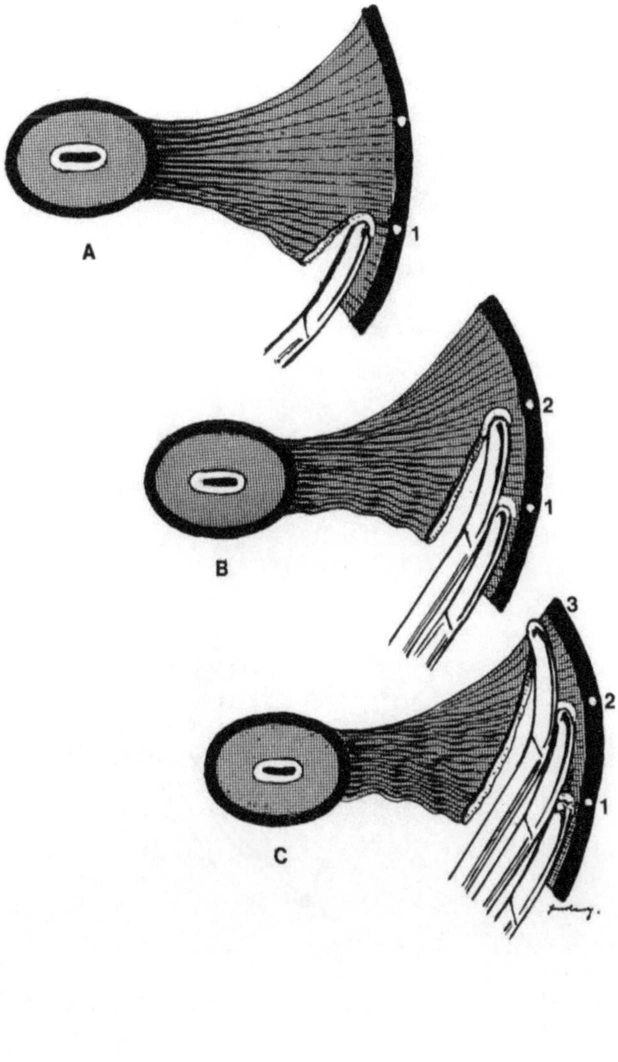

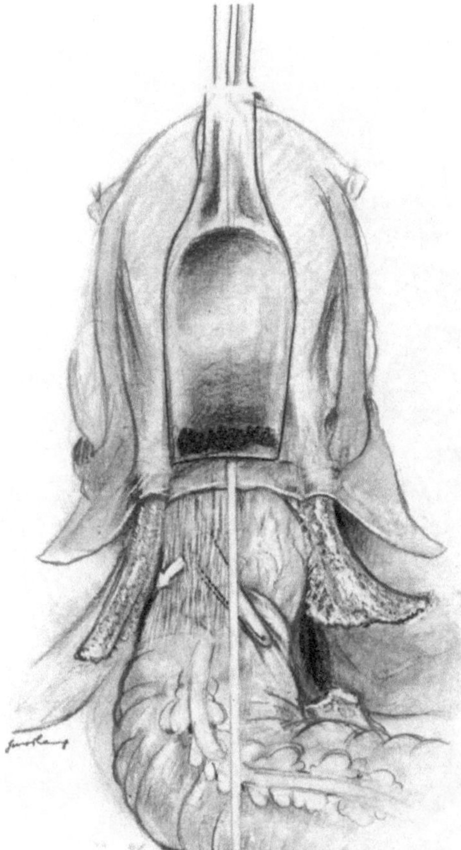

Fig. 181
A sinistra: il legamento utero sacrale (SUL) è già stato reciso. La freccia indica il punto di distacco del retto dal pilastro rettale discendente (vedi anche figg. 177, 178).
A destra: è già stato reciso il pilastro rettale discendente

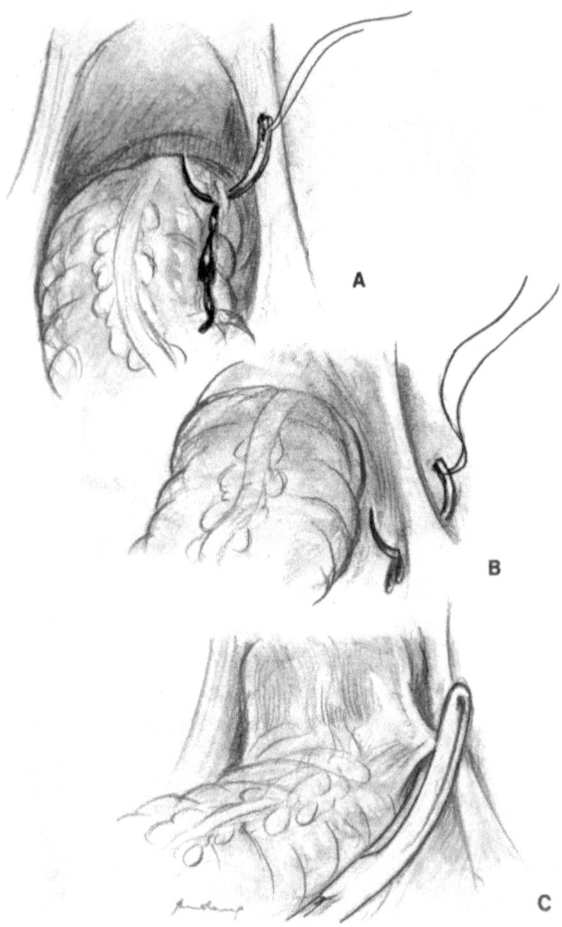

Fig. 182
A) Perforazione di un vaso rettale. B) Emorragia venosa, legando con ago montato il pilastro rettale. C) Pinzamento del retto in caso di scollamento insufficiente

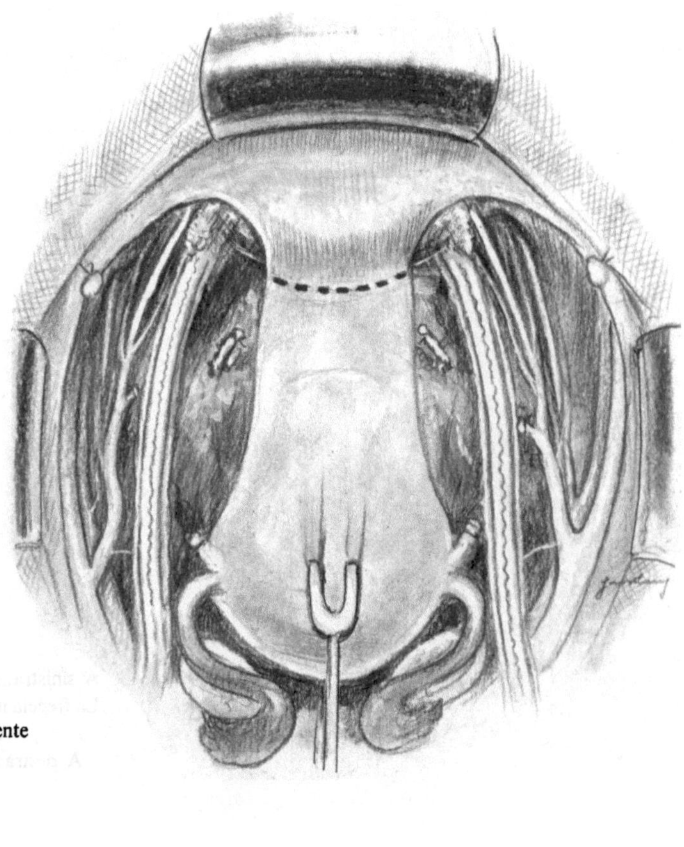

Fig. 183
Il peritoneo vescicale che rimane medialmente viene inciso (linea tratteggiata)

Fig. 184
È visibile il cono di tessuto laterale all'ingresso dell'uretere in vescica (vedi anche fig. 185). Ulteriore scollamento del legamento vescicouterino nel suo prolungamento subureterale (legamento vescicovaginale = pilastro vescicale discendente)

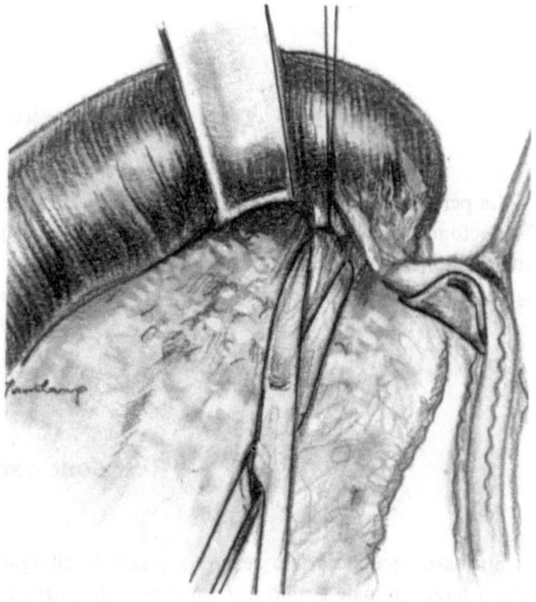

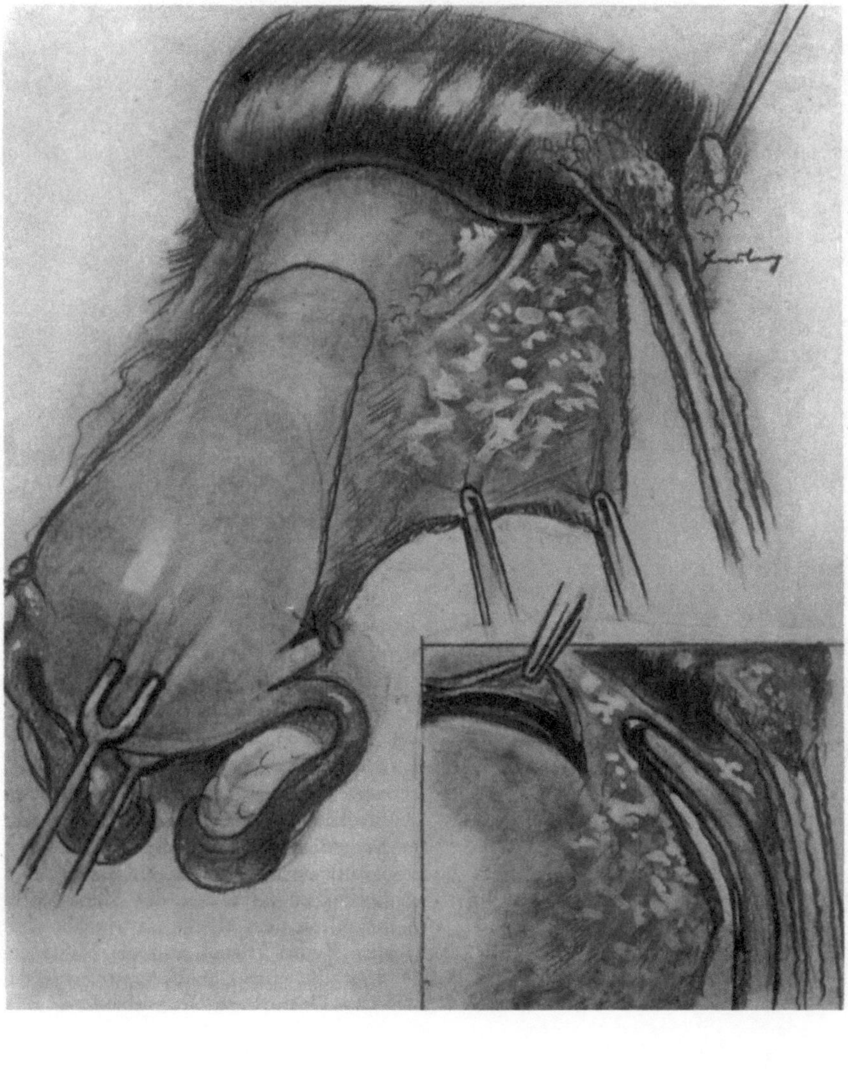

Fig. 185
Ulteriore scollamento della vescica e dell'uretere dal parametrio e dal paracolpo tesi. Il prolungamento caudale del legamento vescicouterino appare come una membrana avascolare (pilastro vescicale discendente). Figura d'angolo: distacco del pezzo pinzando i paracolpi. Recisione degli stessi e della vagina

Peritoneizzazione

La peritoneizzazione si esegue, più o meno, come nell'isterectomia semplice. Essa deve garantire ovunque un tetto peritoneale senza tensione. Se ciò non è possibile il sigma e il mesosigma devono essere uniti al peritoneo vescicale secondo la tecnica di Latzko. Questo procedimento ha il vantaggio di proteggere l'area operata dalle anse intestinali per mezzo del sigma (fig. 186) e di riempire, in parte, gli spazi morti.

Resezione radicale della vagina

Se fosse necessaria una resezione vaginale allargata oltre il terzo abituale si può fare un manicotto iniziando dalla vagina come nell'operazione radicale vaginale. Successivamente si sutura la parete vaginale restante. Il vantaggio di questa tecnica sta nel fatto che può essere asportata esattamente la quantità desiderata.

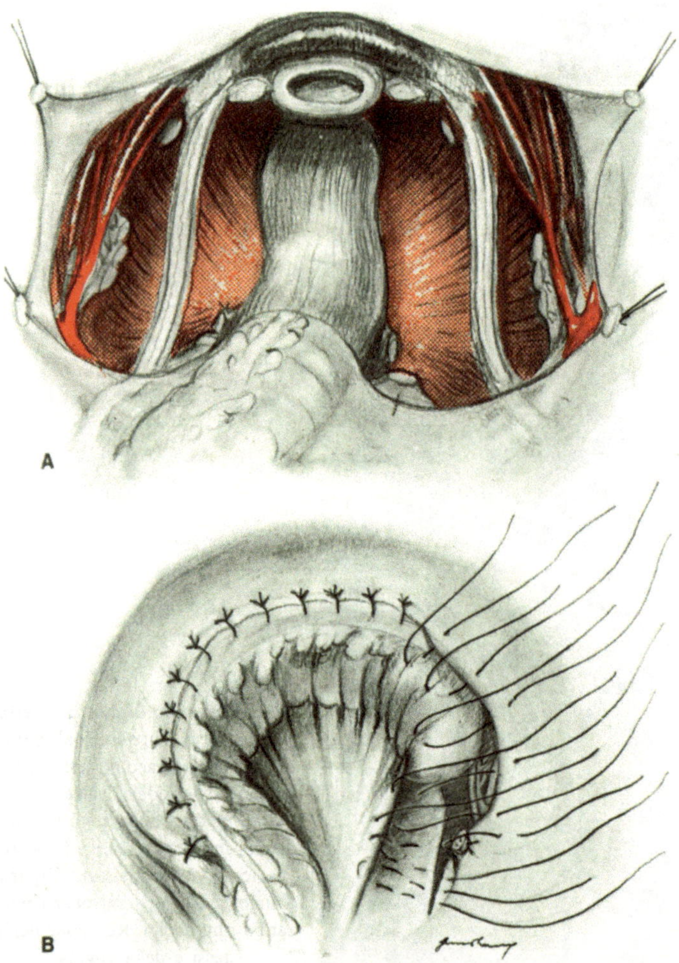

Fig. 186
A) Situazione anatomotopografica del piccolo bacino dopo asportazione del pezzo. B) Peritoneizzazione con il sigma, mesosigma e peritoneo vescicale secondo Latzko. A sinistra e leggermente al di sopra del livello mediale, il restante peritoneo è unito al tenue. Per evitare un inginocchiamento del sigma il peritoneo vescicale è suturato, a destra, col mesosigma. In alto a destra si vedono i punti che evitano un prolasso del tenue nell'area operatoria

Appendice

L'operazione radicale con radioisotopi nel carcinoma del collo

di

E. Gitsch

Da quando la linfadenectomia obbligatoria è stata introdotta negli interventi radicali della maggior parte dei carcinomi, si discute molto sul suo valore e sulla sua necessità. Ma siccome finora l'asportazione dei linfonodi regionali non è mai stata completa, viene a mancare la premessa necessaria per questa discussione. Solo in tal caso si potrebbero paragonare gli indici di sopravvivenza a 5 anni nelle isterectomie radicali con o senza linfadenectomia completa e solo così si potrebbe discutere pro o contro la linfadenectomia obbligatoria. Vari tentativi sono stati fatti per rendere visibile il sistema linfatico, marcando i linfonodi e le vie linfatiche allo scopo di una loro completa asportazione. Sono stati usati sia sostanze coloranti per via endolinfatica (Ludvik W., H. Kindl, W. Ludvik comunicazione personale), sia lipiodol per il controllo radiologico pre- e intraoperatorio (Arway N.J., D. Picard, Fuchs W.A., W. Gerteis, R. Hohenfellner *et al.*, Janisch H. e P. Wagenbichler, Kolbenstvedt A., Kolstad P.). Questi due metodi hanno avuto solo un successo limitato, innanzitutto perché diversi Autori dubitano della possibilità di evidenziare tutte le stazioni linfoghiandolari per via endolinfatica (Reifenstuhl G., *et al.*) e secondariamente perché è impossibile localizzare linfonodi marcati con sostanze coloranti nascosti dietro grossi vasi e fasce. Lo stesso avviene anche con i linfonodi marcati con lipiodol, che si trovano nella stessa situazione topografica, poiché la loro localizzazione richiederebbe una maggiore esposizione alle radiazioni, poco opportuna sia per la paziente che per il personale. Tutte le metodiche descritte presentano inoltre la stessa difficoltà: i linfonodi nascosti dietro vasi o fasce e quindi non accessibili all'occhio del chirurgo possono essere non localizzati o localizzati con difficoltà, rendendo molto problematica anche la loro asportazione.

Questo fatto portò allo sviluppo della cosiddetta « Operazione radicale con isotopi radioattivi » nel carcinoma del collo. Il suo principio consiste nel marcare preoperatoriamente il tessuto linfatico regionale con radioisotopi. Durante l'intervento i linfonodi, che con i metodi convenzionali restano nascosti da vasi o fasce, possono essere così localizzati e il più delle volte asportati aumentando notevolmente la radicalità dell'intervento. Per la prima volta si è potuta così trasferire intraoperatoriamente una misura di controllo diagnostico senza esporre la paziente e il personale a radiazioni dannose, rendendo possibile la valutazione della linfadenectomia ad addome aperto. Questo significa un ulteriore completamento della linfadenectomia ancor prima della chiusura della parete addominale.

Lo sviluppo dell'intervento radicale con radioisotopi ha percorso sinora tre fasi; per ragioni di efficienza, dal 1972 noi ci serviamo dei metodi elaborati nella terza fase. Nella prima fase si localizzava il tessuto marcato nascosto con l'aiuto di un Magna-Picker-Scanner III (fig. 187), nella seconda fase il metodo è stato integrato dall'uso di una Eye-Probe (fig. 188) (ionisation detector di 3 × 3 × 3 mm per misurare le radiazioni γ e β, con labor-monitor annesso) (ditta Picker). Con questa misura di controllo diagnostico intraoperatorio la linfadenectomia diventa più completa e l'effetto terapeutico è migliore. Questa operazione, che sarà descritta in seguito, è stata denominata intervento radicale con radioisotopi tipo I.

Dopo approfonditi controlli preliminari (visita internistica e urologica, pielografia e nefrogramma radioisotopico) un deposito sottocutaneo di 100 micro-Curie di ^{198}Au colloidale viene iniettato in ciascuna estremità, tra il primo e secondo dito del piede. Dopo 8-10 ore eseguiamo uno scintigramma del bacino con un Magna-Picker-Scanner III (fig. 187). Con questo si evidenziano i campi linfatici verticali e orizzontali, inguinali, uterini, compresi quelli otturatori (nascosti, ma localizzati intraoperatoriamente) che permettono un quadro generale della loro estensione e delle condizioni del drenaggio linfatico. Questo modo di applicazione di oro radioattivo risale a Scherman, Ter Pogossian e Hultborn *et al.* Dopo 14-16 ore si esegue l'intervento radicale addominale con linfadenectomia obbligatoria. Prima di chiudere la parete addominale, con l'aiuto del Magna-Picker Scanner III o della Eye-Probe che è collegata al Labor Monitor, si esegue la localizzazione e l'asportazione del tessuto radioattivo residuo. La ricerca di questo tessuto avviene se la lancetta della scala (Rate-meter) supera il numero minimo di impulsi di 500 cpm. (counts per minute). Valori inferiori possono essere valutati come attività di base. La radiazione gamma delle singole zone di tessuto linfatico viene misurata e registrata immediatamente dopo la sua asportazione da un assistente in sala operatoria. Con l'aiuto del detector, basato sul principio di Geiger, zone di tessuto radioattivo e linfonodi vengono spesso localizzati dietro i grossi vasi e poi asportati (fig. 188). Una volta liberato il bacino, fino all'altezza dell'aorta, dal tessuto radioattivo si esegue immediatamente uno scintigramma di controllo del campo operatorio, che viene confrontato con quello preoperatorio (figg. 189, 190).

Dal novembre 1969 all'aprile 1971, 40 donne con carcinoma della cervice allo stadio Ib e II, sono state operate secondo il metodo descritto con Scanner ed Eye-Probe del tipo I. Dopo 5 anni, cinque di questi pazienti (12,5%) sono morte per recidive. Dal 1965 al 1967 la percentuale dei decessi per recidive dopo 5 anni dall'intervento di Wertheim convenzionale era del 15%. Il tasso di mortalità per recidive, in caso di tumore allo stesso stadio si è così ridotto del 16,4%. Questo risultato si spiega probabilmente considerando che in 4 su 10 casi con linfonodi metastatizzati abbiamo potuto asportare tessuto neoplastico residuo con la isotopolinfadenectomia secondaria (dopo localizzazione dei linfonodi non visibili a occhio nudo). In questi 4 casi è stata così evitata una cosiddetta recidiva. Nonostante ciò i risultati non corrispondevano alle nostre aspettative, riuscendo solo in 23 casi su 40 a ottenere una completa linfadenectomia del tessuto linfatico regionale marcato (57,5%).

Per asportare più tessuto abbiamo integrato la terza fase dello sviluppo dell'intervento radicale con radioisotopi con un apparecchio a radiazioni gamma. Questo viene usato nella nostra clinica dall'inizio del 1972 (fig. 191).

La differenza principale tra il metodo con Scanner e Eye-Probe e quello con l'apparecchio a radiazioni gamma consiste nel fatto che nei primi due la ricerca di tessuto radioattivo marcato dev'essere fatta manualmente passando con un « cristal- o point-detector » sopra una vasta superficie, tralasciando sicuramente linfonodi più piccoli, mentre con l'apparecchio a radiazioni gamma l'intero campo operatorio viene a poggiare direttamente sopra l'ampia superficie di cristallo della testa del « detector ». In questo modo l'intera zona del tessuto radioattivo marcato può essere osservata sullo schermo dell'apparecchio (fig. 192).

Ulteriori motivi per migliorare il metodo descritto erano le difficoltà nell'uso dello Scanner e della sua copertura sterile e i frequenti danni all'Eye-Probe durante la sua sterilizzazione.

Usando l'apparecchio a raggi gamma, la paziente viene adagiata non su un comune tavolo operatorio, bensì sulla superficie collimatoria di un apparecchio a raggi gamma adattata a scopi operatori (fig. 192). L'intero bacino della paziente poggia così sulla lastra di cristallo, del diametro di 30 cm, della testa del « detector » (fig. 191). Dato che il poggiatesta del tavolo operatorio, visto dallo stativo, si trova alla sinistra della superficie di cristallo, dallo stesso lato è stato montato un supporto toracico con reggibraccio destro per l'anestesia. A destra dello stativo i reggigambe sono stati applicati come nell'operazione di Wertheim in modo che il secondo Assistente viene a stare tra le gambe della paziente. L'operatore si trova sul lato libero della testa del « detector », il primo Assistente di fronte all'operatore quindi tra le estremità dei supporti a forma di U (fig. 193).

24 ore dopo l'iniezione di oro radioattivo si esegue l'operazione radicale secondo Latzko-Wertheim-Meigs, durante la quale la linfadenectomia precede l'asportazione del paratessuto. Al termine della linfadenectomia e dell'asportazione dell'utero, compreso il paracolpo e il parametrio, le zone di tessuto linfatico rimaste sono visibili sullo schermo (fig. 194).

Viene ora eseguita la isotopolinfadenectomia secondaria da un secondo team operatorio, in quanto questo intervento richiede la massima concentrazione. Al quadro linfatico registrato preoperatoriamente viene sovrapposta una griglia di coordinate, la cui scala corrisponde a quella del reticolo sullo schermo (fig. 195). Alle zone di tessuto linfatico dello scintigramma vengono assegnate corrispondenti zone dello schermo di oscillazione che possono essere evidenziate per le cosiddette « areas of interest ». Le attività di queste « areas » sono esposte in profilo, registrate numericamente e documentate con una Polaroid (fig. 196). L'apparecchio registra quindi tridimensionalmente, cioè la visione dall'alto con lo schermo di oscillazione e la terza dimensione — la profondità — nel quadro di profilo. Se non si riuscisse con questo metodo ad asportare completamente il tessuto linfatico, è possibile localizzare il tessuto marcato residuo con l'aiuto di un'asticella al cobalto (^{57}Co) (fig. 197). Il punto luminoso dell'asticella che compare sullo schermo corrisponde alla zona di tessuto linfoghiandolare residuo. Questa zona si deve trovare perpendicolarmente — dorsalmente o ventralmente — alla punta dell'asticella. In questo modo si riesce sempre a evidenziare il tessuto linfatico nascosto per lo più dietro grosse fasce e vasi e quindi ad asportarlo.

La linfadenectomia è da considerarsi terminata quando il profilo di attività riportato sulla corrispondente zona di tessuto linfatico non registra un numero di impulsi che supera l'attività di base. Soltanto ora viene eseguito il quadruplo drenaggio addominale inserendo ai due lati della paziente un drenaggio di Redon, sia nella fossa pararettale che in quella otturatoria. Si termina con la peritoneizzazione e la chiusura della parete addominale. Il trattamento postoperatorio della paziente viene effettuato secondo il metodo di Vienna.

Finora abbiamo trattato 93 casi con iniezione di oro radioattivo colloidale e successivo intervento con l'apparecchio a raggi gamma, incorporato nel letto operatorio. In 78 (83,8%) pazienti siamo riusciti ad asportare completamente il tessuto linfatico marcato (fig. 198). Il significato pratico del miglioramento dei risultati è evidente soprattutto nei casi con infiltrazione neoplastica del tessuto linfatico di cui già abbiamo riferito nella descrizione della 1ª e 2ª fase dello sviluppo del metodo. Così in 8 su 24 casi, nei quali era stata trovata istologicamente una infiltrazione neoplastica linfonodale, si è potuto asportare ulteriore tessuto neoplastico nel corso della linfadenectomia secondaria mirata. Questa percentuale è inferiore a quella ottenuta durante le prime due fasi dello sviluppo di questa metodica. La spiegazione sta nel fatto che una linfadenectomia più estesa è stata eseguita già dal 1° team operatorio in base al continuo controllo sullo schermo durante la linfadenectomia primaria. Una percentuale più alta di linfadenectomie complete, nella terza fase di sviluppo, ci fa sperare in un'ulteriore riduzione della mortalità per recidive.

Inoltre i sopracitati migliori risultati, così come la mancata mortalità e stabile morbilità (ileo 0%, mortalità 0%, tromboembolie 0%, fistole vescicovaginali 0%, fistole retto-vaginali 0%, fistole ureterovaginali da necrosi 1,07%) ci hanno indotti a elaborare come routinario il metodo dell'apparecchio a raggi gamma per potere migliorare ulteriormente i risultati sino ad ora ottenuti.

Vorremo inoltre rilevare che l'ulteriore sviluppo della linfadenectomia non deve avvenire a spese della radicalità della parte convenzionale dell'intervento. Siccome la diminuzione dei decessi per recidive (16%) avuta dopo l'introduzione dell'intervento radicale con isotopi radioattivi del tipo I ci era sembrata troppo bassa rispetto all'operazione radicale addominale, dal 1976 abbiamo sostituito l'oro radioattivo con ^{99m}Technetium Antimon-Sulfid. A differenza dell'oro radioattivo questo emette soltanto radiazioni gamma e nessuna radiazione beta, che probabilmente indebolisce la resistenza immunologica dell'organismo. In questa operazione radicale con isotopi radioattivi del tipo III si iniettano 500 μ-Ci (micro-Curie) di ^{99m}Technetium-Antimon-Sulfid colloidale sul dorso del piede tra il primo e il secondo metatarso 12 ore prima dell'intervento.

La grandezza delle particelle di Technetium colloidale da noi usato è da 3 a 5 nm. Dodici ore dopo l'iniezione si poteva eseguire un'eccellente scansione linfatica preoperatoria che permette l'esecuzione dell'intervento radicale con isotopi radioattivi. I vantaggi di questa operazione sono:

1. Una migliore immagine della zona operatoria marcata dopo applicazione di Technetium.

Questa si basa:

a) sulla diversa misura delle particelle, che sono in parte più piccole.

b) sulla migliore adesione colloidale che riduce notevolmente il sottofondo. Queste componenti danno dei contorni più nitidi del tessuto linfatico marcato.

2. Un ulteriore vantaggio del Technetium è la radiazione gamma pura, che non diminuisce ulteriormente la resistenza immunologica.

3. Mancano completamente le complicazioni postoperatorie, specialmente quelle urologiche, che invece si hanno con l'uso di isotopi radioattivi beta-emittenti. La capacità di asportazione è simile a quella dell'oro, dell'81% riferita ai casi sinora operati.

I dati citati ci fanno sperare in un'ulteriore diminuzione della mortalità per recidive usando questo tipo di intervento radicale con isotopi radioattivi.

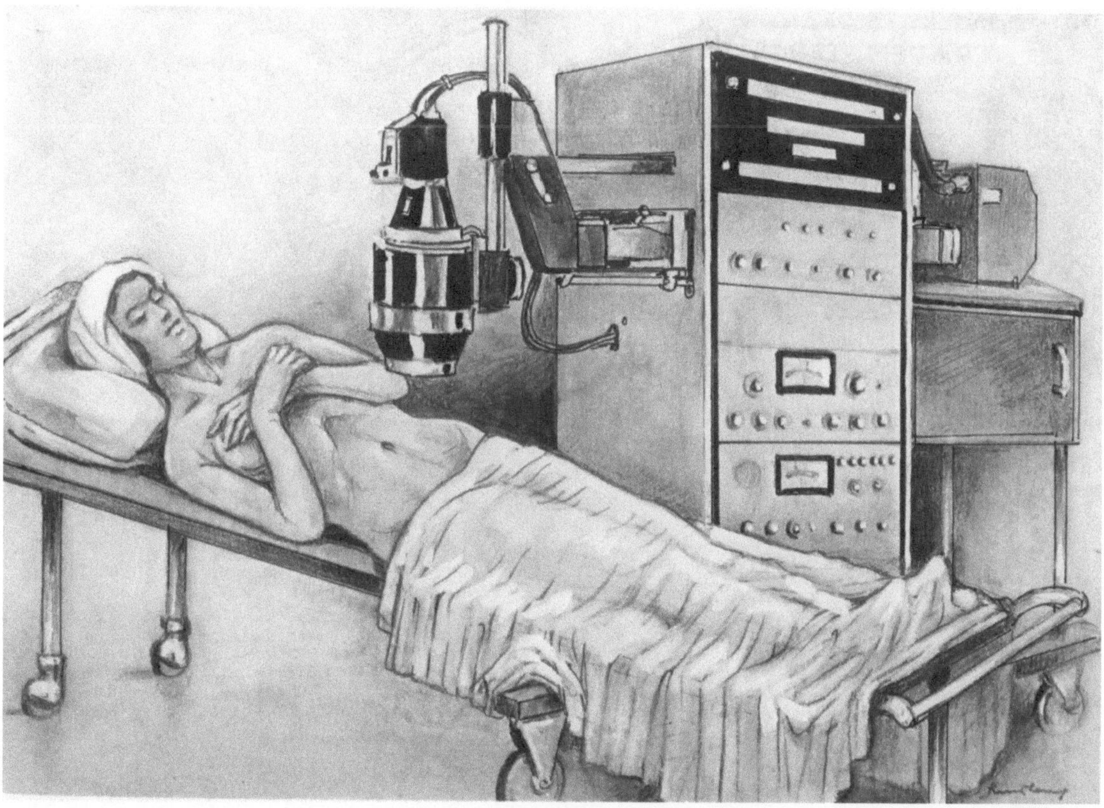

Fig. 187
Nella prima fase dello sviluppo lo Scanner è stato usato anche durante l'operazione per localizzare tessuto linfatico

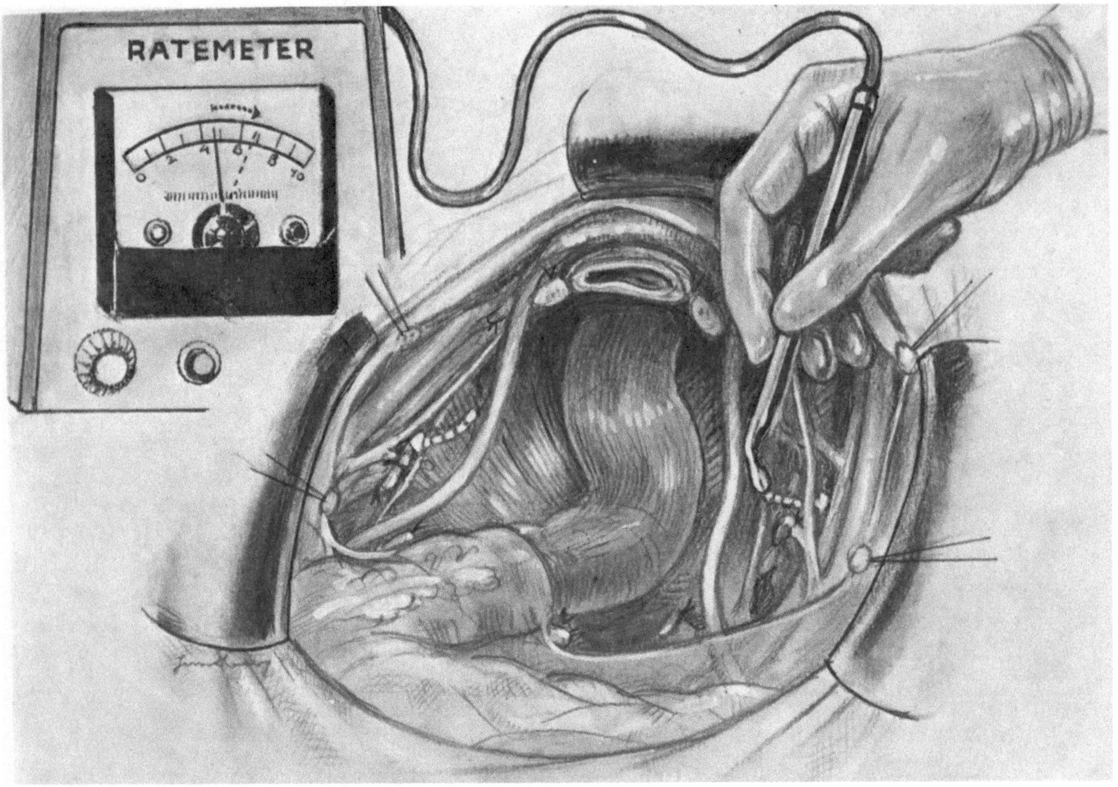

Fig. 188
Dopo la rimozione dell'utero ed eseguita la linfadenectomia, zone di tessuto radioattivo residuo e linfonodi dietro i grandi vasi nella zona dell'arteria glutea inferiore (vedi frecce bianche) sono localizzati da lancette di un detector basato sul principio Geiger e successivamente asportati. Appena la lacetta del rate-meter supera il numero di impulsi di 500 cpm – scandagliando la parete pelvica all'altezza della biforcazione dell'aorta – deve essere eseguita l'asportazione del tessuto linfatico residuo. L'operazione radicale con isotopi radioattivi non può essere considerata completa sino a che il numero degli impulsi è al di sopra di 500 cpm. Dopo introduzione dei drenaggi di Redon e formazione del tetto peritoneale si passa alla chiusura dell'addome

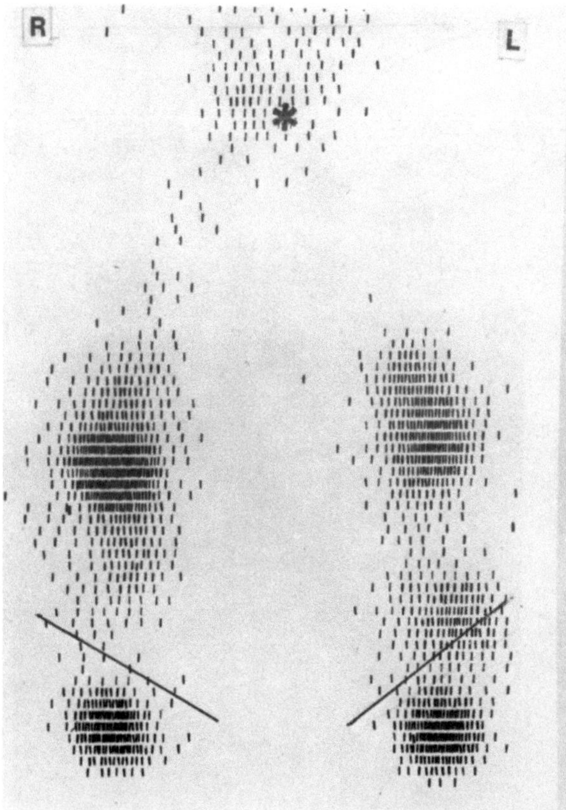

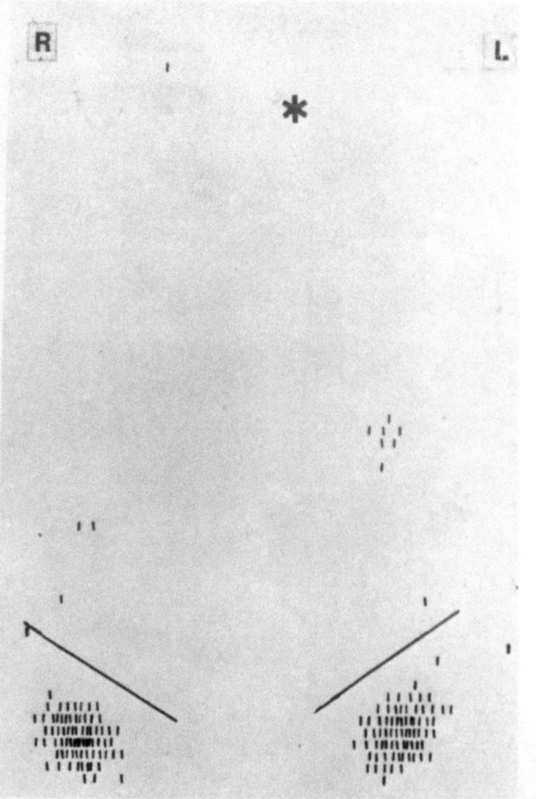

Fig. 189

Scintigramma preoperatorio del tessuto linfatico del bacino. È evidenziata la catena dei linfonodi dall'inguine all'aorta e permette una visione panoramica sulla sua estensione e su eventuali ostacoli al drenaggio linfatico causati da metastasi. Non è il caso di questa paziente. La stella corrisponde all'ombelico, le due linee diagonali a destra e sinistra in basso indicano i legamenti inguinali

Fig. 190

Lo scintigramma linfatico di controllo è stato eseguito subito dopo l'intervento. Paragonandolo alla fig. 198 (preoperatorio) mostra l'addome libero, escluse le ghiandole inguinali. La stella e le linee diagonali indicano l'ombelico e i legamenti inguinali

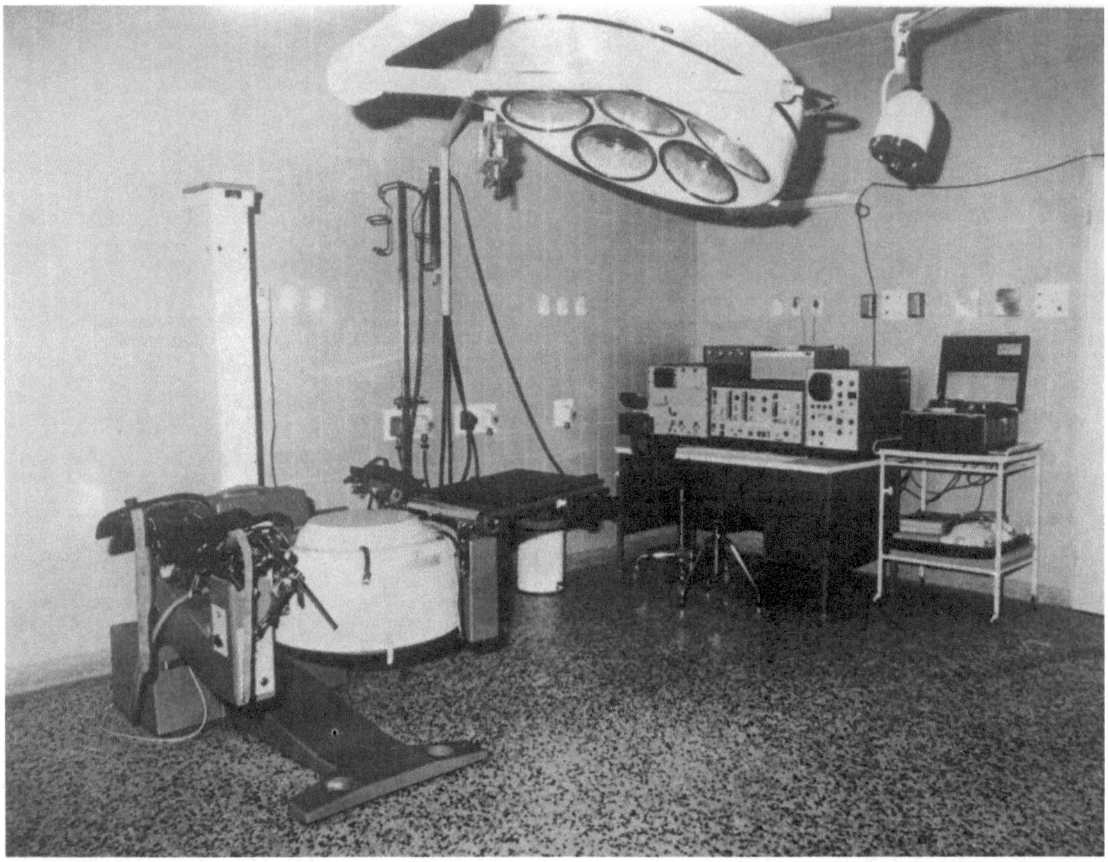

Fig. 191
L'apparecchio gamma (a sinistra) serve contemporaneamente come tavolo operatorio. Posteriormente a destra si trova l'apparecchio di registrazione (app. di controllo, recorder)

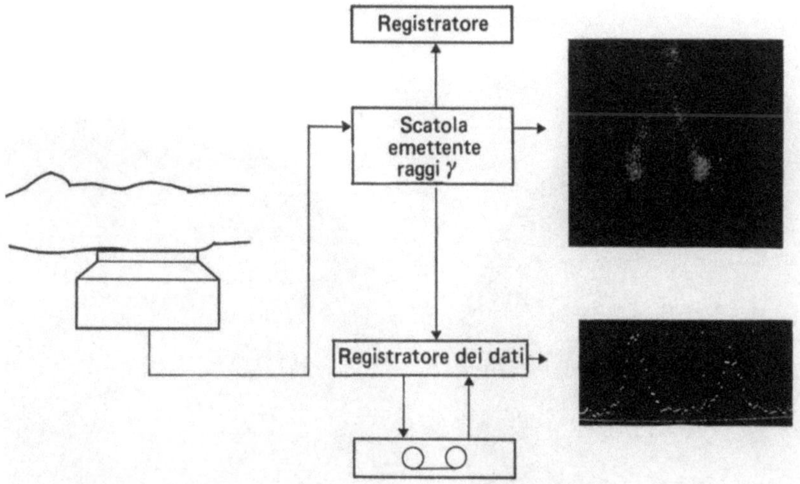

Fig. 192
Schema della posizione della paziente sul tavolo operatorio con apparecchio a radiazioni gamma e degli apparecchi di registrazione (apparecchio di controllo, recorder)

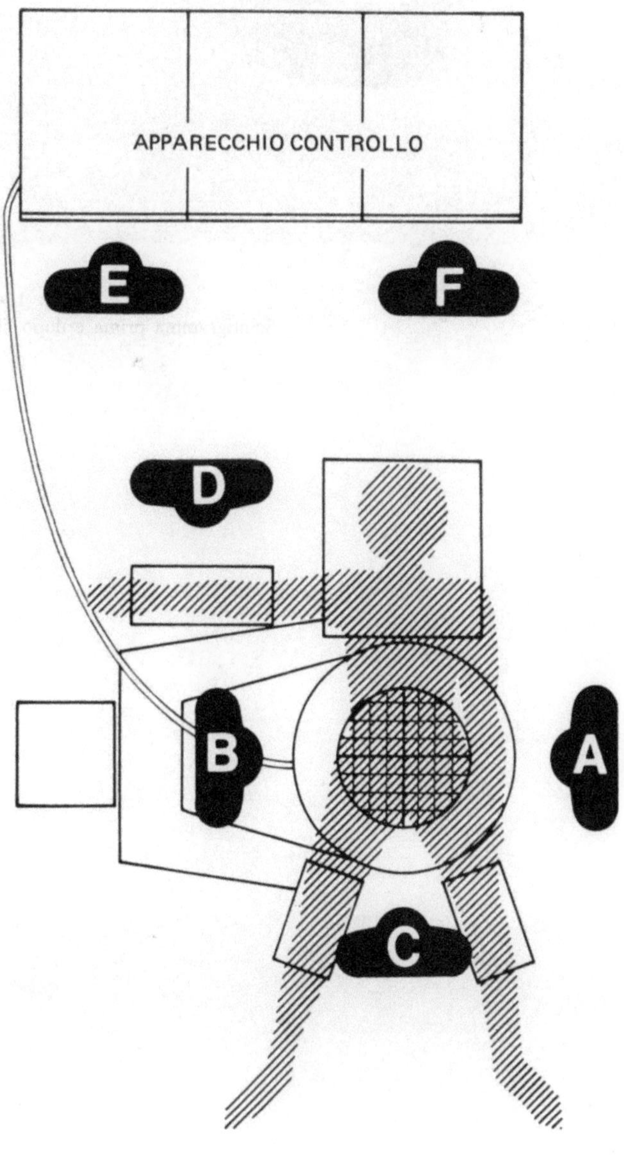

Fig. 193
a = operatore
b = 1° assistente
c = 2° assistente
d = anestesista
e, f = tecnici degli isotopi

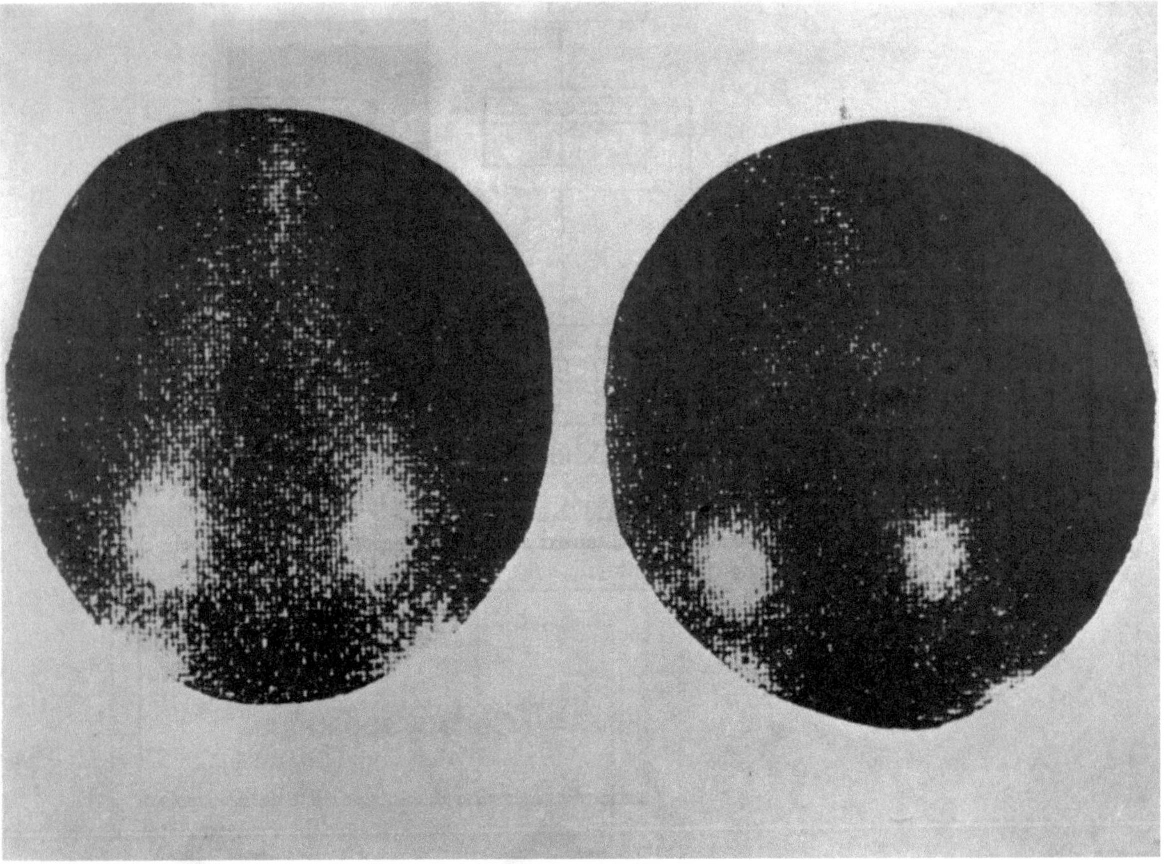

Fig. 194
Scintigramma prima e dopo linfadenectomia primaria

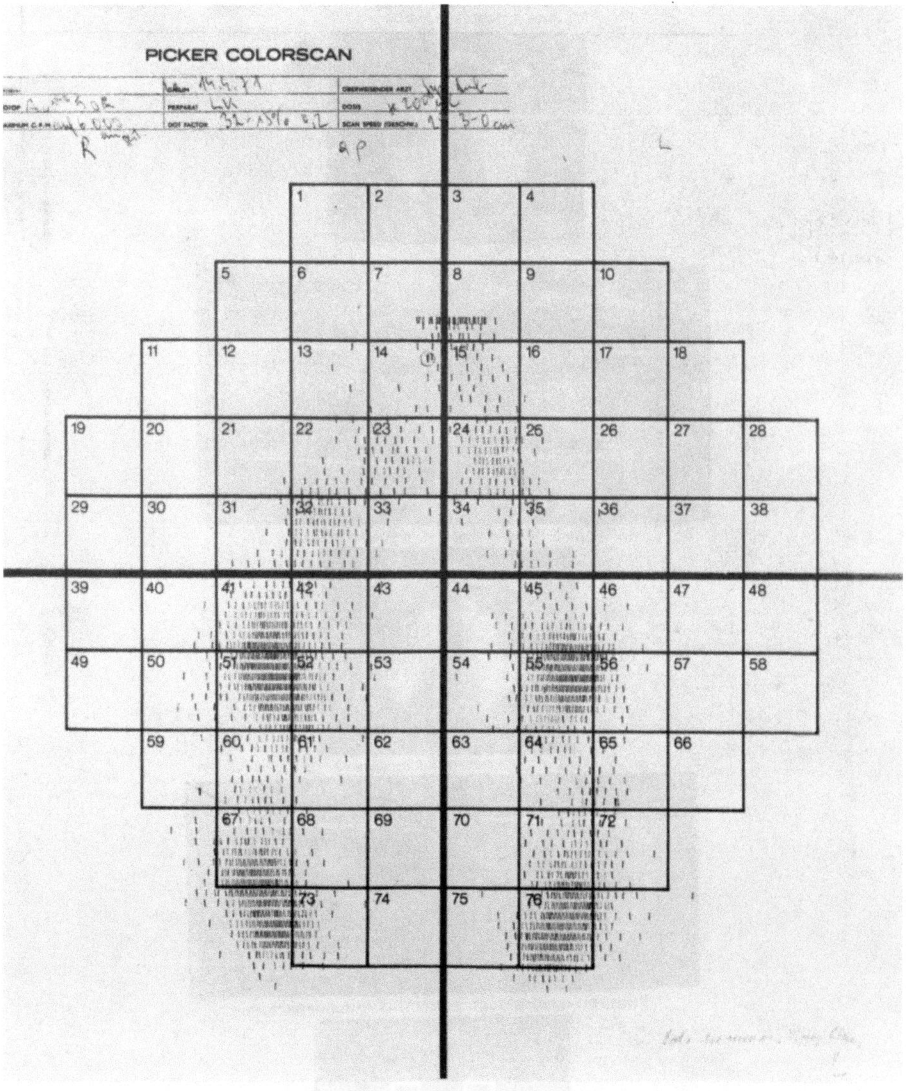

Fig. 195
Lo scintigramma linfatico preoperatorio è coperto da una scala grigliata

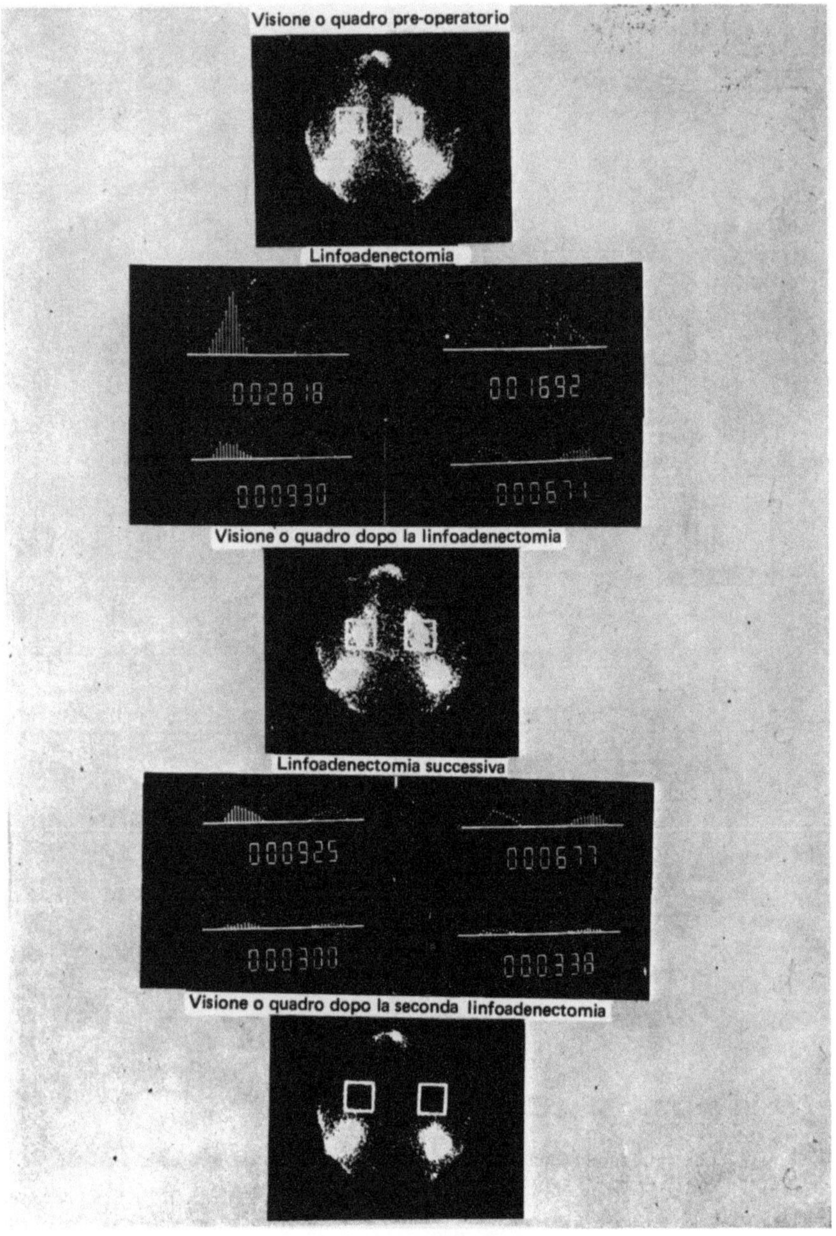

Fig. 196
I gruppi di linfonodi da asportare (fig. 3 dall'alto), o che sono già stati asportati (fig. 5 dall'alto), sono riporti sullo scintigramma visto dall'alto con quadrati. I numeri sulle sezioni di profilo (figg. 2 e 4 dall'alto) indicano la radioattività. Valori sotto 000500 vengono considerati nulli

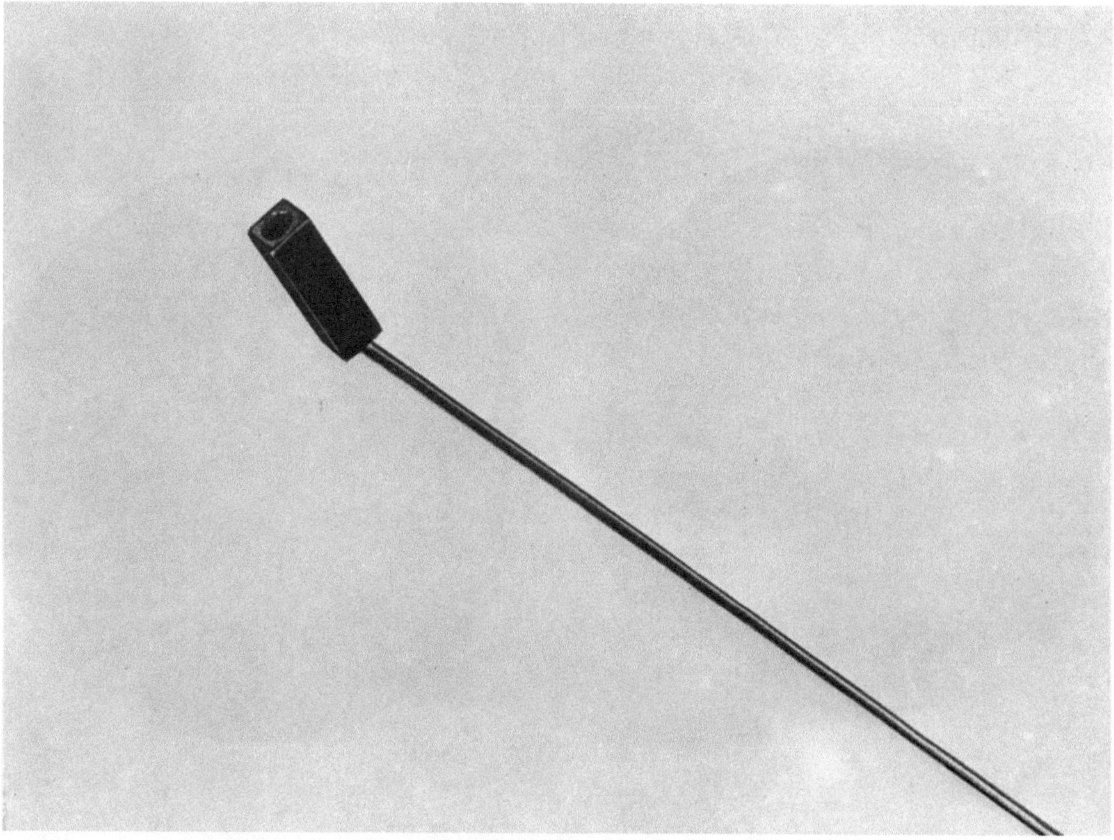

Fig. 197
L'asticella al cobalto serve a localizzare il tessuto linfatico residuo

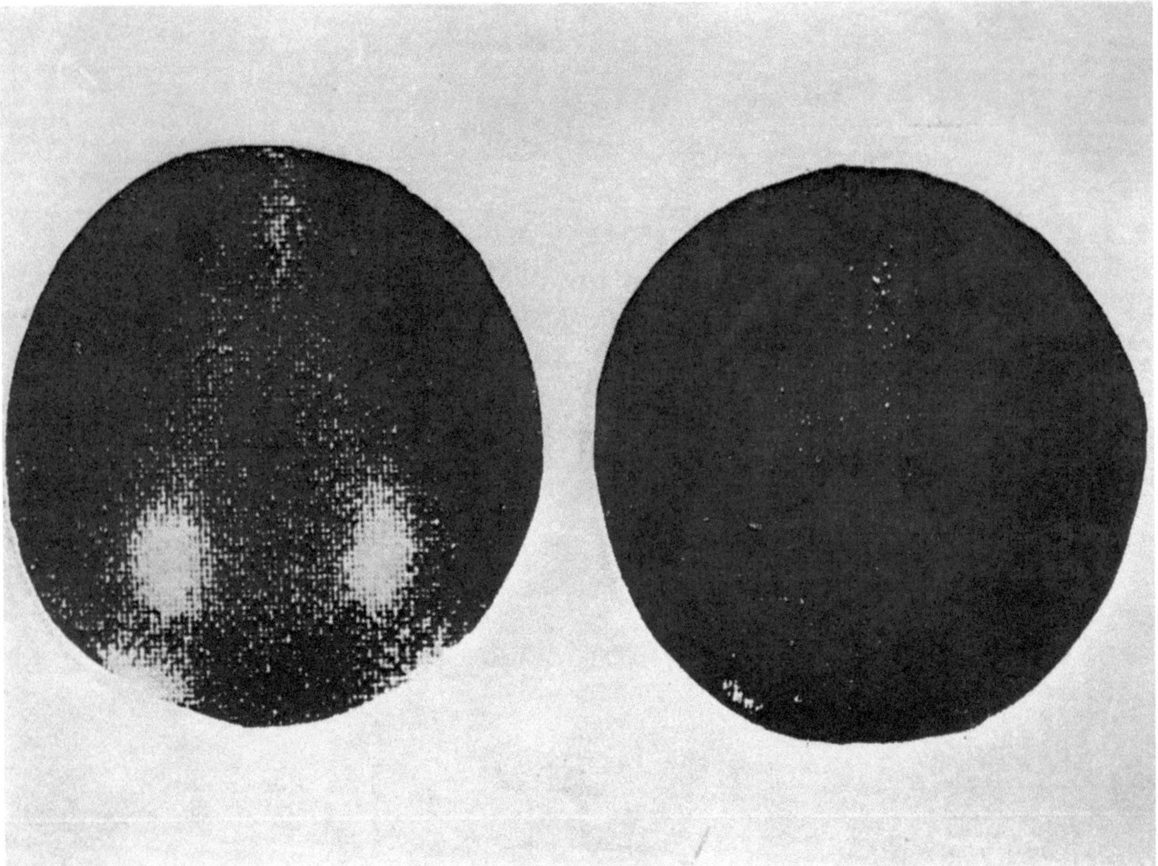

Fig. 198
Scintigramma linfatico pre- e postoperatorio

Bibliografia

A

ALDRIDGE, A. H. and R. S. MEREDITH: Complete abdominal hysterectomy. Amer. J. Obstet. Gynec. *59* (1950), 748.

AMREICH, I.: Klinik und operative Behandlung des Uteruskarzinoms, in Seitz-Amreich, Biologie und Pathologie des Weibes, Bd. IV, 783. Urban & Schwarzenberg, Berlin 1955.

AMREICH, I.: Grenzen und Aussichten der operativen Behandlung des Kollumkarzinoms. Geburtsh. u. Frauenheilk. *9* (1949), 873.

AMREICH, I.: Die vaginale Operationskunst. Arch. Gynäk. *178* (1950), 44.

AMREICH, I.: Die vaginale Karzinomoperation, in T. Antoine, Klinische Fortschritte, Gynäkologie. Urban & Schwarzenberg, Wien 1954.

AMREICH, I.: Operative Behandlung des Kollumkarzinoms. Geburtsh. u. Frauenheilk. *3* (1941), 301.

AMREICH, I.: Operative Behandlung des Gebärmutterkrebses. Wien. klin. Wschr. *12/13* (1942), 224 und 248.

AMREICH, I.: Über die derzeitigen Ergebnisse der Karzinomtherapie des weibl. Genitales. Paracelsus, Sonderh. f. kons. u. chir. Therapie, 1952.

AMREICH, I.: Das Lymphknotenproblem bei Operation und Bestrahlung des Kollumkarzinoms. Wien. med. Wschr. *1* (1957), 6.

ANTOINE, T.: Die abdominale Radikaloperation des Kollumkarzinoms. Klinische Fortschritte, Gynäkologie. Urban & Schwarzenberg, Wien 1954.

ANTOINE, T.: Gynäkologische Operationslehre, in B. Breitner, Chir. Operationslehre, Bd. III, 2. Urban & Schwarzenberg, Wien 1957.

ANTOINE, T.: Surgical Approach to Cervical Carcinoma and the Problem of Lymphadenectomy. J. Int. Coll. Surg. *29* (1958), 620.

ANTOINE, T., A. H. PALMRICH und L. STOCKINGER: Anatomie der Wertheim-Operation. Farbfilm 1960 (SHB-Film, Wien).

ARTNER, J. und A. SCHALLER: Die Wertheimsche Radikaloperation. Wilhelm Maudrich, Wien 1968.

ARVAY, N. J., D. PICARD: La lymphographie (étude radiologique et clinique des voies lymphotiques normales et pathologiques). Masson & Cie., Paris 1963.

B

BAER, J. L.: Hysterectomy, the evolution of the american attitude. Amer. J. Obstet. Gynec. *68* (1954), 423.

BALL, Th. L.: Gynecologic Surgery and Urology. Mosby Comp., St. Louis 1957.

BENSON, R. C.: Surgical complications of vaginal hysterectomy. Surg. Gynec. Obstet. *106* (1958), 527.

BONNEY, V.: A Textbook of Gynaecological Surgery. Cassell, London 1952.

BOUWDIJK BASTIAANSE, M. A., van: The Schauta Operation, in J. Meigs, Surgical treatment of cancer of the cervix, p. 284. Grune & Stratton, New York 1954.

BOUWDIJK BASTIAANSE, M. A., van: Cancer of the body of the uterus. J. Obstet. Gynaec. Brit. Emp. *59* (1952), 611.

BRUNSCHWIG, A. und E. ROESLER: Die chirurgische Behandlung des Zervixkarzinoms im Memorial Center New York. Erster Fünfjahresbericht. Geburtsh. u. Frauenheilk. *17* (1957), 1.

BRUNSCHWIG, A. and W. W. DANIEL: The surgical treatment of cancer of the cervix uteri. Amer. J. Obstet. Gynec. *75* (1958), 881.

BRUNSCHWIG, A. and W. W. DANIEL: The surgical treatment of cancer of the cervix. Amer. J. Obstet. Gynec. *82* (1961), 60.

BRUNSCHWIG, A. and A. I. MURPHY: The rationale for radical panhysterectomy and pelvic node excision in carcinoma of the corpus uteri. Amer. J. Obstet. Gynec. *68* (1954), 1482.

BUMM, E.: Operative Gynäkologie. Bergmann, München 1926.

C

Carter, F. B.: Radical hysterectomy with bilateral dissection of the pelvic nodes, in Meigs: Surgical treatment of cancer of the cervix, p. 139. Grune & Stratton, New York 1954.

Clark, J. G.: A more radical method of performing hysterectomy for cancer of the uterus. Bull. Johns Hopk. Hosp. *6* (1895), 120.

Corning, H. K.: Lehrbuch der topographischen Anatomie. J. F. Bergmann, München 1931.

Counseller, V. S. and J. S. Welch: Technique of vaginal hysterectomy for myoma uteri. In Clinical Obstetrics and Gynecology, Vol. I/2, p. 475. Hoeber/Harper & Brothers, New York 1958.

D

Döderlein, G.: Die Wertheimsche Operation. (Verh. dtsch. Ges. Gynäk. München 1954) Arch. Gynäk. *186* (1955), 408.

F

Fauvet, E.: In K. G. Ober und H. Meinrenken, Gynäkologische Operationen in: Allgemeine und Spezielle Chirurgische Operationslehre. Springer-Verlag Berlin, Göttingen, Heidelberg, New York 1964.

Freund, W. A.: Bemerkungen zu meiner Methode der totalen Uterus-Exstirpation. Zbl. Gynäk. *2* (1878), 497.

Freund, W. A.: Über die Methoden und Indikationen der Totalexstirpation des Uterus speziell in bezug auf die Behandlung des Uteruskarzinoms. Beitr. Geburtsh. Gynäk. (Hegar) *1* (1898), 343.

Freund, W. A.: Eine neue Methode der Exstirpation des ganzen Uterus. Sammlung klin. Vorträge *133* (Gynäkologie, Nr. 41).

Fuchs, W. A.: Lymphographie und Tumordiagnostik. Springer-Verlag Berlin, Heidelberg, New York 1965.

G

Gerteis, W.: Lymphographie und topographische Anatomie des Beckenlymphsystems. Beil.-Heft z. Z. Geburtsh. Gynäk. *165* (1966).

Gisel, A.: Zur Nomenklatur der Ureterscheide, Mitteilung in der Sitzung d. Österr. Ges. f. Gyn. u. Geb., 12. 12. 1967.

Gitsch, E.: Prophylaxe und Therapie postoperativer Komplikationen nach gynäkologischen Laparotomien durch Langzeit-Cholinesterase-Hemmung. Wilhelm Maudrich, Wien 1965.

Gitsch, E.: Die Radioisotopenoperation in der Gynäkologie. Wien. klin. Wschr. *82* (1970), 727.

Gitsch, E. und E. Golob: Urologische Komplikationen nach erweiterter abdominaler Radikaloperation des Zervixkarzinoms. (Verh. dtsch. Ges. Gynäk. Hannover 1966) Arch. Gynäk. *204* (1966), 33.

Greenhill, J. P.: Surgical Gynecology. The Yearbook Publ. Inc., Chicago 1952.

Grünberger, V.: Behandlungsergebnisse des Kollumkarzinoms an der I. Univ.-Frauenklinik Wien unter besonderer Berücksichtigung der Schauta-Amreichschen Methode. Wien. klin. Wschr. *61* (1949), 517.

H

Halban, J.: Gynäkologische Operationslehre. Urban & Schwarzenberg, Berlin-Wien 1952.

Halban, J., J. Tandler: Anatomie und Ätiologie der Genitalprolapse beim Weibe. Wilhelm Braumüller, Wien und Leipzig 1907.

Halter, G.: Zur operativen Therapie des Kollumkarzinoms. Wien. med. Wschr. *32/33* (1952), 621.

Halter, G. und W. Platzer: Die Blutversorgung des Ureters in Beziehung zu den verschiedenen Methoden der Ureterpräparation bei der Radikaloperation des Kollumkarzinoms. Ber. III. Weltkongreß Gynäk. Geburtsh. Wien 1961, Bd. I, 59.

Heaney, N. S.: Vaginal hysterectomy-indications and techniques. Amer. J. Surg. *48* (1940), 284.

Held, E.: 1000 plastische Operationen. Gynaecologia *133* (1952), 257.

Högler, H. und K. Loew: Radical Vaginal Hysterectomy. J. Int. Coll. Surg. *29* (1958).

Hohenfellner, R., H. Janisch und W. Ludvik: Die Lymphographie bei malignen Erkrankungen des Urogenitalsystems. Geburtsh. u. Frauenheilk. *25* (1965), 298.

Howkins, J.: Shaw's Textbook of Operative Gynaecology. E. & S. Livingstone Ltd., Edinburgh and London 1968.

Hultborn, K. A., L. Larsson and I. Ragnhult: A study of the lymphdrainage of the lower limb with the use of the colloidal radiogold ^{198}Au. Acta radiol. *43* (1955), 139.

Husslein, H.: Zur Technik der erweiterten Wertheimoperation. 14th Bienn. Internat. Congr. Internat. Coll. Surg., 11.—16. 5. 1964, Wien (p. 447—449).

Husslein, H.: Husslein-Martius: Die gynäkologischen Operationen und ihre topographisch-anatomischen Grundlagen, IX. Aufl. Georg Thieme, Stuttgart 1971.

I

Iwata, M.: A new procedure for the clearance of intrapelvic lymph nodes at the time of abdominal panhysterectomy. Yokohama Med. Bull. *12* (1961), 163.

J

Janisch, H. und A. H. Palmrich: Gefäßschonende Ureterpräparation bei der Wertheimschen Operation. Geburtsh. u. Frauenheilk. *22* (1962), 1147.

Janisch, H. und P. Wagenbichler: Lymphographie, diagnostische und therapeutische Hilfsmethode? Wien. klin. Wschr. *80* (1968), 173.

K

Käser, O. und F. A. Iklé: Atlas der gynäkologischen Operationen. Georg Thieme, Stuttgart 1965.

Käser, O.: Morbidität und Mortalität der totalen Hysterektomie. Gynaecologia *140* (1955), 195.

Knaus, H.: Erfahrungen und Erfolge nach 600 Wertheimschen und Schautaschen Radikaloperationen. Wien. klin. Wschr. *64* (1952), 870.

Kraatz, H.: Die vaginale Radikaloperation beim Kollum- und Vaginalkarzinom, in F. Mikulicz-Radecki, Früherkennung und Behandlung des weiblichen Genitalkarzinoms. Enke, Stuttgart 1957.

L

Latzko, W.: Vorstellung einer Patientin und des zu ihr gehörenden Hysterektomie-Präparates. Mit einer Diskussionsbemerkung Wertheims. Wien. klin. Wschr. *8* (1895), 904.

Latzko, W. und J. Schiffmann: Klinisches und Anatomisches zur Radikaloperation des Gebärmutterkrebses (nach einem am 24. Juni 1919 gehaltenen Vortrag). Diskussionsbemerkungen, Weibel, W. und Wertheim, E. Zbl. Gynäk. *43* (1919), 715.

Ludvik, W.: Vitalfärbung von Lymphknoten mit Kohlenstoff. Acta chir. Austriaca *1* (1971), 1.

Ludvik, W. und H. Kindl: Präoperative Vitalfärbung von Lymphknoten im Rahmen der Lymphographie. Chir. Praxis *12* (1968), 1.

M

Mackenrodt, A.: Beitrag zur Verbesserung der Dauerresultate der Totalexstirpation bei Carcinoma colli. Zbl. Gynäk. *21* (1894), 157.

Mackenrodt, A.: Drüsenfrage und Rezidive bei der Totalexstirpation nebst Bemerkungen zu Schautas Arbeit: Die Berechtigung der vaginalen Totalexstirpation bei Gebärmutterkrebs. Mschr. Geburtsh. Gynäk. *19* (1904), 815.

Martius, H.: Die gynäkologischen Operationen, 7. Aufl. Georg Thieme, Stuttgart 1954.

Meigs, J. V.: Radical hysterectomy with bilateral pelvic lymph node dissections. A report of 100 patients operated on five or more years ago. Amer. J. Obstet. Gynec. *62* (1951), 854.

Meigs, J. V.: Carcinoma of the Cervix. — A Discussion. Ann. Surg. *143* (1956), 744.

Meigs, J. V.: The Wertheim Operation. In Progress in Gynecology, Vol. I. Grune & Stratton, New York 1946.

Meigs, J. V.: Radical Hysterectomy for Cancer of the Cervix with bilateral pelvic Lymphadenectomy (the so-called Wertheim Operation). In Progress in Gynecology, Vol. II. Grune & Stratton, New York 1950.

Meigs, J. V.: Surgical Treatment of Cancer of the Cervix. Grune & Stratton, New York 1954.

Mitra, S.: The Schauta operation. In Meigs, Surgical Treatment of Cancer of the Cervix. Grune & Stratton, New York 1954.

Mitra, S.: Eine neue Methode der erweiterten radikalen vaginalen Hysterektomie beim Kollumkarzinom. (Verh. dtsch. Ges. Gynäk., München 1952) Arch. Gynäk. *183* (1953), 486.

Morton, D. G.: Transabdominal lymph node dissection (Taussig). In Meigs, Surgical Treatment of Cancer of the Cervix, p. 296. Grune & Stratton, New York 1954.

N

Nathanson, J. T.: Retroperitoneal lymph node dissection (Taussig). In Meigs, Surgical Treatment of Cancer of the Cervix, p. 282. Grune & Stratton, New York 1954.

Navratil, E.: Surgery as current therapy of female genital tract cancer. Proc. Third Nat. Cancer Conf. Amer. Cancer Soc., Lippincott, Philadelphia 1957.

Navratil, E.: Die Schautasche Operation. Arch. Gynäk. *168* (1955), 394.

Navratil, E.: Radical vaginal hysterectomy. In Meigs, Surgical Treatment of Cancer of the Cervix. Grune & Stratton, New York 1954.

Navratil, E. und H. Kastner: Unsere Erfahrungen mit 977 Amreichschen Operationen bei der Behandlung des invasiven Zervixkarzinoms. Wien. med. Wschr. *47* (1966), 1012.

Nelson, J. H.: Atlas of radical pelvic surgery. Butterworths, London 1969.

O

Ober, K. G. und H. Meinrenken: Gynäkologische Operationen in: Allgemeine und spezielle chirurgische Operationslehre, begr. v. Martin Kirschner, 2. Aufl., IX. Bd. Springer-Verlag Berlin—Göttingen—Heidelberg—New York 1964.

Ober, K. G., C. Kaufmann und H. Hamperl: Carcinoma in situ, beginnendes Karzinom und klinischer Krebs der Cervix uteri. Geburtsh. u. Frauenheilk. *21/3* (1961), 259.

Okabayashi, H.: Radical abdominal hysterectomy for cancer of the cervix uteri. Surg. Gynec. Obstet. *33* (1921), 335.

P

Palmer, R.: Diskussionsbeitrag zum Referat Hugier. Bull. Fédér. Soc. Gynéc. Obstét. Lang. franç. *9* (1957), 31.

Palmrich, A. H.: Neue Gesichtspunkte in der operativen Technik des Endometriumkarzinoms. Geburtsh. u. Frauenheilk. *28* (1968), 1122.

Palmrich, A. H.: Die Methode der Wertheim-Operation mit Lymphknotenentfernung an der I. Univ.-Frauenklinik Wien. Geburtsh. u. Frauenheilk. *21* (1961), 829.

Parsons, L. and H. Ulfelder: An Atlas of Pelvic Operations. Saunders, Philadelphia — London 1953.

Peham, H. v. und I. Amreich: Gynäkologische Operationslehre. Karger, Berlin 1930.

Pernkopf, E.: Topographische Anatomie. Urban & Schwarzenberg, Berlin und Wien 1943.

Purandare, B. N.: Extended abdomino-vaginal hysterectomy (modified Schauta's operation) with extraperitoneal lymphadenectomy for carcinoma of the cervix. J. postgrad. Med. *1* (1955), 70.

R

Rauscher, H. und J. Spurny: Ergebnisse der Wertheimschen Radikaloperation ohne und mit obligatorischer Lymphonodektomie. Geburtsh. u. Frauenheilk. *19* (1959), 651.

Reiffenstuhl, G.: Das Lymphsystem des weiblichen Genitales. Urban & Schwarzenberg, Wien 1957.

Reiffenstuhl, G.: Das Lymphknotenproblem beim Carcinoma colli uteri und die Lymphirradiatio pelvis. Urban & Schwarzenberg, München — Berlin — Wien 1967.

Reiffenstuhl, G.: Primäre Ergebnisse der vaginalen Uterusexstirpation an der Universitäts-Frauenklinik Graz 1948 bis 1954. Zbl. Gynäk. *46* (1958), 1800.

Richter, K. und W. Thiel: Über die anatomischen Grundlagen der Wertheimschen Radikaloperation in der Modifikation von Meigs. Geburtsh. u. Frauenheilk. *11* (1954), 970.

Ries, E.: Modern treatment of cancer of the uterus. Chicago med. Recorder *9* (1895), 284.

Rumpf: Demonstration: Vorgeschrittenes Carcinoma uteri durch Laparotomie exstirpiert. Verh. Ges. Geb. u. Gyn. v. 28. 6. 1895 zu Berlin. Z. Geburtsh. Gynäk. *33* (1895), 212.

Rüther, E.: Der heutige Stand der Hysterektomie und ihre intraisthmische Technik. Geburtsh. u. Frauenheilk. *17* (1957), 635.

S

Schauta, F.: Die erweiterte vaginale Totalexstirpation des Uterus bei Kollumkarzinom. Verlag Josef Safár, Wien — Leipzig 1908.

Shaw, W.: siehe Shaw's Textbook of Operative Gynaecology by John Howkins, E. & S. Livingstone Ltd., Edinburgh and London 1968.

Schuchardt, K.: Eine neue Methode der Gebärmutterexstirpation. Zbl. Chir. (1893), 1131.

Schuchardt, K.: Sollen wir das Carcinoma uteri paravaginal oder abdominal operieren? Verh. dtsch. Ges. Gynäk., Breitkopf & Härtel, Leipzig 1910.

Sherman, A. I. and M. Ter Pogossian: Lymphnode concentrative colloidal gold following interstitial injection. Cancer 6 (1953), 1238.

Spurny, J.: Die Ergebnisse der Radikaloperation nach Wertheim von 1947 bis 1950. Zbl. Gynäk. *42* (1955), 1669.

Stoeckel, W.: Die vaginale Radikaloperation des Kollumkarzinoms. Zbl. Gynäk. *52* (1928), 39.

Stoeckel, W.: J. Veit, Handbuch der Gynäkologie, III. Aufl., Bd. I, 1. Hälfte, 1930.

T

Tandler, J. und J. Halban: Topographie des weiblichen Ureters. Wilhelm Braumüller, Wien und Leipzig 1901.

Tapfer, S.: Typische gynäkologische Operationen, Urban & Schwarzenberg, München — Berlin 1956.

Tapfer, S.: Typische gynäkologische Operationen unter besonderer Berücksichtigung technischer Vorteile, 3. Aufl. Urban & Schwarzenberg, München 1961.

Tapfer, S.: Ergebnisse und Technik der vaginalen Radikaloperation des Gebärmutterhalskrebses an der Innsbrucker Frauenklinik. Zbl. Gynäk. *73* (1951), 643.

Tauber, R.: The chain suture in operative gynecology. Amer. J. Obstet. Gynec. *77* (1959), 314.

Taussig, F. J.: Iliac lymphadenectomy for group II cancer of the cervix. Amer. J. Obstet. Gynec. *45* (1943), 733.

Taylor, E. S., P. F. McCallin and R. H. Snow: Results of vaginal hysterectomy, immediately and two and one-half to seven years after operation. Amer. J. Obstet. Gynec. *68* (1954), 428.

Te Linde, R. W.: Operative Gynecology, 2nd. Ed. Lippincott 1953.

Te Linde, R. W.: Abdominal hysterectomy for uterine myomas. In Brewer and Hodgkinson, Clinical Obstetrics and Gynecology. Hoeber 1958.

W

Wagner, A. G.: Die Eingriffe an den weiblichen Geschlechtsorganen. In Kirschner, Operationslehre, Bd. V/I, Springer, Berlin 1933.

Weibel, W.: Die gynäkologische Operationstechnik. Springer, Berlin 1923.

Indice analitico

A

Aderenze 46, 47, 74, 79
Alterazioni patologiche 15, 30 segg., 74 segg.
Anatomia, istologica 1, 10, 121
Annessi *vedi anche* tube
–, asportazione (rimozione) 23, 29, 39, 51, 63
Anse intestinali, *vedi* intestino, retto, sigma
Aorta, biforcazione 131, 134
–, linfonodi, aortici 115, 119, 131
Aponeurosi
–, del muscolo obliquo esterno 108, 111
Arteria, arterie
–, anastomosi 131
–, circonflessa iliaca profonda 131, 134
–, epigastrica
–, – inferiore (caudale) 131, 134
–, – superficiale 111
–, glutea, *vedi* vena
–, iliaca
–, – comune 74, 115, 119, 131, 134
–, – esterna 130 segg.
–, – interna (ipogastrica) 115, 124, 133
–, otturatoria 133, 134
–, rettale (emorroidale) 95, 108
–, ureterale
–, – longitudinale concomitante 120, 121, 127
–, – ramo dell'arteria ipogastrica 131, 135
–, – ramo dell'arteria superiore vescicale 135
–, uterina
–, – anomalie 141
–, – ansa 6, 11, 14, 18, 81, 92
–, – legatura 15, 20, 64, 67, 92, 94, 100, 116 segg., 120, 125, 138, 140, 144
–, – peduncolo mediale 138, 141
–, – preparazione 74, 120, 124
–, – ramo cervicale 11, 14, 18, 20
–, – topografia 6, 11, 14, 18, 20, 52 segg., 64 segg., 92, 100, 116, 120, 125, 138, 140
–, –, – topografia in relazione all'uretere 14, 20, 52 segg., 66, 100, 120 segg., 140
–, – tratto ascendente 11, 13, 14, 18, 20, 81, 92
–, – tratto discendente 14, 18, 20, 92, 100
–, vaginale, anomalia 141
–, vescicale
–, – inferiore (caudale) 133, 134
–, – superiore (craniale) 51, 92, 93, 95, 97, 134, 135
Asportazione
–, degli annessi 23, 29, 51, 63
–, dei linfonodi 131 segg.
–, delle tube nell'isterectomia 21-23
–, dell'utero, *vedi* isterectomia
Au colloidale 150

C

Cadavere, pezzo operatorio fissato 1, 2, 7 segg., 82 segg.
Cambiamento topografico, *vedi* i rispettivi organi
Canale
–, inguinale 111, 131 segg.
–, ureterale, *vedi* uretere
Carcinoma, *vedi* cervice (collo), corpo, ciste
Catetere ureterale 2, 54, 94, 119
Cervice, *vedi* collo
Circoncisione, vaginale 9-13, 39, 42, 82 segg., 87 segg.
Cisti, intralegamentaria 74
–, neoplastica 74
–, pseudointralegamentaria 74
–, pseudomucinosa 74
–, tubo-ovarica 74
Cistocele 39 segg.
Cistoscopia 94, 102, 113
Collo (cervice)
–, carcinoma 80 segg., 113 segg.
–, elongatio colli 39 segg.
–, fascia 11, 12, 39, 51, 60 segg., 65
–, fibromioma 32 segg.
–, ipertrofia 39-41
–, moncone del 47
–, orifizio esterno
Conizzazione, dopo 94
Connettivo, tessuto connettivale
–, areolare lasso 5, 7 segg., 51, 58, 87, 93, 127 segg.
–, – perirettale 5, 83 segg., 104, 127, 128
–, – perivaginale 7-9, 83
–, – perivescicale 5, 7 segg., 12, 39, 83, 123
–, fascia, *vedi* fascia
–, pilastro, *vedi* legamento uterosacrale, vescicouterino
–, sistema di sostegno, *vedi* paracolpo, parametrio (levatore)
–, spazi, *vedi* fossa, spazio
–, strato, *vedi anche* dissezione
–, – del legamento laterale ombelicale, *vedi* legamento
–, – dell'uretere, *vedi* mesouretere
Colon, *vedi* retto, sigma
Cordone ombelicale laterale 131 segg., 140 segg.
–, strato di tessuto connettivale 5, 133, 135
Corpo (utero)
–, carcinoma dell'endometrio 46, 74
–, fibromioma 30 segg.

D

Diaframma
–, pelvico, *vedi* muscolo levatore
–, urogenitale 87
Dissezione, *vedi anche* vescica, retto uretere, ecc.

–, errata degli strati, *vedi* errori
–, esatta degli strati 5, 9, 13, 39 segg., 51, 58, 92 segg., 104, 119, 139
Douglas (cul de sac)
–, alterazioni topografiche 34, 47
–, apertura 15, 16, 103, 104, 127, 142
–, prolasso (enterocele) 44
Drenaggio (intervento vaginale) 28, 64, 71, 108, 148, 151

E

Elongatio colli 39 segg.
Ematoma, *vedi* lesioni vascolari
Emorragia, *vedi* lesioni vascolari
Emostasi, *vedi* lesioni vascolari
Endometrio, carcinoma dell' 46, 74
Endometriosi
–, dell'ovaio 74, 79
–, retrocervicale 46, 64
Enterocele 39, 44
Enucleazione di nodi miomatosi 30 segg.
Errori, *vedi* i singoli capitoli
Esame istologico al congelatore 133

F

Fascia
–, cervicale 11, 12, 39, 51, 60, 61, 65
–, rettale 5, 47, 83 segg., 103, 104, 127, 128
–, vaginale 9 segg., 39 segg., 80 segg., 104, 128
–, vescicale, *vedi* avventizia e connettivo, perivescicale
Fibre, connettivali, *vedi* connettivo
Fibroide, fibromioma, *vedi anche* mioma 30 segg., 74 segg.
Fistola, ureterale
–, frequenza 119
–, profilassi 119 segg.
Fondo, dell'utero, *vedi* corpo
Fornice, vaginale, modificazione topografica 53
Fossa, *vedi anche* spazio
–, ischiorettale 86 segg., 108, 110
–, otturatoria 131 segg., 138
–, pararettale 5, 92, 103, 104, 139, 142
–, paravescicale 8, 92, 98, 113, 137, 138
Frontale, sezione, *vedi* sezione

G

Gamma, camera 151 segg.
–, tavolo operatorio 151 segg.
–, radiazioni 150
Geiger, principio di 154

I

Incisione, *vedi anche* circoncisione
–, esatta (vagina) 8 segg., 39, 82 segg., 87 segg.
Infiammazione 74
Infiltrazione 74
Infiltrazione
–, carcinomatosa 113
–, profilassi
–, – drenaggio (intervento vaginale) 28, 64, 71, 108, 148
–, – peritoneizzazione con il sigma 148
Intervento radicale 113 segg., 118 segg.
Intestino
–, tenue 17, 25, 47, 148
–, colon, *vedi* retto, sigma
Intralegamentario
–, ciste 74, 78
–, fibromioma 37, 76
Inserzione del sistema di sostegno (paracolpo) 5, 80, 114, 136 segg.
Ipertrofia del tessuto connettivale 39 segg.
Isotopi
–, linfografia 150
–, nefrogramma
Isterectomia, addominale radicale
–, Latzko-Okabayashi-Meigs 113 segg., 138 segg.
–, Wertheim
–, – modificazione anatomica per evitare lesioni urologiche 119 segg.
Isterectomia, addominale semplice 51 segg.
–, con annessectomia 57
–, con asportazione delle tube 72
–, in diverse condizioni patologiche 74 segg.
–, intrafasciale 51, 60, 61
Isterectomia, vaginale radicale (Schauta) 80 segg.
–, vaginale semplice 6 segg.

L

Latzko, fossa = fossa paravescicale 8, 92, 98, 137, 138
–, intervento di 113 segg.
Legamento
–, cardinale (Mackenrodt = web = leg. trasverso) 5, 14, 15 segg., 51, 64 segg., 74, 81, 85, 98, 103, 106 segg., 138 segg.
–, largo 21, 28, 37, 64, 74, 103, 119
–, infundibolopelvico (leg. sosp. ov.) 29, 51, 57, 63, 74, 78, 103, 106, 113
–, interureterale 92
–, ombelicale, laterale 131 segg., 140 segg.
–, – strato connettivale del 5, 133, 135
–, ovarico (leg. ov. prop.) 22, 23, 29, 56 segg.
–, rotondo (teres uteri) 22, 23, 29, 48, 49, 51, 54 segg., 106, 136
–, strati 119
–, uterosacrale 5, 15, 46, 48, 51, 57, 68, 70, 71, 73, 103, 106, 118, 127, 139, 142
–, – prolungamento (caudale) 92, 103, 104, 144, 145
–, vescicocervicale 8-12, 39, 40, 42
–, vescicouterino 5, 13, 14, 18, 20, 39, 52, 56, 60 segg., 66 segg., 80, 99, 120, 144
–, – prolungamento caudale = vescicovaginale 80, 92, 94, 120, 125, 129, 147
Legatura, *vedi anche* i rispettivi organi
–, errata 18
–, esatta 15, 18, 20
–, a livello delle fimbrie 46, 74

Lesione, pericolo di
–, dell'intestino 17, 25, 30, 47, 148
–, dei nervi 138
–, del retto 15, 25, 86, 103, 144
–, del sigma 25, 30, 72, 146
–, dell'uretere 13, 25, 29, 37, 38, 52, 63, 64, 71 segg., 94, 104, 120, 138, 144
–, della vescica 13, 15, 25, 39, 48, 52, 65, 72, 94, 103, 144.
–, vascolare (emorragia) 5, 13, 15, 18, 25, 29, 38, 52, 63, 64, 72, 80, 88, 95, 103, 104, 108, 126, 127, 138, 144
Levatore dell'ano 86 segg., 108, 110, 134, 139, 148
Linfografia, endolinfatica 150
–, fosforo 150
–, subcutanea, oro 150
Linfonodi 115
–, aortici 115
–, glutei 133
–, iliaci (esterni, interni) 115, 130 segg.
–, otturatori 115, 130 segg.
–, para-aortici 133
–, Rosenmüller 115, 131, 132
–, sacrali 115
–, scintigramma 150
–, tessuto adiposo linfonodale 131
–, uterini 115, 118, 120, 124, 138, 141
Linfonodo, dissezione del 74, 115, 118, 131 segg.
–, primaria
–, – vantaggi della 119
–, retroperitoneale 108 segg.
–, transperitoneale 130 segg.
Lipiodol 150

M

Manicotto, vaginale 46, 80-87
Meigs, *vedi* intervento radicale 113 segg., 118 segg.
Mesosalpinge 21 segg., 72
Mesosigma 148
Mesouretere (paraurетere, aduretere) 119 segg., 129, 141, 144
–, dissezione 119 segg., 141, 144
–, sezione istologica 121
Metastasi
–, carcinoma endometriale 46, 74
–, linfonodi 151, 152
–, vaginali
–, – profilassi 46, 74
Mioma, fibromioma 30 segg., 74 segg.
–, cervicale 32 segg., 77
–, intralegamentario 37, 38, 76
–, a sfera 75
Morcellement 30 segg.
Muscolo(i)
–, bulbocavernoso 87
–, levatore dell'ano 86 segg., 108, 110, 134, 139, 148
–, – incisione 87 segg.
–, – sutura 108, 110
–, obliquo esterno 108, 111
–, obliquo interno 108, 111
–, psoas 112, 130 segg.
–, sfintere dell'ano 87
–, trasverso, addominale 108, 111

N

Nervo
–, genitofemorale 130 segg., 138
–, otturatorio 131 segg., 138
–, plesso 133

O

Ombelicale, cordone, laterale 131 segg., 140 segg.
Orifizio cervicale esterno 51, 64, 67, 73
Oro radioattivo 150
–, infusione 151
Ostio ureterale 94, 102
Ovaio 22, 23, 25
–, tumore dell' 30, 74, 78

P

Paracolpo 6, 10 segg., 15, 17 segg., 39, 46, 80 segg., 92, 127, 139, 147
–, cambiamenti topografici e morfologici 6, 15, 17 segg., 51, 80 segg., 87, 92, 136
–, ipertrofia 39
–, legatura (clampaggio) 15, 18 segg., 39, 46, 64, 67, 72 segg., 75, 127 segg., 139, 147
–, resezione 80, 92 segg., 139, 144, 147
Parametrio (= legamento cardinale = leg. trasverso = web) 5, 6, 14, 15, 17 segg., 46, 51, 64 segg., 74, 81 segg., 85, 98, 103, 114, 138 segg., 143
–, cambiamenti topografici e morfologici 6, 17 segg., 80 segg., 119, 136
–, legatura (clampaggio) 15, 18, 32, 39, 67, 75, 85, 106, 143, 145, 147
–, peduncoli 20
Paratessuto = paracolpo più parametrio
–, apertura a ventaglio 15, 136
Paraurетere (mesouretere) 119 segg., 129, 141, 144
Parete *vedi* utero, vagina
Parete uterina (rottura di parete uterina carcinomatosa, profilassi) 46
Pericolo *vedi* « errori e pericoli » (singoli capitoli) e lesioni
Peritoneo
–, chiusura 25, 72, 108, 148
–, – con sigma (sec. Latzko) 148
–, Douglas (piega retto-uterina) 15, 32, 34, 47, 103, 127, 142
–, – incisione 15, 103, 104, 127, 139, 142
–, piega vescicouterina 12 segg., 21, 32, 92 segg., 103
–, della vescica 12 segg., 21, 51, 58, 92, 94 segg., 146
Pezzo (operatorio) 10, 11, 85
Piega peritoneale, vescicouterina 12 segg., 21, 32, 92 segg., 103
Pielogramma
–, nel prolasso 1, 3, 4
–, dopo riposizione del prolasso 4
Pilastro, *vedi* vescica, retto, legamento uterosacrale, vescicouterino, vescicovaginale
Pio-ovaio 74
Piosalpinge 74
Plastica vaginale, situazione dopo 47
Plesso lombare 133

–, venoso, *vedi* vene
Profilassi, *vedi* drenaggio, errori e pericoli, infiltrazione, chiusura peritoneale, prolasso, rottura
Prolasso di
–, Douglas (= enterocele) 44, 45
–, intestinale 25
–, omento 25
–, parete vaginale 39 segg.
–, – pielogramma 1, 3, 4
–, – profilassi 25, 28
–, tuba 25
–, utero 1, 3, 4, 39 segg.
Prolasso totale 39 segg.
–, pielogramma 3, 4

R

Radioattività 133, 138, 150
–, ratemeter 150
Radioisotopi, intervento radicale 149 segg.
–, asticella al cobalto 161
–, profilassi 46
–, scintigramma, schermo 151, 158
–, statistiche 151
Resezione, *vedi* legamento uterosacrale, vescicouterino, paracolpo, parametrio, vagina
Retto
–, avventizia (fascia) 5, 83 segg., 89, 104, 128
–, dissezione 15, 34, 47, 93, 104, 127, 128
–, lesione 15, 25, 86, 103, 144
–, pilastro, *vedi* legamento, uterosacrale
–, rettocele 39 segg.
–, topografia alterata 34, 80 segg., 154
Ristagno 28, 39
Rottura della parete uterina 46

S

Schauta 80
–, Schauta-Amreich 92
–, Schauta, « piccola » 46
Scintigramma preoperatorio, postoperatorio 150
Scintigramma del tessuto linfatico pelvico 150
Secrezione
–, ristagno di 28
–, – profilassi
–, – drenaggio (intervento vaginale) 28, 64, 71, 108, 148, 151
–, – chiusura peritoneale 148
Setto
–, rettovaginale 12
–, sopravaginale (leg. vescicocervicale) 8-11, 39, 40, 42
–, vescicovaginale 12
Sezione
–, al congelatore 133
–, anatomica (pezzo operatorio fissato)
–, – sagittale 1, 2, 7, 8, 11, 24, 40 segg., 58, 65, 83
–, – trasversa 1, 11
–, al congelatore 133
–, figure, diagrammi
–, – frontale 1, 6, 52, 53, 73, 81, 82, 90
–, – trasverso 5, 61 segg., 84, 114, 126
–, istologica 10, 121
–, – fascia vaginale, irradiazione nel paracolpo 10
–, – parete vaginale 10
–, – uretere 121
–, saggitale 1, 2, 7, 8, 11, 24, 40 segg., 58, 65, 83
Sigma, sigmoide
–, chiusura peritoneale con 148
–, lesioni 25, 30, 72, 146
Situazione, dopo flogosi pelvica 46
–, dopo pregressi interventi 47
Spazio, *vedi anche* fossa
–, pararettale 5, 86, 92, 103, 104, 118, 139, 142
–, paravescicale 5, 8, 92, 118, 137, 138
–, – unione con spazio pararettale 80, 92, 98
–, perirettale 5, 83 segg., 104, 127, 128
–, perivescicale 5, 7 segg., 12, 39, 83, 123
–, retrorettale 5, 113, 139, 142
–, vescicocervicale 7, 9, 51
–, vescicocervicovaginale 8 segg., 12, 33, 40
–, vescicovaginale 7, 9, 39, 83, 123
Stadio del cancro cervicale 150
Sutura, continua di Tauber 64
Sutura 25, 28, 39, 45, 64, 71, 72, 108, 110, 148
–, a borsa di tabacco 39, 45
–, errata 18, 63, 146
–, esatta 18, 20, 57, 64, 68

T

Taglio dell'utero 30 segg.
Taglio di Schuchardt 32, 36, 86 segg.
–, sutura 108, 110
Tessuto adiposo
–, ischiorettale 80 segg.
–, pararettale 103
–, paraureterale 119, 121
–, paravaginale, *vedi* paracolpo
–, paravescicale 8, 92, 98, 137, 138
Tessuto adiposo dei linfonodi 131 segg.
Tessuto connettivale, *vedi* connettivo
Test di Schiller 127
Topografia alterata e normale 6, 51, 80 segg., 130 segg., *vedi anche* i rispettivi organi
Trigono (triangolo) vescicale 81
Tuba, asportazione 21 segg.
–, legatura, fimbrie 46, 74
–, prolasso 25
Tuberosità ischiatica 86
Tubo-ovarica, cisti 74
Tumore
–, carcinoma 46, 74, 80 segg., 130 segg.
–, fibromioma, mioma 30 segg., 74 segg.
–, ovarico 30, 74, 78

U

Uretere
–, avventizia (*vedi anche* mesouretere) 99, 119 segg., 127, 141, 144
–, canale 118 segg., 122 segg.
–, catetere 1, 2, 54, 94, 119
–, dissezione (evidenziazione) 51, 74, 77 segg., 92 segg., 97, 100, 105, 141, 144
–, fistola 119
–, ginocchio, ureterale 2, 14, 81, 94, 99 segg.
–, ingresso nel parametrio 117, 120 segg.
–, lesione (pericolo di) 13, 25, 29, 37, 38, 63, 64, 71, 73, 74, 94, 104, 120, 138, 144
–, ostio 94, 102
–, sezione istologica 121
–, topografia, alterata 2-4, 14, 18-20, 35-38, 51, 54, 81, 94, 99 segg., 102, 116, 122 segg., 147
–, – relazione topografica
–, –, – all'arteria uterina 6, 11, 14, 18, 20, 37, 38, 52, 53, 56, 58, 81, 99-102, 125, 137 segg.
–, –, – al legamento infundibolopelvico 29, 63
–, tratto prevescicale 129, 144, 147
–, – cono (tettuccio di Novak) 144, 147
–, vasi ureterali 120, 121, 127, 131, 134, 135
Uterina, arteria *vedi* arteria
–, vasi, *vedi* arteria, vena
Utero
–, carcinomatoso 46, 74, 80 segg., 130 segg.
–, fibromioma 30 segg., 74 segg.
–, isterometria 39
–, postpartum 74
–, rottura di utero carcinomatoso (profilassi) 46

V

Vagina
–, apertura 64 segg., 68 segg., 127, 147
–, circoncisione 9-13, 82 segg., 87 segg.
–, fascia 9 segg., 39 segg., 53, 80 segg., 128
–, – fusione (irradiazione nel) con il paracolpo 10, 16 segg., 84
–, fornice, modificazione morfologica 53
–, incisione 8 segg., 24, 82 segg., 87 segg., 127
–, manicotto 46, 82-87, 90
–, mucosa (= epitelio più lamina propria) 9 segg., 15 segg., 80 segg., 90 segg.
–, parete (epitelio più fascia) 9 segg., 12, 39 segg., 66, 80 segg., 90 segg., 128
–, prolasso 39 segg., 44, 45
–, resezione 87, 127, 144, 148
–, – radicale 148
–, sutura 28, 71, 108
Vasi e nodi linfatici
Vasi *vedi* arterie, vene
–, lipiodol 150
–, scintigrafia 150 seg.
Vena, vene
–, anastomosi 80, 131, 133
–, circonflessa iliaca profonda 131, 134
–, epigastrica
–, – inferiore 131
–, – superficiale 111
–, glutea inferiore 133
–, iliaca
–, – comune 115, 119, 131, 134
–, – esterna 130 segg.
–, – interna (ipogastrica) 131 segg., 135
–, otturatoria 133 segg.
–, plesso
–, – vescicopudendo 133
–, – vaginale (paravaginale) 127, 138
–, pudenda, interna 133
–, uterina 134, 138
–, vescicale
–, – inferiore 134
–, – superiore 134
Vescica
–, bordi 8 segg., 39, 58, 80, 83, 92
–, cambiamento topografico 7 segg., 13, 33, 39 segg., 45 segg., 51, 80 segg., 87
–, dissezione 9 segg., 47, 51, 58 segg., 64, 92, 94, 123, 127
–, fascia, *vedi* tessuto connett., perivescicale
–, lesione
–, – pericolo di lesione 13, 25, 39, 47, 48, 52, 65, 72, 94, 103, 138, 144
–, del peritoneo, *vedi* peritoneo
–, pilastro (vescicale) 5, 13, 14, 18, 20, 39, 52, 56, 60 segg., 66 segg., 80, 99, 120 segg., 144
–, – prolungamento caudale (leg. vescicovaginale) 80, 92, 94, 120, 125, 129, 147
–, tratto preureterale 94
–, tratto subureterale 123, 127
–, triangolo (= trigono) 81, 92

W

Web (= leg. cardinale = parametrio = leg. trasverso) 5, 14, 15 segg., 64 segg., 74, 81, 85, 98, 103, 138 segg., 143
Wertheim 118
–, pezzo (operatorio)
–, – istologico 10
–, – anatomico 85

Finito di stampare nel mese di Febbraio 1984
da G. Paroni s.p.a. arti grafiche di Castelfranco Veneto
per conto della Piccin Nuova Libraria S.p.A. - Padova

Bei Fragen zur Produktsicherheit wenden Sie sich bitte an:
If you have any questions regarding product safety,
please contact:

Walter de Gruyter GmbH
Genthiner Straße 13
10785 Berlin
productsafety@degruyterbrill.com